中医脉诊查体医疗经典解读
中医入门灸刺点穴方药运用

《难经》心典

中医查体医疗丛书之二

郭朝印　著

中医古籍出版社

图书在版编目（CIP）数据

难经心典/郭朝印著．—北京：中医古籍出版社，2011.1
ISBN 978－7－80174－932－1

Ⅰ．难…　Ⅱ．郭…　Ⅲ．①难经－研究　Ⅳ．①R221.9

中国版本图书馆 CIP 数据核字（2010）第 221043 号

郭朝印　著

责任编辑　孙志波
封面设计　陈　娟
出版发行　中医古籍出版社
社　　址　北京东直门内南小街 16 号（100700）
印　　刷
开　　本　850mm×1168mm 1/32
印　　张　12
字　　数　300 千字
版　　次　2011 年 1 月第 1 版　2011 年 1 月第 1 次印刷
印　　数　0001～4500 册
书　　号　ISBN 978－7－80174－932－1
定　　价　**26.00** 元

内容提要

本书是第一次应用独特的眼光解读《难经》和介绍中医脉诊经络查体等实用技术的中医入门书。学习表明，中医最早是从研究人体皮肤器官和编程为经络数码的医学理论开始的。以疾病过程中的反应腧穴为“解剖”对象，以反应腧穴阴阳五行规律为理论基础。将阴阳五行理论联系到具体的经络穴位反应点上，依据检查体表经络穴位反应体征开展医疗。书中以介绍中医查体医疗和原创中医脉诊查体、平脉辨经、刺灸点穴、分经用药为重点，破解了古人在皮肤层面研究中取法气象医学模式、分析用药的数码医学理论真谛。书中新编中医诊断学基础，创新中药方剂技术，创新针刺微创技术，创新点穴按摩技术等作为初学中医入门和中西医人员深造中医的入门书，其高起点的中西医结合思路，值得一读。

序　　言

人们常说中华民族文化源远流长，追溯到五千年前，仍能看到古代先祖创造的让千古不解的经络“阴阳五行”之谜的踪迹。比如最早出现的《太始天元册》《天元纪大论》等佚文对经络都有记载。十二生肖图进入每一个家庭，其最早的构思就是借鉴了当时的人体用药“归经图”，归经用药借鉴于“五输穴”等“本输”理论，《神农本草经》的“本草”借鉴于“五输穴”的“本输”。“周易八卦”推算借鉴于经络理论中“五输穴”和“寸口脉”立体层面的“九宫八卦”特征。

中国历史上的许多文明进步和许多珍贵的文化遗产很早都是借鉴了当时的医学成就。医学与整个生物世界生命科学的不断进步促进了人类文明的进步。挖掘最经典的特别是中国古代少有的几部医学经典对促进人类现代文明、促进中医现代化和中西医结合至关重要。

疾病和死亡对每一个人和家庭都会造成莫大的伤害，可是当我们带着疾病费尽周折却没有找到最好的医学方法，甚至没有找到最好的医学技术。《难经心典》这本书，是专门为初学中医的人编写的。本书吸取了古今中外各种治病方法和技术诀窍之长。

中医之学起源于腧穴的研究，除了治病方法简捷高效外，还具有数码医学的特征，容易学，容易用。只要把握住了反应穴位这个“根本”，不管多疑难的疾病，都会迎刃而解。

史称四大经典之一的《难经》是《黄帝内经》时期由官方组织编写的中医入门教材之一，内容包罗万象，但以阐明脉诊原理和穴位检查为重点，通篇是一个自学辅导的《黄帝内经》讲义。其中讲解原理，深入浅出，对提高中西医临床医生业务水平会有很大启发。

《难经》又被称为“脉经”，王叔和《脉经》所收载绝大部分脉诊内容都出自《难经》。东汉时医圣张仲景、三国时华佗、晋皇甫谧、唐孙思邈等历代著名医家对《难经》推崇备至。据考证，历史上有许多技术含量很高的书籍，比如有关药性的《神农本草经》，有关针刺取穴的《明堂针灸图经》，有关分经用药的《汤液本草》《汤液经法》，几乎统统被私家逐渐收藏，甚至有的被带入坟墓。只有《难经》幸运地被完整保存下来。《难经》虽然文字精少，但所述内容和论点起点较高，在揭示《黄帝内经》深层医学原理方面开启了医学之先河。

新的考古工作和医疗经验证实，中医学是深入研究皮肤器官功能最伟大的自然科学。仔细分析，从古到今，能预测疾病死生，能真正完整解释疾病、揭示疾病规律的不完全是西方医学那些仪器检查，而是中国中医的脉诊经络检查。

人体皮肤上有许多与外界联系的神秘通道，古人以疾病过程中的反应腧穴为“器官”，建立了以皮肤为

“解剖”对象的网络结构，通过实践逐步形成了以反应腧穴阴阳五行规律为理论基础的脏腑经络理论。从五千年的医学长河中，中国藏象医学理论不断吸收人体解剖医学的营养，丰富和完善自己，形成了在解剖医学理论基础上的以体表反应腧穴阴阳五行规律为基础的藏象医学理论。到《黄帝内经》成书时代，一个能圆满解释人体生理病理现象，能融汇解剖医学等百家之长于一身的中国藏象医学查体医疗方法问世。从此一个由中华民族创造的能彻底征服一切疑难疾病的气象医学模式在世界的东方出现。

《黄帝内经》是中国殷商和西周时期政府编撰的一部医学专著，该书在排列次序上有一个很值得关注的细节。有文字称《黄帝内经》分上、下部，上部为《灵枢》，下部为《素问》。《灵枢》作为基础教材先安排的是实验中医学方面的知识，首先要交代给人们许多深奥的医学生命科学道理和基本原理。编排按九卷各九章的顺序，讲腧穴反应阴阳的基本规律。这样一来让人很清晰地感觉到了中医起源和深奥理论的物质基础和基本形态结构是腧穴。《素问》作为理论基础内容和有代表性的一些临床工作实践教材集中编排在一起。编排顺序是九卷各九章，讲养生的“上古天真论”篇安排在了首卷首篇首页，紧接着就是人类顺应自然与自然和谐相处的“四气调神大论”篇。接下来才是预防疾病，介绍天文知识，介绍昆虫、病毒随四季变异及如何预防的知识。后半部分大量内容安排放在阐述中医内外治结合，穴位治疗、中药治疗操作要领，以及涉及到理法方治方面的许多原则和方法。

《难经》八十一难大体上都解答了上述牵涉到治病救人、解除疾病痛苦的许多问题。目前我们还面临看病贵、看病难的问题。解决目前看病贵、看病难问题，古人的远见卓识为我们指明了方向。中国人寻找摆脱疾病和保持健康的最好方法，包括中医改革的方向和出路，《难经》的学习会带给我们智慧和思路。

高科技年代要选择高科技的医学模式，殷商到西周一段历史时期，中华民族在世界东方崛起，包括医学科学在内的各个方面走在了世界前列。

《难经》是当时参加《黄帝内经》编撰的后人认真思考后组织编写的一个比较通俗易懂的读物，一种作为提纲挈领地学习《黄帝内经》的教材和讲义。当时《黄帝内经》的编撰由政府主持，汇集了历史的经验和百家之长，成为人类历史上第一部能圆满解释生命本质和健康问题的医学巨著和经典。

但遗憾的是其中许多临床比较实用的技术，讲解得还不够透彻，许多名词概念听了还不够明白。最主要的是中医全经络脉诊查体医疗等，需要说明得更简洁明快。当时从事《黄帝内经》编撰的人已经意识到他们还不能说明白的那些通过人体皮肤“器官”这个“三焦”、“臣使之官”治病的机理以及相关知识和概念，需要多加解读。这些具有神秘和重大高科技含量的“医学数码”理论知识，现在看来不是在当时先进，到今天同样先进。

人类要从根本上解决疾病的困扰，许多人会想到借鉴西方发达国家的经验，其实不然。西方人所思考的健康和医疗技术改造方面的思路，正好为他们一贯所倡导的所谓先进的科研思维方法所禁锢。拗不过头来会想到中国人的祖先在思维最发达的年代创造的气象医学模式。

在利用人体自身的调控系统“腧穴经络”养生治病和让人类能与自然和谐相处的医疗保健中，三千多年前成书的《难经》如同西方国家的金字塔一样，在人类医学史上引领着医学科学的正确方向。医学发展到21世纪，我们来重新学习《难经》意义重大。《难经》八十一难对《黄帝内经》内容的深入解答和技术推荐，其短小精悍的文字点典着当今医学工作的重点，把握住了生命科学研究和前进的方向盘。

当今脑溢血昏迷不治开颅，冠心病不治心脏搭桥、放置支架，肾脏尿毒症不治换肾，肝病不治换肝，古人早在五千多年前科研攻关就设计好了不用做手术的治疗方案！生命脆弱，英年早逝，人类活不到五百年，颇具想象力的古人从长寿动物的研究启发之下早在他们的医学实践中设计出了通过“原点激活”促进细胞活力的生命再生技术，解决了21世纪医学医教研的方法学和技术路线问题。通过重新学习《难经》，深入了解中医之学，将会让更多的人了解医学，了解医学的最高追求，了解人体的潜质和魅力，会为人类的生存和健康，为中国乃至全世界的医学进步提供更多的医学资源和思路！

前　　言

《难经心典》一书是起点较高、观点较新的一本初学中医入门书。根据当今人们的需求，作者反复思考后推出一本较现代的创新中医基础教材、创新中药方剂教材、创新"灸刺"微创技术教材。设想通过这样一本入门教材培养出一些水平较高的中医后起之秀。所以选择了《难经》这本古书作为入门教材，并以脉诊经络穴位查体"中医查体医疗"学习入门为主线安排了具体的学习内容。

本书作者经过几十年潜心钻研《黄帝内经》《难经》等古典医籍，破解了神秘几千年的"扁鹊医术"，总结出一套通过脉诊查体实现中医现代化和中西医完美结合的方案。在几十年的从医生涯中，一步步创立了中国中医查体医疗方法，在脉诊和分经用药方面有较高造诣。学习掌握了该项技术，初学针灸，无须记诵穴位处方，凭借脉象寻找体表反应经络穴位可以替代古书记载的穴位治病效果；初学中医入门，依据穴位反应阴阳体征配伍组方可以替代各家传承的经方的治病效果。

《难经》解释《黄帝内经》有关条文内容表明，中医最早是从研究人体皮肤器官和编程为经络数码的人体气象医学理论开始的，以疾病过程中的反应腧穴为"解剖”对象，以反应腧穴阴阳五行规律为理论基础。这一观点表明中医、西医同属医学的范畴，是不同角度医学观察的两种形式。所以说医学的概念就应该既包括侧重于解剖医学研究方面的西医，也包括侧重于藏象医学研究方面的中医。在民族复兴和建设现代化中国的重要战略机遇期，中国医学发展应当有两种并举的医学模式，就是要把中国解剖医学与中国藏象医学放在同等重要的位置发展。而作为规划中医药发展战略应当有一个符合她的科学内涵的名称，那就是中国藏象医学。

学习《难经心典》这本书就会发现，中国最古老的医学研究一直将解剖医学与藏象医学放在同等重要的位置来发展。原创的中医医疗技术很早就注意到了利用人体自身携带的调控程序来解决疾病的本质问题。具有五千年悠久历史的中医之学，所倡导的以脉诊查体医疗和依据经络体征分经用药的技术和治疗方法，既科学又客观，容易学习推广。可惜到了后世基本失传。《黄帝内经》和《难经》等古典医籍所记载的在皮肤层面研究中，取法“天地人”三才的气象分析用药方法，其先进性超出现行研制新药的陈旧思想和规则。学习古人的气象分析用药方法才是保证全民用药安全的希望和保障。

某些单一反应穴位与某些单一中药在治病规律方面是可以相通的。一组反应穴位与一组中药在治病规律方面也是相通的。这是《黄帝内经》以及《难经》归经用药的最高准则。中药治病跟西药治病原理大相径庭，从本质上讲，中药就是替代穴位治疗的经络穴位调节剂。其中本书所收载的《汤液经法》秘传五脏补泻分经用药二十五味标本公式中，所载药物二十五味，与《黄帝内经》曾将人物划分为二十五类，将“本输”五输穴划分为二十五穴位，都是《黄帝内经》医学思想的精华，是对中药治病机理的完美解释，是对中药药物性情的高度评判。值得中医界和西医界以及研究历史文学的各位学者仔细分析和深入研究。

回顾过去，当年中国古典中药配方研究以编程为经络数码的人体气象医学理论为指导，充分展现出了中华医药文化的博大精深。但近三百年来中医药发展遇到了前所未有的衰败，现行中医理论教材编写偏离了《黄帝内经》精神，目前中医临床用药和研制新药只是跟西药用药材料不同，思路没有本质区别。中医药的国际竞争和发展难以实现跨越式发展。创新中医药研究、创新中药配方技术、创新针刺点穴按摩外治技术，让中国中医发展进入快车道，势在必行。

新的考古工作和实践经验告诉我们，中医学是深入研究皮肤器官功能最伟大的自然科学。中华民族文化源远流长，追溯到五千年前，仍能看到古代先祖在对待生与死的研究上创造的让千古不解的经络“阴阳五行”之谜的踪迹。比如最早出现的《太始天元册》《天元纪大论》等佚文对经络都有记载。十二生肖图进入每一个家庭，其最早的构思就是借鉴了当时的人体用药“归经图”，归经用药借鉴于“五输穴”等“本输”理论，《神农本草经》的“本草”借鉴于“五输穴”的“本输”。“周易八卦”推算借鉴于经络理论中“五输穴”和“寸口脉”立体层面的“九宫八卦”特征。

中国历史上的许多文明进步和许多珍贵的文化遗产很早都是借鉴了当时的医学和生命科学的成就。医学与整个生物世界生命科学的不断进步促进了人类文明的进步。挖掘最经典的特别是中国古代少有的几部医学经典对促进人类现代文明、促进中医现代化和中西医结合至关重要。

医学本来是比较直观的一门科学，可是事实上中医的大部分临床资料很难做到客观和直观。所有的自然科学的发展可能从来都是先有实践后有理论，就《难经》解释《黄帝内经》条文来说，当年的中医出现了跨越式发展。经过千余年的反应腧穴研究之后，古人结合“天地人”三才概念首先建立了完全有别于西医临床学科的藏象医学理论。比较完整地结合“天地人”三才理论先期就完成了“端络经脉”的工作。这是人类历史上的一个伟大创举。所以中医内科等各临床学科以后便都在这样一个理论基础之上开展起来。

就中医内科治病摸脉开方来说，以往所从事的临床工作，大部分医生不愿学习藏象理论，临床病例资料没有遵从《黄帝内经》教诲，没有经络体征作支撑，辨证用药前没有进行一次详细的经络查体。正如《伤寒杂病论》记载的那样，后世医家多数在茫茫无际的暗箱中，在不断从事“方剂、方药”加减的治病环境中，一代一代采用师带徒的形式传承下来这样一个医学。历代所保存的大量脉诊病候记录中没有记录具体的穴位检查体征。结果在近代不断创新的科学环境之中让近代的中医落下了“不科学”的名声。

最新研究发现，“原点”是集中反应于“腧穴”反应点上的疾病信息集合部位，是人体生物电磁场具有高能物理性能的集合电位点，是唯一存在于体表的可测量的属于中医“藏象”系统的物质形态结构。目前中国中医的情况是必须改革，认识上必须回到《黄帝内经》医学时代。借鉴古人从皮肤器官“腧穴原点”这一思路开展教学、开展医疗、开展中医药的各项综合改革，或许才能解决好21世纪医学生命科学某些方法学和技术路线问题！

目　录

第一编　《难经》脉学学习

第二编　《难经》学习与中医创新

第三编　新编中医学基础

第四编　创新中药方剂技术

第五编　创新“灸刺”微创技术

第六编　创新点穴按摩技术

后　记

第一编 《难经》脉学学习

第一部分 总论

《难经》解释《黄帝内经》的有关条文内容表明，中医最早是从研究人体皮肤器官和编程为经络数码的人体气象医学理论开始的，以疾病过程中的反应腧穴为“解剖”对象，以反应腧穴阴阳五行规律为理论基础。表明中医、西医同属医学的范畴，是不同角度医学观察的两种形式。医学的概念本来就应该包括既侧重于解剖医学研究方面的西医，也包括侧重于藏象医学研究方面的中医。“基因、细胞、组织、器官”等的微观研究大概属于医学第一实验研究方面的主要工作方向。“原点、腧穴、经络反应点体征”等的微观研究，大概属于医学第二实验研究方面的主要工作方向。在临床诊疗中，以解剖医学理论为主的辨病治疗，大多属于医学第一程序的工作；以藏象医学理论为主的辨证治疗，大多属于医学第二程序的工作。事实上第一程序基本上只能解决诊断的问题，解决治疗的问题要靠第二程序。在现代化的中国，应当有两种并举的医学模式，她们就是中国解剖医学与中国藏象医学。

新的考古工作和古籍学习经验证实，中国古老的医学研究模式一直将解剖医学与藏象医学放在同等重要的位置发展。原创的中医医疗技术很早就注意到了利用人体自身携带的调控程序来解决疾病的本质问题。具有五千年悠久历史的中医之学，所倡导的以脉诊查体医疗和依据经络体征分经用药的技术和治疗方法既科学又客观，容易学习推广。可惜到了后世基本失传。《黄帝内经》和《难经》等古典医籍所记载的在皮肤层面研究中，取法“天地人”三才的气象分析用药方法，其先进性超出现行研制新药的陈旧思想和规则，展现出了中华医药文化的博大精深。

新的考古工作和实践经验告诉我们，中医学是深入研究皮肤器官功能最伟大的自然科学之一。仔细研究《难经》会发现，《难经》是参与编撰《黄帝内经》的后人推荐《黄帝内经》更深层次科学见解的一份内容简明扼要的演讲报告。一本全面解释阴阳五行脏腑经络理论的通俗读本，一本比较系统介绍包括解剖医学在内的藏象医学查体医疗的讲义。从上古到当今，能预测疾病死生，能真正完整解释疾病、揭示疾病规律的不是西医而是中国中医。

中华民族文化源远流长，追溯到五千年前，仍能看到古代先祖在对待生与死的研究上创造的让千古不解的经络“阴阳五行”之谜的踪迹。比如最早出现的《太始天元册》《天元纪大论》等佚文对经络都有记载。十二生肖图进入每一个家庭，其最早的构思就是借鉴了当时的人体用药“归经图”，归经用药借鉴于“五输穴”等“本输”理论，《神农本草经》的“本草”借鉴于“五输穴”的“本输”，“周易八卦”推算借鉴于经络理论中“五输穴”和“寸口脉”立体层面的“九宫八卦”特征。

中国历史上的许多文明进步和许多珍贵的文化遗产很早都是借鉴了当时的医学和生命科学的成就。医学与整个生物世界生命科学的不断进步促进了人类文明的进步。挖掘最经典的特别是中国古代少有的几部医学经典对促进人类现代文明、促进中医现代化和中西医结合至关重要。

人体皮肤上有许多与外界联系的神秘通道，古人以疾病过程中的反应腧穴为“器官”，建立了以皮肤为“解剖”对象的网络结构，通过实践逐步形成了以反应腧穴阴阳五行规律为理论基础的脏腑经络理论。从五千年的医学长河中，中国藏象医学理论不断吸收人体解剖医学的营养，丰富和完善自己，形成了在解剖医学理论基础上的以体表反应腧穴阴阳五行规律为基础的藏象医学理论。到《黄帝内经》成书时代，一个能圆满解释人体一切生理病理现象，能融汇解剖医学等百家之长于一身的中国藏象医学查体医疗方法问世。从此由中华民族创造的能彻底征服一切疑难疾病的气象医学模式在世界的东方出现。

中国中医具有五千多年的悠久历史，由于后世缺乏对《黄帝内经》医学思想的深层挖掘，总是立足于教学传授中医实用知识，忽略了对其科学理论的理解和实验研究。所以自张仲景以后，中医一直沿袭了方士抄方治病的肤浅做法，这是中医实现现代化的极大障碍。

医学本来是比较直观的一门科学，可是事实上中医的大部分临床资料很难做到客观和直观。就《难经》解释《黄帝内经》条文来说，所有的自然科学的发展可能从来都是先有实践后有理论，可是当年的中医出现了跨越式发展。经过千余年的反应腧穴研究之后，古人结合“天地人”三才概念首先建立了完全有别于西医临床学科的藏象医学理论。比较完整地结合“天地人”三才完成了端络经络的工作。这是人类历史上的一个伟大创举。所以从此以后我们的临床各科便都在这样一个理论基础之上开展起来。

就中药治病摸脉开方来说，中医内科所从事的临床工作，几乎都属于先有理论后有实践那种不正规的行医之道。大部分临床病例资料没有听从《黄帝内经》教诲，没有经络体征作支撑，没有按照《黄帝内经》教诲辨证用药前进行一次详细的经络查体。正如《伤寒杂病论》记载的那样，都是后世医家在许多种教条理论引申下，在茫茫无际的暗箱中，在不断从事“方剂、方药”加减的治病环境中，一代一代师带徒，带着揣测心理进行的。历代保存的大量脉诊病候记录没有结合到具体的穴位检查中去。结果在近代不断创新的科学环境之中让现代的中医背上了“不科学”的丑名。

疾病和死亡对每一个人和家庭都会造成莫大的伤害，可是当我们带着疾病费尽周折却不能找到最好的医学方法，甚至不能找到最好的医学技术。中医之学起源于腧穴的研究，除了治病方法简捷高效外，还具有数码医学的特征，容易学，容易用。只要把握住了反应穴位这个“根本”，不管多疑难的疾病，都会迎刃而解。

史称四大经典之一的《难经》是《黄帝内经》时期由官方组织编写的中医入门教材之一。内容包罗万象，但以阐明脉诊原理和穴位检查为重点，通篇是一个自学辅导的《黄帝内经》讲义。其中讲解脉诊、穴位形成原理，深入浅出，对提高中西医临床医生业务水平会有很大启发。

中医讲辨证，需要首先明确病变脏腑部位而要明确病变脏腑部位，必须首先明确当时所反应的经络。要了解所反应的经络，必须首先明确所反应的腧穴。而要明确所反应的腧穴，必须先从寸口脉象上去平衡观察。反应的穴位称“腧穴”，“穴位”一般是对“腧穴”的简称。“腧”字通“输”，简写作“俞”，都有“转输”的意思，用现代语言就叫“反应”。

《黄帝内经》之前经过一个很长时期人们才逐渐发现和认识了“腧穴”，并称其为十二经之根本，称作“原”。当初穴位的概念是作为教材出现的，书本上的穴位纯粹是理论方面的概念。真正到临床上穴位必须是“反应”部位。所以研究反应的穴位“腧穴”以及由腧穴汇集起来的既是同类而且又是密切关联的“寸口脉”，是中医四诊八纲和辨证施治的工作基础。

据有关资料证实，古人在从事皮肤器官“三焦”等藏象研究的基础上，受到长寿动物的启发，创造了一种生命再生技术。早在五千年前就设计出了通过针刺、砭石、艾灸、中药调理等激活人体“生命活动原点”，促进细胞活力的综合治病技术。古人说腧穴有三大功能：决死生（诊断），处百病（判断预后），调虚实（治疗疾病）。特别是处方开药靠脉象穴位体征来辨证。《黄帝内经》多次强调：“切脉动静而别阴阳”。根据脉象和脉搏跳动的相关情况而进一步再去检查全身各部，通过详细识别相关腧穴阴阳反应体征来判断病情。跟藏象相对应的概念是经络，跟经络相对应的概念是腧穴。“本输”就是基本的腧穴，是实施经络测量和分析判断病情轻重的重要标志。

近几年我们所从事的特诊医疗完全证实，按照古典的医学操作模式去诊疗，就会有许多意想不到的神奇疗效出现。违背古典的医学操作模式去诊疗，就难以取得如此疗效。当今脑溢血昏迷不治开颅，冠心病不治心脏搭桥、放置支架，肾脏尿毒症不治换肾，肝病不治换肝，古人早在五千多年前科研攻关就设计好了不用做手术的治疗方案！

最新的科研工作发现，“原点”是集中反应于“腧穴”反应点上的疾病信息集合部位，是人体生物电磁场具有高能物理性能的集合电位点，是唯一存在于体表的可测量的属于中医“藏象”系统的物质形态结构。借鉴古人从皮肤器官“腧穴原点”这一思路开展中医药的各项综合研究，可能跟古人一样，同样也能解决21世纪医学医教研的方法学和技术路线问题。

人类要从根本上解决疾病的困扰，最有潜力的可能就是中国人的祖先在思维最发达的年代创造的气象医学模式。只有通过对于古典医籍的学习，我们才会更加深入了解中医之学，了解医学的最高追求，了解人体的潜质和魅力；才会为人类的生存和健康，为中国乃至全世界的医学进步提供更多的医学资源和思路！

据考证，我们的先祖大概在五千多年前就对四气元神“青龙、白虎、朱雀、玄武”有很深的研究。经络概念在那个时期已经应用于临床。中国人的先祖创造了人类医学史上的辉煌。在古代医学教育备受重视，医药书籍在中国古代相当长一段历史时期，不断得到完善。从理论性教材到临床各学科的教材，都出现过许多水平高超的十分珍贵的医学教材和临床资料。至商周时期可以说各个方面建设已经日臻完备。让人感到十分可惜的是，只要是技术含量高的有用的书籍，几乎统统被私家逐渐收藏，甚至有的被带入坟墓。比如有关药性的《神农本草经》，有关针刺取穴的《明堂针灸图经》，有关分经用药的《汤液本草》《汤液经法》，只要是能为私家敛聚财富，能获得高额经济效益的贵重书籍，大部分被私藏己有了。

在历史的长河中，古代医学典籍中唯一被完整保存下来没有被私藏和损坏的只有部分《黄帝内经》和《难经》。为什么呢?因为她的作者深深领悟到人世间的炎凉，撰著手法往往字里行间暗藏玄机。一般的水平，不能领悟其中奥秘。《难经》虽然文字精少但所述内容和论点起点很高，在揭示《黄帝内经》深层医学观点方面开启了医学之先河。由于《难经》这本书经常不被人重视，所以无形中被完整保存下来，为后人留下了一份宝贵的医学文化遗产。

医学是实践性很强和原理比较深奥的一门科学。值得一提的是，封建的残余势力危害着中医的发展和传承。封建社会以后统治阶级往往按照自己的想法有选择地编撰一些教科书，流传下来便起了很不好的影响。加之学习传承者自古以来随着人们的学习方向不同，各个年代人的知识结构层次和钻研深浅程度差异很大。几千年发展下来，每一个传承者的知识结构和态度影响着中医学术传播和传承的质量。

说到中医的衰败，其中有相当大的原因是社会不良风气造成的。《难经》所讲述的都是高层科学原理，其深奥有时会被误解。如果不实用而外表上看起来不科学的东西（后来就说是含有迷信的东西），自然会被排挤、被抛弃和遗忘。这就是《难经》

一直被冷落的原因。当年在所谓新文化运动的影响下似乎旧的都需要改良。因此导致中医人才匮乏，优势得不到发挥。在相当长的中西医文化碰撞和较量中，西方医学思维模式占了上风。因为西方医学表面看起来似乎更客观、更科学，而被大力宣传。反对中医的人，大多数是留洋回国人员。大量学习外语，国人受了西方文化影响以后，崇洋媚外之风日盛，最后让西医占据和垄断了整个医药文化市场，至今不能自拔。

说到中医的衰败，还有另外一个原因。医学在跟其他自然科学齐头并进的发展中，总是被其他行业的暴利影响着头脑的思绪。一些人被经济效益高低遮住了耳目，束缚住了手脚。有许多人因此违背古训的医学道德观念，径直使医学不断朝向它的反面发展。越挣钱越有人干。这就是医学发展到后来的许多悲哀。

但医学要发展和创新，是谁也阻挡不住的潮流。如果不重读《难经》这些经典，我们就没有有力武器。如果再不学习古籍，用更新的思想理念解释医学和医学发展的方向，就不会有更多的智慧破解中医“不科学”这个迷惑阵。从教学资源方面来看，也就是说不赶快开发《难经》《黄帝内经》这些还没有被“西化”的处女地，中医的市场就会越来越窄。不培养出来一帮身怀绝技的中医临床大夫，手里没有超人的本领和杀手锏，中医学永远不会振兴，伟大的中华文明就会因此永远被人们遗忘！

第二部分　八十一难学习和医学新观念评论

1. 脉穴联合检查了解全身病变情况为什么要独取寸口这个部位？

一难曰：十二经皆有动脉，独取寸口，以决五藏六府死生吉凶之法，何谓也？

然：寸口者，脉之大会，手太阴之脉动也。人一呼脉行三寸，一吸脉行三寸，呼吸定息，脉行六寸。人一日一夜，凡一万三千五百息，脉行五十度，周于身。漏水下百刻，荣卫行阳二十五度，行阴亦二十五度，为一周也，故五十度复会于手太阴。寸口者，五藏六府之所终始，故法取于寸口也。

一难　文意直说

本书作者想到一个非常重要的概念问题，全身有那么多部位都会出现反应，也都能摸到脉的跳动，为什么《黄帝内经》一书中只是强调了从寸口脉这样一个脉动部位上来检查脉象的跳动情况呢？

作者又自己回答说，有大量临床资料证实，寸口脉是唯一可以比较准确地反映出每一次病变中的穴位变化特征的部位。比如用一个比较直观、简单和朴素的运算方法，就会发现一个有趣的现象。假设把人体穴位反应规律中的阴阳五行规律再精确一点，如果从肺经的中府穴开始气血流注，这样代表肺经属性的金穴正好定在经渠穴上。人一呼脉行三寸，一吸脉行三寸，呼吸定息，脉行六寸。人一日一夜凡一万三千五百息，脉行五十度，周于身。漏水下百刻，荣卫行阳二十五度，行阴亦二十五度，五十周后恰好周而复始又回到原来的起始部位经渠穴上。这一长度并且经过跟地球在天体宇宙中运行的时间比例、圆周刻度比例和十二经脉总长度大致相符。当然这些数字可能跟今天的测量技术运算方法不敢相比，只是一个大概的计算结果，但也说明《黄帝内经》时代规定出了用寸口部位作为脉诊的法定或者说代表部位是有一定道理的。更值得重视的是，大量临床实践证实，当每一次疾病过程中，如果立即观察寸口脉象观测穴位变化的时候，总是发现寸口脉能集中观察全身的穴位反应变化。所以经过几千年的实践，历代医家们才最后确定寸口脉部位为法定的十二经脉脉动诊察部位。

医学新观念评论

本篇是继《黄帝内经》之后，以“十二经皆有动脉，为什么独取寸口”为话题，阐述的一个《黄帝内经》未曾明确阐明的关键性问题。就是为什么能通过寸口脉诊了解全身的病变情况。而最有力的回答就是一句话：寸口脉可以集中观察全身的反应腧穴变化，所以法定寸口部位作为常规中医查体脉诊部位，以决五脏六腑死生吉凶。

“独取寸口”一词本来有双重含义，除了肯定寸口部位的诊断价值外，更重要的是否定一些人的炫耀。但这一词汇却从此被所有的中医古籍里翻译成为让一些人引以为荣耀的技术装潢。只要当医生不管中医、西医都喜欢先让人伸出手摸摸脉就表示自己是中医大夫了。甚至没有一点专业知识也要借助“独取寸口”来展现自己的技术。《难经》作者因此发难解惑，作为一项重要专业性话题设问并回答了人们的提问。深层含义本来不是在提倡“独取寸口”，而是在利用这一话题阐明脉诊的基本原理。

十二经是查体医疗中一个理论框架，以后的各种病候的归纳都要通过它来归纳。尽管疾病中反映到体表的反应点千千万万，然而，提纲是必须有的，这就是古人端络出来的十二经脉。动脉在中医当时是被当作现代医学的动脉对待的。络脉即静脉。但经脉更深一层的概念却是可以随时反映五脏病变的一切外在表现。如寒热虚实变化、色泽变化，包括某一部位在病理状态下的跳动，都称为动脉。在此处读作脉动。独取就是单独选取的意思。独取有一个更普遍的意义是普遍。如果独取完成了所有的检查任务，为节省时间就不必再去普遍地检查。但独取没有办法搞清楚病变情况的情况下绝没有说可以不要全身检查的意思。

医学发展一再强调创新，中西医结合符合科学发展的目标。

在继承的基础上才能有更好的创新。医学创新将建立在挖掘古人医学资源和各种潜意识方面的成就。脉象诊断在解剖医学的眼里很抽象，甚至被视为邪说。然现代医学对于疾病之态度、疗效、预后，却让人们不敢贸然抛弃古人的创意。《黄帝内经·平人气象论》是一篇很好的科学启示文章。时至今日，大量临床事实让人不能忘掉中医脉诊。甚至可以说，真正能揭示医学生命科学奥秘的可能就在气象医学的深化研究过程之中。人类对疾病变化用“气象”的概念来表述应当是最好的比类，用“气象”的概念诊断治疗应当是最超前的思维。人体内外之“解剖”与“气象”研究不可偏废。医学前沿的最可比类、最可探索的莫过于自然界的风雨雷电的本质。如果要理解和领会它们的深层科学原理，生命是大自然给予的，试想医学如果再还归于自然，还归于整体自然疗法，医学的面貌将会发生哪些变化？

2. 脉诊部位的阴阳比例和阴阳多少判断的基本衡量标准是什么？

二难曰：脉有尺寸，何谓也？

然：尺寸者，脉之大要会也。从关至尺是尺内，阴之所治也；从关至鱼际是寸内，阳之所治也。故分寸为尺，分尺为寸。故阴得尺内一寸，阳得寸内九分，尺寸终始一寸九分，故曰尺寸也。

二难　文意直说

作者发问，诊脉都有哪些操作原则和要领？脉诊中所说的“尺、寸”是怎么回事？

作者自己回答说，古人反复观察认定了上肢前臂桡侧尺肤一处有集中观察全身穴位反应变化的优势，被历代整个确定为一个诊察点和观察部位。从经渠穴（确定为关）至尺泽一处恰好是一尺称“尺”，这个部位管辖的叫“尺内”，“阴的”方面的病变可能通过它可以管治；从经渠穴（确定为关）至鱼际一处恰好是一寸称“寸”，这个部位管辖的叫“寸内”，“阳的”方面的病变可能通过它可以管治。所以才这样“分寸为尺、分尺为寸”。具体规定上，属于阴的“尺内”占的长度是“一寸”，属于阳的“寸内”占的长度是“九分”，所以尺寸部位这个候诊点的总长度就规定为“一寸九分”。这就是“尺、寸”的有关法定长度规定。

医学新观念评论

本篇以“尺寸者，脉之大要会”为话题，第一次就《黄帝内经》未曾提出的技术规范方面的问题回答了人们的提问。古人在大量实践经验总结以后对寸口脉诊部位的各部位名称、长度作出硬性规定：属于阴的“尺内”占的长度是“一寸”，属于阳的“寸内”占的长度是“九分”，所以尺寸部位这个候诊点的总长度就规定为“一寸九分”。这就是原则的有关“尺、寸”的法定长度规定。

解剖医学方面摸脉是为了确定心尖搏动测量心跳速度、频率。藏象医学方面，非常重视人体气象的分析，包括诊察脉息变化确定寸口脉动部位。所以严格地规定了其长度不能超过和少于一尺九寸。这就叫严谨。一尺九寸，这就是脉诊法定的测量部位的长度。法定比率，阴比阳为10∶9。现在学习它，需要用一个科学的心态看待古人的成果，挖掘它更深层次的科学内涵。

3. 怎样判断脉象的正常与不正常，专业术语方面还有哪些具体的概念？

三难曰：脉有太过，有不及。有阴阳相乘，有覆有溢，有关有格，何谓也？

然：关之前者，阳之动也，脉当见九分而浮。过者，法曰太过；减者，法曰不及。遂上鱼为溢，为外关内格，此阴乘之脉也。关之后者，阴之动也，脉当见一寸而沉。过者，法曰太过；减者，法曰不及。遂入尺为覆，为内关外格，此阳乘之脉也。故曰覆溢，是其真藏之脉，人不病而死也。

三难　文意直说

作者首先提出临床常见的几种异常脉象的特征，所谓“脉有太过，有不及，有阴阳相乘，有覆、有溢，有关、有格”，它们都是什么意思呢？

作者回答说，如果跳动明显处在“关”之前者，专业术语叫“阳之动也”，脉象应当摸得出来在“九分”这个界面的“浮象”。如果浮的力量太过的，原则上规定为“太过”；如果浮的力量不及的，原则上规定为“不及”。如果长度超出寸内九分，上了鱼际，原则上规定为“溢”，专业术语上称为“外关内格”，阴脉强势挤压让阳脉发生了堵塞。这说明“阴太过”而乘阳之虚干扰了阳的脉象。如果跳动明显处在“关”之后者，专业术语叫“阴之动也”，脉象应当摸得出来在“一寸”这个界面的“沉象”。如果沉的程度太过的，原则上规定为“太过”；如果沉的程度不及的，原则上规定为“不及”。如果长度超出尺内一寸，延长到了尺肤一侧很多，原则上规定为“覆”，专业术语上称为“内关外格”，阳脉强势挤压让阴脉发生了堵塞。这说明“阳太过”而乘阴之虚干扰了阴的脉象。不管什么情况下，如果脉象出现了过度偏移，无论太过还是不及，都是病变的特征，不可掉以轻心。专业术语上称“覆和溢”这类脉象为“真脏脉”，就是脏气亏虚的程度较大，动了真气。这种人要引起医生的警惕，严防突然病情发作，出现生命危险。

医学新观念评论

本篇以如何判断病态脉象为话题第一次在《黄帝内经》没

有明确说明病态脉象的主要特征的情况下，对病态脉象作出“脉有太过，有不及。有阴阳相乘，有覆有溢，有关有格”的简练和明确总结。如果感觉脉动幅度过长超出寸内九分，上了鱼际，原则上规定为“溢”，专业术语上称为“外关内格”，阴脉强势挤压让阳脉发生了堵塞。如果感觉脉动幅度过长超出尺内一寸，延长到了尺肤一侧很多，原则上规定为“覆”，专业术语上称为“内关外格”，阳脉强势挤压让阴脉发生了堵塞。

理解脉象这个气象特征跟一般人想象的恰好相反。哪儿跳动快，跳动幅度大，提示它所对应的病变部位是最虚弱的部位。浮太过提示阳实，浮不足也可能提示阳实；沉太过提示阴实，沉不足也可能提示阴实。其深层道理是必须从穴位反应角度探索机体的抵抗能力。古人的见解值得深深思考。

4. 什么叫平脉辨经的阴阳判断法？五脏的正常脉象怎样区分、怎样描述？

四难曰：脉有阴阳之法，何谓也？

然：呼出心与肺，吸入肾与肝，呼吸之间，脾也，其脉在中。浮者阳也，沉者阴也，故曰阴阳也。

心肺俱浮，何以别之？

然：浮而大散者心也，浮而短涩者肺也。肾肝俱沉，何以别之？

然：牢而长者肝也，按之濡，举指来实者肾也。脾者中州，故其脉在中。是阴阳之法也。

脉有一阴一阳，一阴二阳，一阴三阳；有一阳一阴，一阳二阴，一阳三阴。如此之言，寸口有六脉俱动耶？

然：此言者，非有六脉俱动也，谓浮、沉、长、短、滑、涩也。浮者阳也，滑者阳也，长者阳也；沉者阴也，短者阴也，涩者阴也。所谓一阴一阳者，谓脉来沉而滑也；一阴二阳者，谓脉来沉滑而长也；一阴三阳者，谓脉来浮滑而长，时一沉也。所谓一阳一阴者，谓脉来浮而涩也，一阳二阴者，谓脉来长而沉涩也；一阳三阴者，谓脉来沉涩而短，时一浮也。各以其经所在，名病逆顺也。

四难　文意直说

作者发问，在脉诊这项检查方法中，人们最常用的和最推崇的脉象判断方法就是“阴阳判断法”，它们到底是怎么判断的呢？

作者回答说，这也并不很神秘，在中医人眼里，任何一种事物、一种现象，包括一种检查和一个诊断过程，离开阴阳的分析、观察、归纳，中医就会寸步难行。就肺的呼吸功能来说，就有阴和阳的不同解释。呼出时动气的部位就在心与肺，专业术语叫“脉在上”；吸入时动气的部位就在肾与肝。专业术语叫“脉在下”；当呼吸它们在这交换的一刹那之间，动气的部位就在脾了，专业术语叫“脉在中”。如果以脉象的浮沉为例作一归纳，浮就为阳，沉就为阴。其他所有各种脉象的阴阳判断都可依此类推。

比如心与肺的脉象都浮，详细区分时，还要看兼脉的情况。如果浮而大散者心脉动也；浮而短涩者肺脉动也。比如肾与肝的脉象都沉，详细区分时，还要看兼脉的情况。如果牢而长者肝脉动也，按之濡，举指来实者肾脉动也。介于二者之间的脉动自然是脾脉动了，所以平常说脾脉动在中。这就是基本的阴阳脉归纳判断法。大概来说，详细判断脉象的阴与阳，还有这样一些不同的归纳法。比如以往常讲到的“一阴一阳，一阴二阳，一阴三阳；有一阳一阴，一阳二阴，一阳三阴”等等各种阴阳脉的判断法。千万注意，这句话的意思不是说寸口脉就可以同时产生几种概念，好像“六脉俱动”，让人莫衷一是，而是说平常判断脉象时可以采用各种方式去分析判断。比如最常用的一种六脉大纲，将“浮、沉、长、短、滑、涩”六种脉作为一个大的框架，用最简单的方法去归纳它。只要切脉者能分辨出脉象的“浮、沉、长、短、滑、涩”就行了。

比如以前人在归纳时，还曾用过这样的判断方法：浮者阳也，长者阳也，滑者阳也；沉者阴也，短者阴也，涩者阴也。如果发现脉来沉而滑者，称之一阴一阳；如果发现脉来沉滑而长也，称之一阴二阳；如果发现脉来浮滑而长时一沉者，称之一阴三阳。反过来，如果脉来浮而涩者，称之一阳一阴；如果脉来长而沉涩也，称之一阳二阴；如果脉来沉涩而短时一浮者，称之一阳三阴。具体到临床上，这些都不必太在乎，而是要灵活掌握运用。当然古人总结的各种方法都有各自的特定环境，具体说哪个脉象阴多，哪个脉象阳多，要看侧重点了。最可靠的当然要靠当时平脉辨经再检查各个经络部位的反应情况而定了。

医学新观念评论

本篇是讨论“太过和不及”的脉象阴阳归纳法的主要篇章，是对《黄帝内经》脉象规律研究的进一步深入总结；同样可以看到是较《黄帝内经》对脉象特征的更明确的高度语言提炼。本篇第一次以简练和完整的语言将五脏正常脉象归纳为：浮而大散者心也；浮而短涩者肺也；牢而长者肝也；按之濡举指来实者肾也。脾者中州其脉在中。脉象的“阴阳归纳”是宣扬整个《黄帝内经》时期的“平脉辨经”的脉诊意图和忠实思想的体现。从另一个方面批评了部分学者宣扬脉象主病以及歪曲脉象主病含义的严重倾向。

医学气象是古代的一种重要医学思维模式，该方法由穴位的检查、从穴位检查规律中发现了脉诊的神奇现象，从而逐渐延伸到从搏动的脉象的测试检查。因为阴阳的归纳来源于穴位反应，所以各种脉象阴阳法则的制定，始终没有离开人体构造方面的许多规律和条件。比如上下、左右、深浅、快慢等。“浮沉、快慢、大小”的判断，必然与氤氲人体的自然是合二为一的，是具有超前的科学眼光的。

5. 什么是平脉辨经的阴阳轻重法？如何掌握运用？

五难曰：脉有轻重，何谓也？

然：初持脉，如三菽之重，与皮毛相得者，肺部也。如六菽之重，与血脉相得者，心部也。如九菽之重，与肌肉相得者，脾部也。如十二菽之重，与筋平者，肝部也。按之至骨，举指来疾者，肾部也。故曰轻重也。

五难　文意直说

作者发问，脉象诊察中有一种被称为“轻重法”的平脉辨经方法是怎么回事？

作者回答说，这是一种比较仔细分析判断脉动部位的方法。也就是说将穴位反应中出现的层次概念运用到脉象的分析上。比如初持脉，假若感觉当时病变过程的脉象搏动最明显处在相当于三颗小豆那么重的层面比较明显，跟“皮毛”的部位相当，就可以判断该病变脉动部位在肺部；假若当时感觉病变过程的脉象搏动最明显处在相当于六颗小豆那么重的层面比较明显，跟“血脉”的部位相当，就可以判断该病变脉动部位在心部；假若感觉当时病变过程的脉象搏动最明显处在相当于九颗小豆那么重的层面比较明显，跟“肌肉”的部位相当，就可以判断该病变脉动部位在脾部；假若感觉当时病变过程的脉象搏动最明显处在相当于十二颗小豆那么重的层面比较明显，跟“筋”的部位相当，就可以判断该病变脉动部位在肝部；假若感觉当时病变过程的脉象搏动最明显处是在按的重的程度相当于按到骨上，轻轻抬起手指跳动就很明显，跟“骨”的部位相当，就可以判断该病变脉动部位在肾部。这样一种单靠手指按压轻重程度判断脉动部位的方法就称为“轻重法”。

医学新观念评论

本篇以“脉有轻重”为例，更详细地阐述了脉象“阴阳归纳”和“平脉辨经”的脉诊真实意图。是继《黄帝内经》之后第一次将穴位脉象反应中出现的层次概念运用到脉象辨经和脏腑辨证的具体分析判断上。

气象好比气压，地球表面有那么多变化的气象，通过压力表就可以测量出地壳的部分活动情况。当一个左右手六部的脉动判断出来后，再仔细地去分析，这种方法用得上。现代发明出了许多种脉诊仪，跟古人这种方法对接，发明出一个仪器来，很有必要。

6. 如何理解浮沉脉象的阴阳虚实概念？

六难曰：脉有阴盛阳虚，阳盛阴虚，何谓也？

然：浮之损小，沉之实大，故曰阴盛阳虚。沉之损小，浮之实大，故曰阳盛阴虚。是阴阳虚实之意也。

六难 文意直说

作者提问，什么叫脉之“阴盛阳虚，阳盛阴虚”呢？

作者回答说，当摸脉的时候，感觉指下浮取反而不足，沉取好像明显有力，这种脉象专业术语叫“阴盛阳虚”；反之，当摸脉的时候，感觉指下沉取反而不足，浮取好像明显有力，这种脉象专业术语叫“阳盛阴虚”。初学脉诊之人，就应当知道这样来判断脉象的虚实阴阳。

医学新观念评论

本篇是继《黄帝内经》之后最早采用阴阳概念解释“浮脉”与“沉脉”形态特征的篇章。当摸脉的时候，感觉指下浮取反而不足，沉取好像明显有力，这种脉象专业术语叫“阴盛阳虚”；反之，当摸脉的时候，感觉指下沉取反而不足，浮取好像明显有力，这种脉象专业术语叫“阳盛阴虚”。初学脉诊之人，就应当知道这样来判断脉象的虚实阴阳。

脉象对于西医来说了解甚少，几乎持怀疑态度。如果自己跟着中医老师实际到临床中去，就会知道原来摸脉诊断疾病、判断反应经络穴位体征确实具有深奥的道理。

7. 六经辨证的基本脉象特征如何界定？它们与四季气候变化有何关系？

七难曰：经言少阳之至，乍大乍小，乍短乍长；阳明之至，浮大而短；太阳之至，洪大而长；太阴之至，紧大而长；少阴之至，紧细而微；厥阴之至，沉短而敦。此六者，是平脉耶？将病脉耶？

然：皆王脉也。

其气以何月，各王几日？

然：冬至之后，初得甲子少阳王，复得甲子阳明王，复得甲子太阳王，复得甲子太阴王，复得甲子少阴王，复得甲子厥阴王。王各六十日，六六三百六十日，以成一岁。此三阳三阴之王时日大要也。

七难　文意直说

作者发问，在脉诊方法上有许多原则规定和基本概念，比如说“少阳之至，乍大乍小，乍短乍长；阳明之至，浮大而短；太阳之至，洪大而长；少阴之至，紧大而长；太阴之至，紧细而长；厥阴之至，沉短而紧”。对初学者来说，如何理解上述概念？它们指的是正常脉象呢还是病态脉象？

作者就以这个问题为例详细阐述了许多不为人知的脉诊原

理。首先肯定地说，作为一种可比、可塑性的常识性概念，古人通过此段文字叙述，具体地解释了各种四时正常脉象的特征。比如说“少阳之至的”一之气“乍大乍小，乍短乍长”；“阳明之至的”二之气“浮大而短”；“太阳之至的”三之气“洪大而长”；“少阴之至的”四之气“紧大而长”；“太阴之至的”五之气“紧细而长”；“厥阴之至的”六之气“沉短而紧”这样一组比较特殊的脉象特征。作者并依此反问在什么情况下这些脉象为正常脉象，在什么情况下这些脉象为异常脉象？之后作者便详细地说明了四时六种气候变化各种特征的正常脉象形成的朴素道理。这些道理也很重要，不容忽视。

冬至之后，初得甲子少阳旺，称为一之气；复得甲子阳明旺，称为二之气；复得甲子太阳旺，称为三之气；复得甲子太阴旺，称为四之气；复得甲子少阴旺，称为五之气；复得甲子厥阴旺，称为六之气。旺各六十日，六六三百六十日，以成一岁。这就是古书里面所讲到的疾病与气候关系中所涉及的“三阳三阴旺时”的大概情况。

医学新观念评论

本篇是继《黄帝内经》之后最早阐述四季气候变化可能影响脉象变化以及四时不同气候变化应该出现的正常脉象变化。从此出现了：“少阳之至的”一之气“乍大乍小，乍短乍长”；“阳明之至的”二之气“浮大而短”；“太阳之至的”三之气“洪大而长”；“少阴之至的”四之气“紧大而长”；“太阴之至的”五之气“紧细而长”；“厥阴之至的”六之气“沉短而紧”这样一组比较特殊的脉象特征。这就是衡量一个正常体态的人的脉象标准，超出和不及这个标准，就是病态。

这是一篇通过天人合一的道理说明出现异常脉象与病变发生有密切关联的篇章。学习脉诊的人大概都听说过“春弦夏洪秋浮冬沉”或者“春弦夏洪秋毛冬石”这句话。很简单，运动、吃饭、气候变化，都会影响脉象变化。但如果不在这样一个环境变化中出现的这种脉象，当然说明他身体可能有病变发生。这篇文章说明了脉诊的可靠性问题，说明了脉象穴位变化与大地磁场电活动密切相关的问题，值得仔细研读。

8. 在脉象判断死生吉凶方面如何理解“生命活动原点”的作用？

八难曰：寸口脉平而死者，何谓也？

然：诸十二经脉者，皆系于生气之原。所谓生气之原者，谓十二经之根本也，谓肾间动气也。此五藏六府之本，十二经脉之根，呼吸之门，三焦之原。一名守邪之神。故气者，人之根本也，根绝则茎叶枯矣。寸口脉平而死者，生气独绝于内也。

八难 文意直说

作者发问，在脉象摸不出来变化的时候，病人却突然死亡，这该怎么解释呢？

作者回答说，人生下来，就依托着自然界。皮肤上有一层储备生命信息的网络结构，产生的生生之气对抗着各种病变所产生的邪气。防卫机体的这种气叫卫气，供给运送营养物质循环于血脉之中的叫营气。营卫二气又都受制于一种调控全身神经体液代谢的“三焦之气”。这“三焦之气”漫布全身十二条经络。十二条经络之气发源于三百六十五个每一个腧穴“原点”。所谓“十二经脉者，皆系于生气之原。所谓生气之原者，谓十二经之根本。又称之肾间动气。此五脏六腑之本，十二经脉之根，呼吸之门，三焦之原”。“三焦之原”又被称之为“守邪之神”。这是人体靠遗传基因携带的天然的调控系统。有原气才有经气，有经气才有生命。脑髓、五脏六腑无论哪一个系统都靠这一调控系统协调，靠它跟外界取得联系。如果经气枯竭，原气不存，好比说根绝茎叶枯萎。没有出现异常脉象，寸口脉平而死者，是它的生气早已断绝的缘故。

医学新观念评论

本篇是继《黄帝内经》之后第一次向人们明确交代脉象不准的时候和脉象很正常的时候，不可偏信脉诊，应从反应穴位上尽快作出疾病诊断的告诫。在这篇文章中，作者第一次就疾病过程的体表反应腧穴作出“系于生气之原”的解释。作者特别阐明了一种观点：人生下来，就依托着自然界。皮肤上有一层储备生命信息的网络结构，产生的生生之气对抗着各种病变所产生的邪气。防卫机体的这种气叫卫气，供给运送营养物质循环于血脉之中的叫营气。营卫二气又都受制于一种调控全身神经体液代谢的“三焦之气”。这“三焦之气”漫布全身十二条经络。十二条经络之气发源于三百六十五个每一个腧穴“原点”。所谓“十二经脉者，皆系于生气之原。所谓生气之原者，谓十二经之根本。又称之肾间动气。此五脏六腑之本，十二经脉之根，呼吸之门，三焦之原”。“三焦之原”又被称之为“守邪之神”。这是人体靠遗传基因携带的天然的调控系统。有原气才有经气，有经气才有生命。脑髓、五脏六腑无论哪一个系统都靠这一调控系统协调，靠它跟外界取得联系。如果经气枯竭，原气不存，好比说根绝茎叶枯萎。没有出现异常脉象，寸口脉平而死者，是它的生气早已断绝的缘故。

皮肤是人体最精密最关键的部位之一。没病的时候显不出它的存在；有病的时候，特别是遇到危重疾病的时候，穴位经络的事不得不重视。古人的伟大，在于他们早在五千年之前就提出如此超前的医学观点。从穴位反应点研究起家的古代学者，创造了中华文化的文明，更重要的是创造了世界医学的文明。这是一篇特别精彩的文章，值得细细琢磨。

9. 诊察至数快慢的迟数脉象都有哪些深层含义?

九难曰：何以别知藏府之病耶?

然：数者府也，迟者藏也。数则为热，迟则为寒。诸阳为热，诸阴为寒。故以别知藏府之病也。

九难　文意直说

本篇是继《黄帝内经》之后第一次以脉象的“迟”、“数”为纲判断寒热和脏腑疾病的篇章。所谓“数者属腑”、“迟者属脏”；“数则为热”、“迟则为寒”。“迟”、“数”加上前边的“虚、实”二种脉象，脉诊理论的总的提纲就此基本产生了。

作者发问，对于病脉判断的最简单的方法是什么？作者回答说，只要抓住快和慢这两个提纲，其他的就容易理解了。跳得快的脉象专业术语叫“数”，读“梭”，来回穿梭的意思。跳得慢的脉象专业术语叫“迟”，读“持”，迟缓不流利的意思。分脏腑“数者属腑”、“迟者属脏”；分寒热，“数则为热”、“迟则为寒”。如果了解了“数则为热”、“迟则为寒”的道理，遇到脉跳得快，就判断病位在六腑，属阳；遇到脉跳得慢，就判断病位在五脏，属阴。

医学新观念评论

归纳判断脉象的阴阳是脉诊的根本。如果前边说过的是虚实两种脉象，加上“数”、“迟”这两种脉象，脉诊理论的总的提纲基本就产生了。

10. 什么是“急、大、缓、涩、沉”五种病邪脉象“微”和“甚”的判断方法?

十难曰：一脉为十变者，何谓也?

然：五邪刚柔相逢之意也。假令心脉急甚者，肝邪干心也；心脉微急者，胆邪干小肠也；心脉大甚者，心邪自干心也；心脉微大者，小肠邪自干小肠也；心脉缓甚者，脾邪干心也；心脉微缓者，胃邪干小肠也，心脉涩甚者，肺邪干心也；心脉微涩者，大肠邪干小肠也；心脉沉甚者，肾邪干心也；心脉微沉者，膀胱邪干小肠也。五藏各有刚柔邪，故令一脉辄变为十也。

十难 文意直说

作者发问，有一种“一脉为十变”的脉法，即按照“急、大、缓、涩、沉”五种病邪导致脉象的“微”和“甚”这一规律创造的脉诊方法，您领会了其中道理了吗？

回答说，来自“五种病邪”指下出现的具有“位、数、形、势”不同脉象特征的“急、大、缓、涩、沉”创造的脉诊方法，它的具体操作原则是：假设心脉急甚者，“急”是肝功能受到影响的脉象，所以称“肝邪干心”；假设心脉微急者，邪微者则在腑，称“胆邪干小肠”；假设心脉大甚者，“大”是心的功能受到影响的脉象，所以称“心邪自干心”；假设小肠脉微大者，邪微者则在腑，称“小肠邪自干小肠”；假设心脉缓甚者，“缓”是脾的功能受到影响的脉象，所以称“脾邪干心”；心脉微缓者，邪微者则在腑，称“胃邪干小肠”；假设心脉涩甚者，“涩”是肺的功能受到影响，所以称“肺邪干心”；心脉微涩者，邪微者则在腑，称“大肠邪干小肠”；假设心脉沉甚者，“沉”是肾的功能受到影响，所以称“肾邪干心”；心脉微沉者，邪微者则在腑，称“膀胱邪干小肠”。

医学新观念评论

本篇以“急、大、缓、涩、沉”五邪和“一脉为十变”为话题，首次在五脏脉象“脉动部位”基础上结合“位、数、形、势”不同脉象特征判断“五邪”的“微、甚”来确定病变的反应部位。是继《黄帝内经》之后第一个开辟“脉象主病”的先驱。

以五脏的特征性脉象“急、大、缓、涩、沉”为衡量标准，进而总结和联系起来的平脉辨经理论虽然是抽象的，但又是有一定科学道理的。事实是经过几千年反复实验和实践验证该理论在临床实践中已经充分得到证实。本章内容简练地说明在研究以穴位反应为目的的脉诊中，同样，无论在哪一个层面，在哪一个部位，判断病变部位都要以当时所反应的病邪特征为出发点进行诊断治疗。

11. 如何根据歇止脉出现情况判断可能受损害的脏腑部位？

十一难曰：经言脉不满五十动而一止，一藏无气者，何谓也？

然：人吸者随阴入，呼者因阳出。今吸不能至肾，至肝而还，故知一藏无气者，肾气先尽也。

十一难 文意直说

作者发问，有一种说法，如果在五十次脉的跳动中出现一次停顿，从电活动的连续性规律看，在体外这个调控程序上证明有一个脏气功能受到损害，试问您能判断出是哪一个脏器受到损害？

作者回答说，论起脏器生理，心与肾关联最大，所以说首先受损的应该是肾。为什么这样解释呢？因为人在吸气的时候，首先是随着阴气的纳入通过某一系统的传感作用继而发生了呼吸的动作。人在呼气的时候，必然是随着阳气的吐出，伴随着呼气动作，也是通过某一系统的传感作用产生了呼吸动作。如果按照正常的五脏气象在体表的投射层面关系分析，肾在最底层，吸气产生的动作首先不能影响到肾，可能只到肝这个层面就中断了。所以推断上述提出的问题若一脏无气应当先是肾气受到损害。

医学新观念评论

本篇是继《黄帝内经》之后以脉的节律失常判断病变部位的篇章。脉律失常就是因为心律失常而导致的。在人体磁场里，从电活动的连续性规律看，“三焦”担当着心主“心包络”的“臣使之官”。出现脉律失常证明穴位反应点这个体外调控程序上某一个反应脏气功能的符号出现了偏差和阴阳相倾移。所以首先从推测能知道的是“一脏无气者，肾气先尽也”。

关于“五十动”确定病变脏腑的说法是很现代的话语。心脏的搏动，起搏点在心室内，根子却在皮部，在脐下肾间动气，在每一个反应腧穴反应点上，取决于原气的盛衰。文章主要讲的是调控程序上的故障。可能西医检查心脏一切没有很大问题，但说不定哪一天突然天气气候异常，腧穴反应点上的“原点”出问题了，本来没有危险却突然一下子有了危险。学习这一段，领会最深的还是要把穴位反应点跟脉象有机结合起来对待，把西医仪器检查结果跟穴位反应点结合起来对待。通过这里的提示，能认识到突变的可能，别疏忽大意。

12. 在脉象与腧穴联合诊察中通过脉象监控穴位治疗手法是否恰当?

十二难曰：经言五藏脉已绝于内，用针者反实其外；五藏脉已绝于外，用针者反实其内。内外之绝，何以别之?

然：五藏脉已绝于内者，肾肝脉已绝于内也，而医反补其心肺；五藏脉已绝于外者，心肺脉已绝于外也，而医反补其肾肝。阳绝补阴，阴绝补阳，是谓实实虚虚，损不足而益有余。如此死者，医杀之耳。

十二难 文意直说

作者引用经典的观点回顾说，在许多临床实践中，丝毫没有看出病人有病情危急现象，可是治疗到后来病人出现了危象。比如说针刺时，五脏脉在沉候摸不到脉，用针者采用了补阳的手法治疗；五脏脉在浮候摸不到脉，用针者采用了泻阴的手法治疗，后来造成病人病情出现了危急现象。造成这样的原因到底在哪里呢？作者借此强调了穴位治疗的重要，强调了脉象跟反应穴位调节有直接关系，强调了脉象跟反应穴位的层面关系值得进一步深入研究。五脏脉已绝于内者，肾肝气已绝于内也，而医反补其心肺；五脏脉已绝于外者，心肺气已绝于外也，而医反补其肾肝。阳绝补阴，是谓实的体征用了补法，阴绝补阳，是谓虚的体征用了泻法，泻了不足，补了有余。如果在如此情况下病人出现了危象，完全属于技术操作上的错误。

医学新观念评论

本篇是继《黄帝内经》之后又一次重申脉象与腧穴联合诊察的篇幅。通过脉象来监测穴位反应点变化就是源自古人的发明创造。也是研究脉诊的初衷。本文强调了脉象结合反应穴位调节的重要性。有关脉象跟反应穴位的层面关系还值得当代人进一步深入研究。

这段文字同样是讲述脉诊在危重疾病的抢救中所容易出现的一些事故及其应注意事项。从字面上解释这段文字往往难免曲解古人的用意。脉和反应穴位从古人的认识上从来都是连在一起的，跟中枢神经系统的调节息息相关。大多数危重疾病中，密切注视脉象和穴位变化，抢救如此危重病人最快捷的方法莫过于穴位调节，但调节不好也会出现事故。中心意思强调了通过脉象监控危重疾病时所应注意的事项。

13. 查找反应穴位怎样将声、色、臭、味和穴位皮肤颜色与脉象参合进行诊断？

十三难曰：经言见其色而不得其脉，反得相胜之脉者即死，得相生之脉者，病即自已。色之与脉当参相应，为之奈何?

然：五藏有五色，皆见于面，亦当与寸口、尺内相应。假令色青，其脉当弦而急；色赤，其脉浮大而散；色黄，其脉中缓而大；色白，其脉浮涩而短；色黑，其脉沉濡而滑。此所谓五色之与脉，当参相应也。脉数，尺之皮肤亦数；脉急，尺之皮肤亦急；脉缓，尺之皮肤亦缓；脉涩，尺之皮肤亦涩；脉滑，尺之皮肤亦滑。

五藏各有声、色、臭、味，当与寸口、尺内相应，其不应者病也。假令色青，其脉浮涩而短，若大而缓为相胜；浮大而散，若小而滑为相生也。经言知一为下工，知二为中工，知三为上工。上工者十全九，中工者十全七，下工者十全六。此之谓也。

十三难　文意直说

作者发问，脉诊法则中往往提到“见其色而不得其脉反得相胜之脉者即死，见其色而不得其脉反得相生之脉者病即自已”，“色之与脉当参相应”，这是什么意思呢?

作者回答说，五脏有五色皆呈现于面部，前人经过长期反复观察发现，面色一般都会与寸口脉象、尺肤部位皮肤色泽相一致。比较常见的规律是：面色青，其脉当弦而急；面色赤，其脉当浮大而散；面色黄，其脉当缓而大；面色白，其脉当浮涩而短；面色黑，其脉当沉濡而滑。脉数，尺之皮肤亦数；脉急，尺之皮肤亦急；脉缓，尺之皮肤亦缓；脉涩，尺之皮肤亦涩；脉滑，尺之皮肤亦滑。正是由于这一道理，脉诊理论中才经常反复强调脉象与腧穴以及面色要联合观察辨别反应经络和辨证施治。

在古时候的中医查体医疗中，还强调了五脏“声、色、臭、味”当与寸口、尺内皮肤相参合诊断的诊疗程序。如果出现不协调现象，说明有病变存在。对于疾病采用的判断方法很多，假如色青，其脉应当浮涩而短，假若出现大而缓的脉象，就称为“相胜”；假若出现浮大而散的脉象，就称为“相反”；假若出现小而滑的脉象，就称为“相生”。古人对于疾病的诊断方法很多，必须全面掌握。古人评价说“知一为下工，知二为中工，知三为上工。上工治病十全九，中工治病十全七，下工治病十全六”。其中道理就是治疗效果好坏取决于诊断手段的全面和正确。

医学新观念评论

本篇是继《黄帝内经》之后强调脉象与腧穴联合诊察的重要篇章，是对个别人炫耀“独取寸口”诊法的严厉批评。“色之与脉当参相应”：“面色青，其脉当弦而急；面色赤，其脉当浮大而散；面色黄，其脉当缓而大；面色白，其脉当浮涩而短；面色黑，其脉当沉濡而滑”。尺肤是全身皮肤这个“三焦”器官的代表，代表了穴位反应系统：“脉数，尺之皮肤亦数；脉急，尺之皮肤亦急；脉缓，尺之皮肤亦缓；脉涩，尺之皮肤亦涩；脉滑，尺之皮肤亦滑”。“知一为下工，知二为中工，知三为上工。上工治病十全九，中工治病十全七，下工治病十全六”。所以古人一再强调临床必须“脉象与腧穴”以及全身各部详细地进行全经络脉诊查体联合诊察方可称得上好医生。

这段经文中心意思说明了单纯依靠寸口脉诊、独取寸口脉象诊断在临床上的不足和缺陷。强调了五脏脉诊中寸口脉诊当与尺内皮肤相参合诊断，当与“声、色、臭、味”的诊断相结合的重要。尺肤在这里代表了穴位反应的一般规律，也泛指整个反应穴位检查。这就是《难经》最早提出“脉象与腧穴联合辨经诊法”本义的出处。坚持“独取寸口”脉诊的医生只能算得上“下工”普通医生。脉象参合穴位反应点以及“声、色、臭、味”全方位地检查才会是一个“上工”高级医生。本文对中医脉诊理论中一些人片面理解“独取寸口”的做法提出了指责，也戳穿了一些人炫耀自己一贯“神脉”的谎言。

14. 心率过快过慢的损至脉象还涉及到哪些深层次的病变？救治原则是什么？

十四难曰：脉有损至，何谓也？

然：至之脉，一呼再至曰平，三至曰离经，四至曰夺精，五至曰死，六至曰命绝。此至之脉也。何谓损？一呼一至曰离经，再呼一至曰夺精，三呼一至曰死，四呼一至曰命绝。此损之脉也。至脉从下上，损脉从上下也。

损脉之为病奈何？

然：一损损于皮毛，皮聚而毛落；二损损于血脉，血脉虚少，不能荣于五藏六府；三损损于肌肉，肌肉消瘦，饮食不能为肌肤；四损损于筋，筋缓不能自收持；五损损于骨，骨痿不能起于床。反此者，至脉之病也。从上下者，骨痿不能起于床者死；从下上者，皮聚而毛落者死。

治损之法奈何？

然：损其脉者，益其气；损其心者，调其荣卫；损其脾者，调其饮食，适其寒温；损其肝者；缓其中；损其肾者，益其精。此治损之法也。

脉有一呼再至，一吸再至；有一呼三至，一吸三至；有一呼四至，一吸四至；有一呼五至，一吸五至；有一呼六至，一吸六至；有一呼一至，一吸一至；有再呼一至，再吸一至；有呼吸再至。脉来如此，何以别知其病也？

然：脉来一呼再至，一吸再至，不大不小曰平。一呼三至，一吸三至，为适得病，前大后小，即头痛、目眩，前小后大，即胸满、短气。一呼四至，一吸四至，病欲甚。脉洪大者，苦烦满，沉细者，腹中痛，滑者伤热，涩者中雾露。一呼五至，一吸五至，其人当困，沉细夜加，浮大昼加，不大不小，虽困可治，其有大小者，为难治。一呼六至，一吸六至，为死脉也，沉细夜死，浮大昼死。一呼一至，一吸一至，名曰损，人虽能行，犹当着床，所以然者，血气皆不足故也。再呼一至，再吸一至，呼吸再至，名曰无魂。无魂者当死也，人虽能行，名曰行尸。

上部有脉，下部无脉，其人当吐，不吐者死。上部无脉，下部有脉，虽困无能为害。所以然者，人之有尺，譬如树之有根，枝叶虽枯槁，根本将自生。脉有根本，人有元气，故知不死。

十四难　文意直说

作者发问，什么叫脉的“损、至”呢？临床平脉过程如何认识“损、至脉”的临床意义？

回答是，脉息的跳动次数加快叫做“至脉”、跳动次数减慢叫做“损脉”。所以在程度上就有如下的判断：至之脉“一呼再至曰平，三至曰离经，四至曰夺精，五至曰死，六至曰命绝”。损之脉“一呼一至曰离经，再呼一至曰夺精，三呼一至曰死，四呼一至曰命绝”。损至脉都是病情严重的表现，是临床上不能看到的。临床上但前人又是如何看待和判断“损、至脉”的病变规律的呢？任何病变的形成都是逐步形成的，前人这样分析说：如果从“上到下”、由“浅到深”，按“藏象”五个层面关系来联系五脏病变程度的话，这五个层次分别是：一损属肺，肺主皮毛，如果损到皮毛部位的话，皮肤会变得憔悴枯燥，皮聚而毛落；二损属心，心主血脉，如果损到血脉部位的话，血脉虚少，不能荣于五脏六腑；三损属脾，脾主肌肉，损于肌肉，肌肉消瘦，饮食营养不能供应到肌肤；四损属肝，肝主筋，损于筋，经筋萎缩，筋缓不能用力；五损属肾，肾主骨，损于骨，骨痿不能站立行走。“至脉”之病跟“损脉”之病的发生则恰恰相反。如果呼吸之间脉跳动快到六次，就会造成肺功能失调。呼吸之间脉跳快到八次，就会造成肾功能失调。这时肾脏的精气已经严重地损耗。假若呼吸之间脉跳快到十次时，就不可以治了。如果还有呼吸之间脉跳快到十二次的，那早就没命了。

古人接着简略介绍了一下“治损至脉”的一些常用法则：所谓“损其脉者，益其气；损其心者，调其荣卫；损其脾者，调其饮食，适其寒温；损其肝者，缓其中；损其肾者，益其精”。以下条文为后人加的注脚。内容是：脉有一呼再至，一吸再至；有一呼三至，一吸三至；有一呼四至，一吸四至；有一呼五至，一吸五至；有一呼六至，一吸六至；有一呼一至，一吸一至；有再呼一至，再吸一至；有呼吸再至。脉来如此，何以别知其病也？然：脉来一呼再至，一吸再至，不大不小曰平。一呼三至，一吸三至，为适得病，前大后小，即头痛、目眩，前小后大，即胸满、短气。一呼四至，一吸四至，病欲甚。脉洪大者，苦烦满，沉细者，腹中痛，滑者伤热，涩者中雾露。一呼五至，一吸五至，其人当困，沉细夜加，浮大昼加，不大不小，虽困可治，其有大小者，为难治。一呼六至，一吸六至，为死脉也，沉细夜死，浮大昼死。一呼一至，一吸一至，名曰损，人虽能行，犹当着床，所以然者，血气皆不足故也。再呼一至，再吸一至，呼吸再至，名曰无魂，无魂者当死也，人虽能行，名曰“行尸”。

上部有脉，下部无脉，其人当吐，不吐者死。上部无脉，下部有脉，虽困无能为害。所以然者，人之有尺，譬如树之有根，枝叶虽枯槁，根本将自生。脉有根本，人有元气，故知不死。

医学新观念评论

本篇是讨论“损至脉”与生命危险程度的重要篇章。强调“脉有根本、人有元气”，全身的反应腧穴等是判断生死的关键。所谓“损其脉者，益其气；损其心者，调其荣卫；损其脾者，调其饮食，适其寒温；损其肝者，缓其中；损其肾者，益其精”。对出现“损至脉”脉的危险，古人再一次强调，人之有尺，譬如树之有根，枝叶虽枯槁，根本将自生。脉有根本，人有元气，故知不死。

脉息跳动次数加快叫做“至脉”，跳动次数减慢叫做“损脉”。严重的损至脉会有生命危险。古人介绍了“治损至脉”的一些常用法则：所谓“损其脉者，益其气；损其心者，调其荣卫；损其脾者，调其饮食，适其寒温；损其肝者，缓其中；损其肾者，益其精”。对出现“损至脉”脉的危险，古人再一次强调，人之有尺，譬如树之有根，枝叶虽枯槁，根本将自生。脉有根本，人有元气，故知不死。强调“脉有根本、人有元气”，仍然提示后人全身的反应腧穴等是判断生死的关键。

15. 脉象形成深层机理是什么？病态与严重病态五脏脉象的基本特征是什么？

十五难曰：经言春脉弦，夏脉钩，秋脉毛，冬脉石。是王脉耶？将病脉也？

然：弦、钩、毛、石者，四时之脉也。春脉弦者，肝东方木也，万物始生，未有枝叶。故其脉之来，濡弱而长，故曰弦。夏脉钩者，心南方火也，万物之所茂，垂枝布叶，皆下曲如钩。故其脉之来，来疾去迟，故曰钩。

秋脉毛者，肺西方金也，万物之所终，草木华叶，皆秋而落，其枝独在，若毫毛也。故其脉之来，轻虚以浮，故曰毛。

冬脉石者，肾北方水也，万物之所藏也。盛冬之时，水凝如石。故其脉之来，沉濡而滑，故曰石。

此四时之脉也。

如有变奈何？

然：春脉弦，反者为病。何谓反？然：其气来实强，是谓太过，病在外；气来虚微，是谓不及，病在内。脉来厌厌聂聂，如循榆叶曰平；益实而滑，如循长竿曰病；急而劲益强，如新张弓弦曰死。春脉微弦曰平，弦多胃气少曰病，但弦无胃气曰死，春以胃气为本。

夏脉钩，反者为病。何谓反？

然：其气来实强，是谓太过，病在外；其气虚微，是谓不及，病在内，春脉累累如环，如循琅玕曰平；来而益数，如鸡举足者曰病；前曲后居，如操带钩曰死。夏脉微钩曰平，钩多胃气少曰病，但钩无胃气曰死，夏以胃气为本。

秋脉毛，反者为病。何谓反？

然：其气来实强，是谓太过，病在外；气来虚微，是谓不及，病在内。其脉来蔼蔼如车盖，按之益大曰平；不上不下，如循鸡羽曰病；按之萧索，如风吹毛曰死。秋脉微毛曰平，毛多胃气少曰病，但毛无胃气曰死，秋以胃气为本。

冬脉石，反者为病。何谓反？

然：其气来实强，是谓太过，病在外；气来虚微，是谓不及，病在内。脉来上大下兑，濡滑如雀之喙曰平；啄啄连属，其中微曲曰病；来如解索，去如弹石曰死。冬脉微石曰平，石多胃气少曰病，但石无胃气曰死，冬以胃气为本。

胃者，水谷之海，主禀。四时皆以胃气为本，是谓四时之变病，死生之要会也。

脾者，中州也，其平和不可得见，衰乃见耳。来如雀之喙，如水之下漏，是脾衰之见也。

十五 难文意直说

作者发问，脉诊理论上讲，“春脉弦，夏脉钩，秋脉毛，冬脉石”，是正常的脉象还是病态的脉象？

回答是：这是正常的脉象。所谓“弦、钩、毛、石”是说正常人的正常脉象随着四季气候变化会有微小的季节性差异。这个道理就是所谓春脉弦者，肝的藏象属东方本，万物始生，未有枝叶，它的脉象的指下感觉是脉来濡弱而长，所以称作“弦”。所谓夏脉钩者，心的藏象属南方火，万物茂盛，树木垂枝布叶，皆下曲如钩，诊脉时发现心脉跳动的感觉来疾去迟，来势像用手打个钩一样，所以称作“钩”。所谓秋脉毛者，肺的藏象属西方金，万物开始收敛，草本的华叶到了秋天皆开始凋零，其枝独在，若毫毛也。诊脉时发现肺脉跳动的感觉轻虚以浮，所以称作“毛”。所谓冬脉石者，肾的藏象属北方水，万物都开始收藏，比如隆冬之时，水凝如石，诊脉时发现肾脉跳动的感觉沉濡而滑，所以称作“石”。地球在运动中四季到来大地磁场会有变化，所以常有脉象的变化。但这些微小的脉象变化都不是病脉，而是四时的正常脉象。

以春天的脉象为例，如果超出这样的脉象，其气来实强，是谓太过，一般是外邪刚刚入侵，病的反应在皮表；气来虚微，是谓不及，一般是病邪形成已经日久，病的反应在皮内或皮下。如脉跳动厌厌聂聂，好像摸着榆叶那么个软硬程度为正常脉象；再有一点硬实而软滑的感觉，好像摸到细软的长杆末梢那样就算是病脉了；如果再硬实一点稍有一点急的感觉，好像刚要拉开的弓弦那样的感觉说明病情就比较严重了。如果用和缓的程度去描述，有春天脉象那种微弦的特征为正常，弦多柔和的感觉少为不正常，单只有弦而没有柔和的感觉为病情严重。

以夏天的脉象为例，其气来实强，是谓太过，一般是外邪刚刚入侵，病变的反应当在皮表；气来虚微，是谓不及，一般是病邪形成已经日久，病变的反应当在皮内或皮下。如果夏天脉象摸起来轻轻的有带钩的感觉的脉象为正常，超出了这个度时就是病态脉象。比如说脉跳动起来好像有一点摸着珠子的感觉，有一点光滑感，这算是正常脉象；如果再稍快一点，好像小鸡抬脚走路那种感觉就是不正常脉象；如果跳动起来像小鸡抬脚一样但更快，甚至脉象跳动前边像打了个勾后边像有停顿一样，好像长枪后边又带了个钩，那就说明病情已经严重了。如果用和缓程度去描述，有夏天脉象那种和缓中稍微有一点带钩的感觉为正常，钩多而和缓感觉少就是病态脉象，钩多而没有和缓感的脉象就是病情比较严重了。

以秋天的脉象为例，其气来实强，是谓太过，一般是外邪刚刚入侵，病变的反应当在皮表；气来虚微，是谓不及，一般是病邪形成已经日久，病变的反应当在皮内或皮下。秋天的脉象其脉摸起来轻轻的有如行走时摇动着的车盖，按之似乎变大的脉象为正常，如果超出这个度的就是病态脉象。比如说脉跳动起来波动位置不上不下，好像摸着鸡背上的羽毛一样就是不正常脉象。如果有再重一点的感觉，好像按着摇动的麻子之类物体，又好像微风吹动鸡背上毛说明病情已经严重了。如果用和缓程度作一辨别，有秋天脉象那种和缓中稍微有一点带毛的感觉为正常，毛多而和缓感觉少就是病态脉象，毛多而没有和缓感的脉象就是病情比较严重了。

以冬天的脉象为例，其气来实强，是谓太过，一般是外邪刚刚入侵，病变的反应当在皮表；气来虚微，是谓不及，一般是病邪形成已经日久，病变的反应当在皮内或皮下。冬天的脉象其脉摸起来上面见大而下面见尖锐，濡滑之间好像鸟之嘴轻轻点啄手指的脉象为正常；如果啄手指的感觉比较紧促，其中还有轻轻打勾的感觉就是不正常脉象。如果啄手指的感觉还有增强而不够清晰，甚至如弹石那样应指有力说明病情已经严重了。如果用和缓程度作一辨别，有冬天脉象那种和缓中稍微有一点带沉石硬的感觉为正常，沉石硬的感觉多而和缓感觉少就是病态脉象，沉石硬的感觉多而没有和缓感的脉象就是病情比较严重了。

分析脉象规律时应注意，胃是消化水谷精微，与脉象形成关系密切，脾在藏象理论中属中州，四时脉象变化离不开脾气的鼓动。如果脉象跳动中缺少平和柔和的感觉，脉的跳动中反复出现紧急或者迟缓的脉象，都是病情比较严重的表现。

医学新观念评论

本篇是继《黄帝内经》之后发布五脏脉论思想最全面的篇

章。在“六五之数”的指导下，脉诊首先要建立五脏脉论的思想。在本篇脉象这一最早为了起到监测反应腧穴的中国古代脉诊学在《难经》的注解下其专业学术理论有了空前的提高。本篇以“春脉弦，夏脉钩，秋脉毛，冬脉石”为话题，排列了五脏“正常、异常、异常严重”情况下的各类各式脉象特征。在以脉诊为导向的中医查体医疗，成为中国脉诊学的主流。本篇旨在批评许多脉诊理论中不成熟的出于个人目的的人为的造作。脉象主病和独取寸口的个人经验，演绎到最后以至于众说纷纭，以讹传讹，哗众取宠，蒙骗外人，目前已经到了十分严重的地步。《难经》设问答之词，规范脉诊教学方面的各种混乱，起到很重要的拨乱反正作用。

中医脉诊是从一个宇宙大环境气象变化浓缩到一个机体小环境气象变化的科学预测推算技术。全身有那么多反应部位，千奇百怪，形形色色，难以名状，却可以用一个数码的概念加以概括，这样归纳出了经络，归纳出来了穴位。脉象正是这些经络穴位概念的化身和缩影。这篇文字试图用一个五行的归纳形式，大概归纳出了春夏秋冬四季应当出现的正常脉象，再列举出五脏的正常、异常（病态）和病情比较严重时的脉象。这样的归纳经历了无数代人的实践，基本有了一定科学依据和普遍规律。简单地说，在左右手寸关尺浮中沉九个方位上，产生了立体的经络研究概念，产生了“太极阴阳”合二而一，一生二，二生三，三生万物以及一分为二、二分为四、四分为八等八八六十四卦的推算医学基本纲领。没有穴位反应的阴阳基础，就没有十二经脉的五行概念。

本篇文字重在划分五脏脉论的基本脉象形态特征，是划时代的应用体表反应穴位系统建立数码医学理论体系的科学新思维。古人提纲挈领地从脉诊中窥测体表反应穴位系统当然是新时代应当深入探索的医学高科技。

16. 精通脉诊查体的医生是怎样参合内证外证全面观察病情变化的?

十六难曰：脉有三部九候，有阴阳，有轻重，有六十首，一脉变为四时，离圣久远，各自是其法，何以别之?

然：是其病，有内外证。其病为之奈何?

然：假令得肝脉，其外证：善洁，面青，善怒；其内证：脐左有动气，按之牢若痛；其病：四肢满，闭淋，溲便难，转筋。有是者肝也，无是者非也。

假令得心脉，其外证：面赤，口干，喜笑；其内证：脐上有动气，按之牢若痛；其病：烦心，心痛，掌中热而惋。有是者心也，无是者非也。

假令得脾脉，其外证：面黄，善噫，善思，善味；其内证：当脐有动气，按之牢若痛；其病：腹胀满，食不消，体重节痛，怠堕嗜卧，四肢不收。有是者脾也，无是者非也。

假令得肺脉，其外证：面白，善嚏，悲愁不乐，欲哭；其内证：脐右有动气，按之牢若痛；其病：喘咳，洒淅寒热。有是者肺也，无是者非也。

假令得肾脉，其外证：面黑，善恐欠；其内证：脐下有动气，按之牢若痛；其病：逆气，小腹急痛，泄如下重，足胫寒而逆。有是者肾也，无是者非也。

十六难 文意直说

作者发问说，很早以前古人已经归纳出了利用脉象跳动规律判断体表反应穴位的平脉辨经方法。这些平脉辨经的方法大概有三部九候法，有阴阳法，有轻重法，有按五脏脉论归纳出来的六十种平脉辨经提纲推论法，有通过四时不同脉象变化辨识脉动经脉的“一脉为四时”辨经法。由于时间的推移，现在大部分医生都不按平脉辨经的方法摸脉，不去查找反应穴位，而是简单地归纳出了几种脉象主病的脉诊方法。在这种情况下我们怎样来弥补这种简易脉诊方法在诊断上的漏洞而不影响临床的诊断呢?

回答是：可以用一种“内外证”验证法来弥补这种简易脉象主病法在诊断上的漏洞。具体操作方法是：

假设该患者患的是肝病，出现了肝脉，其体表至少应具有这样的体征：肚脐左边有动气，按之牢若痛；同时必然可以见到“善洁，面青，善怒”的外在表现和出现“四肢肿胀，小便闭结不通，大便小便困难，小腿肚及各处的肌肉转筋”等临床症状。如果具备肝病常见脉象同时也具备这样的临床表现就可以判断该患者所患的就是肝病，否则就不是肝病。

假设该患者患的是心病，出现了心脉，其体表至少应具有这样的体征：肚脐上边有动气，按之牢若痛；同时必然可以见到“面赤，口干，喜笑”的外在表现和出现“烦心，心痛，掌中热而烦”等临床症状。如果具备心病常见脉象同时也具备这样的临床表现就可以判断该患者所患的就是心病，否则就不是心病。

假设该患者患的是脾病，出现了脾脉，其体表至少应具有这样的体征：肚脐中间有动气，按之牢若痛；同时必然可以见到“面黄，善噫气，善思，善味”的外在表现和出现“腹部胀满，食不消化，身体沉重，肢节疼痛，懒惰想睡觉，四肢无力”等临床症状。如果具备脾病常见脉象同时也具备这样的临床表现就可以判断该患者所患的就是脾病，否则就不是脾病。

假设该患者患的是肺病，出现了肺脉，其体表至少应具有这样的体征：肚脐右边有动气，按之牢若痛；同时必然可以见到“面白，善嚏，悲愁不乐，欲哭”的外在表现和出现“喘咳，寒战，发热，发冷”等临床症状。如果具备肺病常见脉象同时也具备这样的临床表现就可以判断该患者所患的就是肺病，否则就不是肺病。

假设该患者患的是肾病，出现了肾脉，其体表至少应具有这样的体征：肚脐下边有动气，按之牢若痛。同时必然可以见到“面黑，善恐，善打呵欠”的外在表现和出现“逆气，小腹急痛，泄泻，里急后重，足胫寒凉而逆冷”等临床症状。如果具备肾病常见脉象同时也具备这样的临床表现就可以判断该患者所患的就是肾病，否则就不是肾病。

医学新观念评论

本篇是继《黄帝内经》之后最早设问答之词阐述脉诊与反应腧穴联合辨经诊法的篇章。详细列举五脏脉象证候参合望闻问切、相互验证、色脉参合的许多具有现实参考价值的实验方法。向后人再一次介绍了先人应用中医藏象医学理论，临床上坚持科学分析认证，最后提出诊断的正统思想。特别批评了后世“离圣久远、各自是其法”的混乱做法和倾向。

如果现行医学教科书中正式将中医列入大学生必修课的话，这一段文字就具有空前的简练和精辟。因为人体那么多疾病，怎么能用一两个概念就能完全囊括和概括呢？临床上只用闭上眼听到一个任何一个痛苦的字眼，接下来医生就会明白地说出该怎样决定治疗方案。这就是神奇，这就是科学中医的现代高科技。应当提醒的是，本章的关键词和必须熟记的知识是临床表现方面的短句扫描：肺的“善洁，面青，善怒”和“四肢肿胀，小便闭结不通，大便小便困难，小腿肚及各处的肌肉转筋”；心的“面赤，口干，喜笑”和“烦心，心痛，掌中热而烦”；脾的“面黄，善噫气，善思，善味”和“腹部胀满，食不消化，身体沉重，肢节疼痛，懒惰想睡觉，四肢无力”；肺的“面白，善嚏，悲愁不乐，欲哭”和“喘咳，寒战，发热，发冷”；肾的“面黑，善恐，善打呵欠”和“逆气，小腹急痛，泄泻，里急后重，足胫寒凉而逆冷”。这就是古为今用的医学精华。

17. 危重疾病是如何应用阴阳和五行推断定律和公式进行疾病预后判断的?

十七难曰:经言病或有死,或有不治自愈,或连年月不已。其死生存亡,可切脉而知之耶?

然:可尽知也。诊病若闭目不欲见人者,脉当得肝脉强急而长,而反得肺脉浮短而涩者,死也。

病若开目而渴,心下牢者,脉当得紧实而数,而反得沉涩而微者,死也。

病若吐血,复鼽衄血者,脉当沉细,而反浮大而牢者,死也。

病若谵言妄语,身当有热,脉当洪大,而反手足厥逆,脉沉细而微者,死也。

病若大腹而泄者,脉当微细而涩,反紧大而滑者,死也。

十七难 文意直说

作者提问说,比如说有的得了病来不及治疗就死的,有时又不治自愈,有时连年不愈,像这些情况通过脉象诊察能够对它们作出判断吗?

回答是:完全可以。比如说有的得了病来不及治疗就死的,他们往往有一种迹象,脉证不够相符。比如说诊病时患者闭目不欲见人,属肝实证,本来应得肝脉弦急而长的肝脉实的脉象,本来肝的腧穴应当反应出来,但摸其脉却得到的是肺脉浮短而涩的肺脉虚的脉象,检查属于肝的腧穴都没有反应出来,所以就可以当机立断,该患者病情很危重。

再比如说遇到心病病人,一直睁大眼睛不肯合眼,并不断说他口渴,这属于心的实证,本来应得紧实而数的心脉实的脉象,本来心的腧穴应当反应出来,但摸其脉却得到的是肾脉沉濡而微的肾脉虚的脉象,检查属于心的腧穴都没有反应出来,所以就可以当机立断，该患者病情很危重。

再比如说遇到肾病病人，吐血不止，又反复衄血，这属于肾的虚证，本来应诊得脉象沉细的肾脉虚的脉象，本来脾的腧穴应当反应出来，但摸其脉却得到的是心脉浮大而牢实的心脉实的脉象，检查属于脾的腧穴都没有反应出来，所以可以判断，该患者病情很危重。

再比如说遇到谵言妄语、全身应当发热的病人，这是属于心包经的病变，本来应当见到洪大的脉象，属于心火的穴位等腧穴应当反应出来，但摸其手足却觉得手足厥逆寒凉，摸其脉却沉细而微，检查属于心火的穴位等腧穴却没有反应出来，这叫水极似火，所以可以判断，该患者病情危重。

再比如说遇到腹满大而泄泻的病人，这是属于脾的病变，本来应当见到微细而涩的脉象，属于脾土的穴位等腧穴应当反应出来，但摸其脉却紧大而滑，检查属于脾土的穴位等腧穴却没有反应出来，这是寒水之极而肝木乘之，所以可以判断，该患者病情危重。

医学新观念评论

本篇是继《黄帝内经》之后明确介绍原创脉法以数码医学原理应用阴阳五行规律判断疾病预后轻重的专著。以反应腧穴集中呈现出来的脉象方面的阴阳五行规律预测危重病人的生死，在人类科学技术还不够发达的年代，创造了世界医学史上的奇迹。

脉诊是与穴位反应相互呼应出现的，有这样的病情，就应该有这样的脉象和反应穴位。如果精通穴位反应的规律，通过查体，一下子就会发现其脉证不统一，必定有原因。上边借部分案例的解释，是要介绍给每一位医生，见到脉证相反，或者病状与反应穴位体征相逆时，就可分析判断出病情的严重程度。

18. 寸口脉诊在五脏脉位判断方面有何科学道理？判断病邪性质有何规律？

十八难曰：脉有三部，部有四经，手有太阴、阳明，足有太阳、少阴，为上下部，何谓也？

然：手太阴、阳明金也，足少阴、太阳水也，金生水，水流下行而不能上，故在下部也。足厥阴、少阳木也，生手太阳、少阴火，火炎上而不能下，故为上部。手心主、少阳火，生足太阴、阳明土，土主中宫，故在中部也。此皆五行子母更相生养者也。

脉有三部九候，各何主之？

然：三部者，寸、关、尺也。九候者，浮、中、沉也。上部法天，主胸以上至头之有疾也；中部法人，主鬲以下至脐之有疾也；下部法地，主脐以下至足之有疾也。审而刺之者也。

人病有沉滞久积聚，可切脉而知之耶？

然：诊病在右胁有积气，得肺脉结，脉结甚则积甚，结微则气微。诊不得肺脉，而右胁有积气者，何也？

然：肺脉虽不见，右手脉当沉伏。其外痼疾同法耶？将异也？

然：结者，脉来去时一止，无常数，名曰结也。伏者，脉行筋下也。浮者，脉在肉上行也。左右表里，法皆如此。假令脉结伏者，内无积聚，脉浮结者，外无痼疾，有积聚脉不结伏，有痼疾脉不浮结。为脉不应病，病不应脉，是为死病也。

十八难　文意直说

作者发问说，手有太阴、阳明为上部，足有太阳、少阴为下部，这“寸关尺”三部分候各脏腑的理论是人为想象的还是有它本身的科学道理的？

回答是：完全是根据人体科学规律和生物反应原理制定出来

的。比如说寸关尺分配各脏腑部位，手太阴、阳明金也，生足少阴、太阳水也，金生水，水流下行而不能上，故在下部也。足厥阴、少阳木也，生手太阳、少阴火，火炎上而不能下，故为上部。手心主、少阳火，生足太阴、阳明土，土主中宫，故在中部也。这些都完全符合人体数码医学网络定位中五行子母相生关系的排列顺序的。这三部九候分配脏腑定位和命名上遵照有关规定，所谓三部者"寸、关、尺"也，九候者"浮、中、沉"也。上部法天，与天相应，主胸以上至头之有疾也；中部法人，与地相应，主胸膈以下至肚脐之有疾也；下部法地，主肚脐以下至足之有疾也。临床辨证施治时，通过脉象在查找到反应腧穴去针刺，效果才会更好。

本文作者还有一个话题要问，人病有积滞或沉久积聚，可以通过切脉了解到吗?

回答是：可以。可能会通过诊得肺的结脉，发现病家在右胁下有积气。如果脉结甚则积滞或沉久积聚可能过甚，脉结微则积滞可能比较轻微。如果诊不得肺的结脉，右手脉当沉伏，同样可以出现右胁有积气这种情况。通过脉象判断其外痼疾和积气的方法和原理是不一样的。结脉，是脉来去时一止，无常数，所以称"结脉"。伏脉者，脉伏行筋下。浮者，脉浮在肉上。对脉的称呼和描述，不管左右表里出现这样的脉象，都这么称呼。假如临床上确实遇到，脉结伏但内无积聚、脉浮结但外无痼疾。或者说有积聚脉不结伏，有病积脉不浮结，这叫"脉不应病、病不应脉"，说明病情比较严重，机体内部严重失衡。

医学新观念评论

本篇是继《黄帝内经》之后《难经》作者首先从人体数码医学的角度阐述经络网络结构定位中五行子母相生关系的排列顺序。从此之后，寸口脉三部九候分配脏腑的定位和命名被首先确定下来。同时《难经》作者在寻找寸口脉脉象能集中观察全身腧穴变化的科学原理时，适时地从一个磁场“同息同步”基本性能上作出完美解答；并宏观地提出它们反应疾病的普遍规律：上部法天（其气象应于天），主胸以上至头之有疾也；中部法人（其气象应于人），主胸膈以下至肚脐之有疾也；下部法地（其气象应于地），主肚脐以下至足之有疾也。由此告诫后人，临床辨证施治，通过脉象查找反应腧穴去针刺，效果会更好。

本章节主要说明以三部九候定位的寸关尺分配脏腑法有一定原则和深刻科学原理。其上下部分配部位跟全身的经络穴位网络关系、数码关系都是一致的。从实践中验证了抽象的平脉辨经诊法宇宙“天地人”三才相统一、相呼应的科学内涵。作为医学数码的“木火土金水”非自然界“木火土金水”可比。代表了医学的数码阴阳五行概念。在脉诊领域，古人认定大部分穴位反应跟脉象一致，大部分病变中的临床表现跟脉象跳动情况一致。病有积聚，脉有沉伏，病有积气，脉有浮结。如果不是，则病情必有变化。

19. 男女脉象尺寸不同的原因是人体气象接收了宇宙磁场信息的综合反应的道理？

十九难曰：经言脉有逆顺，男女有恒。而反者，何谓也？

然：男子生于寅，寅为木，阳也。女子生于申，申为金，阴也。故男脉在关上，女脉在关下。是以男子尺脉恒弱，女子尺脉恒盛，是其常也。反者，男得女脉，女得男脉也。

其为病何如？

然：男得女脉为不足，病在内。左得之，病在左；右得之，病在右，随脉言之也。女得男脉为太过，病在四肢。左得之，病在左；右得之，病在右，随脉言之，此之谓也。

十九难　文意直说

作者发问说，古人经过验证，男人和女人的经脉在排列、运行时刻和顺序上正好相反，到底有哪些不同呢？

回答是：男子的生命诞生时辰在寅时，寅时象木，为一个阳的时辰；女子的生命诞生时辰在申时，申时象金，为一个阴的时辰。脉象是一个接收了宇宙磁场“天外”信息而综合反应全身反应穴位变化的信息诊断场所。阴阳两种性格的人都会有阴阳不同的两种脉象特征。比如说男子的脉多浮大，在关上明显；女子的脉多沉小，在关下明显。在正常情况下，也因此多数男子尺脉偏弱小、女子尺脉偏盛大。在病理的不正常的情况下，男子才会诊得女脉，女子才会诊得男脉。如果男得女脉为不足，病在内，主要反应一些内脏不足的病变。左得之，病在左，右得之，病在右。随脉言之。女得男脉为太过，主要反应外邪入侵，四肢的病。左得之，病在左，右得之，病在右。随脉言之。

医学新观念评论

本篇是继《黄帝内经》之后《难经》作者首先从人体数码医学的角度就男人和女人经脉在排列顺序和运行时刻上正好相反作出书面解答。因为男女性别不同，男子的生命诞生时辰在寅时，寅时象木，为一个阳的时辰；女子的生命诞生时辰在申时，申时象金，为一个阴的时辰。脉象是一个接收了宇宙磁场“天外”信息而综合反应全身反应穴位变化的信息诊断场所。所以得出结论，阴阳两种性别的人都会有阴阳不同的两种脉象特征。

男女婚嫁和性爱必有生理上的原因，这就是生命诞生之初已经确定了的阴阳属性。男子的生命诞生时辰在寅时，寅时象木，为一个阳的时辰；女子的生命诞生时辰在申时，申时象金，为一个阴的时辰。而阴阳排列上相互颠倒，男子之气早在上而晚在下，女子之气早在下而晚在上。正好阴阳相合，阴阳互补。脉象是一个接收了宇宙磁场“天外”信息而综合反应全身反应穴位变化的信息诊断场所。阴阳两种性格的人都会有阴阳不同的两种脉象特征。这就是经言“脉有逆顺，男女有恒，而反者”的基本含义。

20. 脉诊确定脏腑病变部位的时候如何判断伏匿脉象存在的可能？

二十难曰：经言脉有伏匿。伏匿于何藏而言伏匿耶？

然：谓阴阳更相乘、更相伏也。脉居阴部而反阳脉见者，为阳乘阴也，虽阳脉时沉涩而短，此谓阳中伏阴也。脉居阳部而反阴脉见者，为阴乘阳也，虽阴脉时浮滑而长，此谓阴中伏阳也。重阳者狂，重阴者癫。脱阳者见鬼，脱阴者目盲。

二十难　文意直说

作者发问说，经言脉有“伏匿”，“伏匿”是对哪些脏器而言的呢？

回答是：这是普遍规律而不是针对某一个脏器。“伏匿”概念针对相表里的两个脏器（它们阴阳“更相乘、更相伏”）确立的。脉居阴部而反阳脉见者，为阳乘阴，虽阳脉时沉涩而短，此谓阳中伏匿着阴。脉居阳部而反阴脉见者，为阴乘阳，虽阴脉时浮滑而长，此谓阴中伏匿着阳。鉴于这一原理，临床上就有了“重阳者狂，重阴者癫”的说法。重阳就是阳脉出现的阳的部位上再出现阴的脉象和穴位反应，在这种情况下就会出现狂乱的症状；重阴就是在阴脉出现的阴的部位上再出现阴的脉象和穴位反应，在这种情况下就会出现癫的症状。出现脱阳的伏匿脉象时可能出现“见鬼”的幻觉，出现脱阴的伏匿脉象时可能出现突然“目盲”的危重病情。

医学新观念评论

本篇是继《黄帝内经》之后《难经》作者首先就“伏匿”脉象的概念和反应规律向后人作出深入的解答。脉居阴部而反见阳脉者，为阳乘阴；脉居阳部而反见阴脉者，为阴乘阳。重阳就是阳的部位上再出现阴的脉象和穴位反应；重阴就是阴的部位上再出现阴的脉象和穴位反应。鉴于这一规律，临床上就有了“重阳者狂，重阴者癫”的说法。另外，若出现脱阳的伏匿脉象时可能出现“见鬼”的幻觉，出现脱阴的伏匿脉象时可能出现突然“目盲”的危重病情。

伏匿脉象解释了脉诊遇到的又一重要现象。如果阳脉不足，必然阴脉有余；如果阴脉不足，必然阳脉有余。反过来，如果阳脉有余，必然阴脉不足；如果阴脉有余，必然阳脉不足。这些道理就是本文所要求每一位医生必须十分了解的。

21. 寸口脉象与反应穴位不相呼应为什么说是由于“息数不应脉数”造成的?

二十一难曰：经言人形病，脉不病，曰生；脉病，形不病，曰死。何谓也?

然：人形病，脉不病，非有不病者也，谓息数不应脉数也。此大法。

二十一难　文意直说

作者发问说，经言“人形病、脉不病”，就没有生命危险；“脉病、形不病”，脉象上有异常，尽管自己感觉不出来，迟早会有危险。总之，这句话的意思，是要说明病人感觉自己痛苦很大，但在脉象上没有表现出来，不是该患者没有病变，而是穴位反应暂时还没有影响到脉象反应罢了。

医学新观念评论

本篇是继《黄帝内经》之后《难经》作者首先就“息数不应脉数”的脉象学概念和反应规律向后人作出深入的解答。病人有痛苦，脉象却很正常，称之“人形病、脉不病，非有不病者也，谓息数不应脉数也”的道理。说明观察脉象变化是本，但这个“本”最终还是要落实到反应穴位上。任何情况下如果体表查不出任何反应的穴位，意味着这个人很健康。

这段文字讲了脉对于健康的重要，提出了“跳动之脉”不应“反应穴位之脉”的概念。解释有些情况下病人有痛苦，脉象却很正常，“人形病、脉不病，非有不病者也，谓息数不应脉数也”的道理。说明观察脉象变化是本，但这个“本”最终还是要落实到反应穴位上。任何情况下如果体表查不出任何反应的穴位，健康就不成问题。

22. 判断“邪在气”和“邪在血”的“是动”与“所生病”概念有何意义？

二十二难曰：经言脉有是动，有所生病。一脉辄变为二病者，何也？

然：经言是动者，气也；所生病者，血也。邪在气，气为是动，邪在血，血为所生病。气主煦之，血主濡之。气留而不行者，为气先病也；血壅而不濡者，为血后病也。故先为是动，后所生病也。

二十二难　文意直说

作者发问说，经言脉有“是动病”、有“所生病”，难道一脉会有两种临床表现？这种一脉变为二病在临床上有何实际意义？

回答是：意义十分重大。经典所谓的“是动病”，是说病变只涉及到“气分”，还处在没有形成体表反应经络体征的阶段。所谓的“所生病”，是指病变已经影响到了“血分”，在体表已经形成了许多反应经络体征。对这一情况一般认识上解释为，邪在气，气为是动，邪在血，血为所生病。所谓在气分的痛苦只是自己能感觉到，医生检查不出来；所谓在血分自己一般还感觉不到有某一部分的痛苦，连针刺自己甚至也感觉不到疼痛，而医生则可以检查出来。所谓“气留”是先有气滞不通造成的气机阻滞，会自己感觉气机不畅，所以疼痛不已；所谓“血壅”是后有气机受阻，神经传导受阻而感觉迟钝，常常自己并不感觉有很大痛苦。所以在解释上常理解为先有气滞不通为“是动”，后有血壅气机阻滞神经传导受阻为“所生病”。

医学新观念评论

本篇是继《黄帝内经》之后《难经》作者首次就“是动病”和“所生病””的脉象学概念和疾病反应规律向后人作出深入的解答。所谓“是动病”，是说病变只涉及到“气分”，还处在没有形成体表反应经络体征的阶段。所谓“所生病”，是指病变已经影响到了“血分”，在体表已经形成了许多反应经络体征。所谓在气分的痛苦只是自己能感觉到的痛苦，医生检查不出来；所谓在血分自己一般还感觉不到有某一部分的痛苦，连针刺自己甚至也感觉不到疼痛，而医生则可以检查出来。所谓“气留”是先有气滞不通造成的气机阻滞，会自己感觉气机不畅，所以疼痛不已；所谓“血壅”是后有气机受阻，神经传导受阻而感觉迟钝，常常自己并不感觉有很大痛苦。

在很早以前古人已经能将临床病状的各种表现分析理解得如此清楚，实在不易。事实上，能否正确理解是动病和所生病对急症处理、疾病抢救至关重要。比如说头痛、腰痛、腿痛之类，千万莫可头痛医头，脚痛医脚。实事上现在不论中医、西医处理病人时基本都是头痛医头，脚痛医脚。这是脉诊查体医疗中应特别注意纠正的。

23. 说明脉诊科学性通过丈量经脉长度确定阴阳气血终始有科学道理吗?

二十三难曰：手足三阴三阳，脉之度数，可晓以不？

然：手三阳之脉，从手至头，长五尺，五六合三丈。

手三阴之脉，从手至胸中，长三尺五寸，三六一丈八尺，五六三尺，合二丈一尺。

足三阳之脉，从足至头，长八尺，六八四丈八尺。

足三阴之脉，从足至胸，长六尺五寸，六六三丈六尺，五六三尺，合三丈九尺。

人两足跷脉，从足至目，长七尺五寸，二七一丈四尺，二五一尺，合一丈五尺。督脉、任脉，各长四尺五寸，二四八尺，二五一尺，合九尺。

凡脉长一十六丈二尺，此所谓经脉长短之数也。

经脉十二，络脉十五，何始何穷也？

然：经脉者，行血气，通阴阳，以荣于身者也。其始从中焦，注手太阴、阳明；阳明注足阳明、太阴；太阴注手少阴、太阳；太阳注足太阳、少阴；少阴注手心主、少阳；少阳注足少阳、厥阴；厥阴复还注手太阴。

别络十五，皆因其原，如环无瑞，转相灌溉，朝于寸口、人迎，以处百病，而决死生也。

经云：明知终始，阴阳定矣。何谓也？然：终始者，脉之纪也。寸口、人迎，阴阳之气通于朝使，如环无端，故曰始也。终者，三阴三阳之脉绝，绝则死。死各有形，故曰终也。

二十三难　文意直说

作者发问说，经文中已经反复解释过了“经脉”和经络概念的“经脉、络脉”的关系，所谓的针刺过程的“经脉”是诸多反应穴位构成的生物电磁场的重要电位点，它们跟寸口脉有直接的关联。脉诊形成的理论主要是在探讨如何应用寸口脉诊探寻体表反应经络穴位的问题。所以为了便于对寸口脉诊作解释，古人还硬性规定了经脉的长度。试问，正常中等身材的人手足三阴三阳经脉的长度是多少？

作者回答说，手足三阴三阳经脉的长度是：手三阳之脉，从手至头，长五尺，五六合三丈。手三阴之脉，从手至胸中，长三尺五寸，三六一丈八尺，五六三尺，合二丈一尺。足三阳之脉，从足至头，长八尺，六八四丈八尺。足三阴之脉，从足至胸，长六尺五寸，六六三丈六尺，五六三尺，合三丈九尺。另外中等身材的人两足跷脉，从足至目，长七尺五寸，二七一丈四尺，二五一尺，合一丈五尺。督脉、任脉，各长四尺五寸，二四八尺，二五一尺，合九尺。这样计算下来正常身材的人全身经脉总长度为一十六丈二尺。在整个中医经络理论中构建了一个十二经脉，还构建了一个十五络脉。

古人经过长期实践观察认为，“经脉者，行血气，通阴阳，以荣于身者也”。古人对它们的相互连接部位也作了硬性规定。具体交接顺序是：其始从中焦，注手太阴、手阳明；手阳明注足阳明、足太阴；足太阴注手少阴、手太阳；手太阳注足太阳、足少阴；足少阴注手心主、手少阳；手少阳注足少阳、足厥阴；足厥阴复还注手太阴。另外，古人还硬性规定了“别络”的具体穴位部位，它们皆根据原穴位置在其旁边设定一个络穴。原穴所测量的数值代表经脉（阴）的数值，络穴所测量的数值代表络脉（阳）的数值。阴阳之比不能超出10∶9这个数字。中医在这样一个完全数码的理念下，如环无端，转相传注，把整个全身穴位反应情况集中到寸口脉上。所谓“朝于寸口、人迎”，以处百病而决死生。经典文字说：“明知终始，阴阳定矣。”“终始”者，是对阴阳从事研究中可以度量之脉之长度的规定交接部位，可以通过检查发现的和可测量的外在穴位反应体征。寸口、人迎这些规定下来的诊察部位，真正的道理还是“阴阳之气通于朝使”，全身反应穴位可以从这里集中观察到。“如环无端”，说明反应穴位是一个完全没有固定部位的系统，找不出来它们从哪儿开始，又从哪儿结束，所以都是“开始”。所谓“终者”，已经到了“三阴三阳之脉绝”的时候。“绝”就没有了生气，到了死的时候。因为将死的人的穴位也有一定的形态可以观察到，所以叫做“终”。

医学新观念评论

本篇是继《黄帝内经》之后《难经》第一次自经脉理论诞生以来以“皆因其原，如环无端，转相灌溉，朝于寸口、人迎，以处百病，而决死生”的科学论断，并且用数学的概念解释针刺过程中的“经脉”的具体长度比例。再一次证实发明针刺疗法的理论基础“经脉”是诸多反应穴位构成的，是生物自身本能地携带的生物电磁特征的众多密集电位点构成。它们跟寸口脉象搏动有直接的关联。脉诊理论的形成主要是为了探讨如何应用寸口脉诊探寻体表反应经络穴位的经验总结。为了便于对寸口脉诊作出理性解释，便诞生了硬性规定的经脉长度的原则性比例。

这段文字可以说一语道破了寸口脉诊最早在反应经络穴位基础上总结升华的事实，古人因此发明了把疾病中所有的穴位反应情况能够集中到寸口脉象上去观察。所谓“阴阳之气通于朝使”，所谓“朝于寸口、人迎”，“以处百病而决死生”。

24. 联系皮肉脉筋骨五脏理论确定手足三阴三阳气绝的推断是否有道理？

二十四难曰：手足三阴三阳气已绝，何以为候？可知其吉凶不？

然：足少阴气绝，则骨枯。少阴者，冬脉也，伏行而濡于骨髓。故骨髓不濡，即肉不着骨；骨肉不相亲，即肉濡而却，肉濡而却，故齿长而枯，发无润泽；无润泽者，骨先死。戊日笃，己日死。

足太阴气绝，则脉不营其口唇。口唇者，肌肉之本也。脉不营，则肌肉不滑泽；肌肉不滑泽，则人中满，人中满，则唇反；唇反则肉先死。甲日笃，乙日死。

足厥阴气绝，即筋缩引卵与舌卷。厥阴者，肝脉也。肝者，筋之合也。筋者，聚于阴器而络于舌本。故脉不营，则筋缩急；筋缩急，即引卵与舌；故舌卷卵缩，此筋先死。庚日笃，辛日死。

手太阴气绝，即皮毛焦。太阴者，肺也，行气温于皮毛者也。气弗营，则皮毛焦；皮毛焦，则津液去，津液去，即皮节伤；皮节伤，则皮枯毛折；毛折者，则毛先死。丙日笃，丁日死。

手少阴气绝，则脉不通；脉不通，则血不流；血不流，则色泽去；故面色黑如黧，此血先死。壬日笃，癸日死。

三阴气俱绝，则目眩转。目瞑；目瞑者，为失志；失志者，则志先死。死，即目瞑也。

六阳气俱绝者，则阴与阳相离，阴阳相离，则腠理泄，绝汗乃出，大如贯珠，转出不流，即气先死。旦占夕死，夕占旦死。

二十四难　文意直说

作者发问说，前面对于经脉的长度作出硬性规定的目的就是用来正确判断有些疾病的预后轻重。拿时间钟规律推算，手足三阴三阳十二经脉之气将绝，在预测患者病情和生死方面脉诊理论中都有哪些可以预知的外在征象？

回答是：足少阴气绝，即骨枯。足少阴经脉之气深伏行走而营养着骨髓，跟冬天的气候相当，所以也称“冬脉”。经气不能濡养骨髓时，就会骨肉不相亲，即肉不着骨。所谓骨肉不相亲，即肌肉滋养着骨髓，如果肉濡结束，肉濡而却，表现在牙齿变长而干枯脱落，头发无有光泽；无润泽者，表示骨已经没有生气。大概推算时辰在戊日加重，己日出现病危。

足太阴气绝，即人中满。脉不能营养口唇肌肉，口唇的状态显示了肌肉的健康状况。脉不营，则肌肉不光滑润泽。肌肉不光滑润泽，则人中这个部位肿满起来，人中这个部位肿满起来，则嘴唇反翻向上；嘴唇反翻向上，表明肌肉已经没有了生气。大概推算时辰在甲日病情加重，乙日可能出现病危。

足厥阴气绝，即筋缩引卵舌卷。脉不能营养筋会出现筋缩、引卵与舌卷一系列临床表现。足厥阴为肝的经脉，肝的功能强弱，表现在筋上。筋者聚于阴器而络于舌本。故脉不营，则筋缩急，筋缩急，即引卵与舌。所以发现患者出现舌卷、卵缩等表现，表明筋已经失去了生气。大概推算时辰在庚日病情加重，辛日可能出现病危。

手太阴气绝，即毛折，皮肤毛发憔悴。手太阴者，是肺的经脉，该经脉行气温煦着皮毛这些部位。气不能温煦皮毛，则皮肤毛发憔悴；毛发憔悴，则津液去；津液去，则皮肤憔悴枯燥，毛发容易折断；毛折者，表明精气已经枯竭。大概推算时辰可能在丙日病情加重，丁日可能出现病危。

手少阴气绝，即脉不通，出现血脉不通。血脉不通，则血液不能流动；血不流，则面部色泽很差，故面色晦暗黑暗无华，这就表明血气已衰败。大概推算时辰在壬日病情可能加重，癸日可能出现病危。

一般说三阴之气都快要气绝时，则可能有目眩，可能有目转，可能有目瞑。出现目瞑，意味着失志；出现失志现象，可能精神已经崩溃。

一般说六阳之气都快要气绝时，则阴与阳已经开始离决，阴阳相离，则腠理外泄，就会有一种绝汗流出，冷汗常常大如贯珠，转出却不流，表明该患者气息将绝。旦占夕死，夕占旦死。早上出现可能到下午就会死去，晚上出现可能到第二天早上就会死去。

医学新观念评论

本篇是继《黄帝内经》之后《难经》第一次自经脉理论诞生以来以生物磁场成像规律阐述了手足三阴三阳十二经脉之气将绝的征兆，再一次说明脉诊理论在预测患者病情和生死方面唯一可以预知的是反应的体外在经络穴位征象而不是靠寸口脉诊。

利用藏象阴阳学说预测疾病死生吉凶可谓先人之高见和贡献，但知道了危重不可能见死不救。书中文字其实强调了反应穴位诊断的价值，比如肉绝之人中满。危重疾病抢救应当想尽一切办法，关键掌握住了宇宙大磁场对于危重患者多有节气变迁的冲撞，回避时间地点的转移和搬动患者的去向。生物钟就是地磁干扰人体磁场，尽量避免生命活动原点顷刻失掉平衡的危险和人为的失误。

25. 心主与三焦俱有名而无形，古人为什么将它们视为器官纳入十二经脉分配？

二十五难曰：有十二经，五藏六府十一耳，其一经者，何等经也？

然：一经者，手少阴与心主别脉也。心主与三焦为表里，俱有名而无形，故言经有十二也。

二十五难　文意直说

作者发问说，古人描绘了十二经的理论框架，但事实上五脏有五条经络，六腑有六条经络，合起来是十一条经络，那么多出来的这一条应该是哪一个内脏的经络？

回答是：是三焦手少阳经所分配的经络。在脏腑经络理论框架形成前，首先出于临床的实用，手足三阴三阳正好是十二条经络，所以在经络排列上，给心脏这个号称君主的内脏多加了一条，就是给心主另外派出了一条别脉。所以手少阴经与手心主包络经同属于心脏的反应系统。三焦这个内脏的诞生别有新意，因为它同样具有调控全身各部内脏功能的作用。所以就另外设立和虚构出来了代表了整个上中下三焦“心肺脾胃肝肾”的反应系统、反应腧穴的特殊内脏。实践发现，腧穴有一定形态结构，虽然把它看作一个脏腑，但它更重要，所以常常把它跟命门相火联系在一起。心包代心行使职权，三焦代命门相火行使。还有称三焦“原气”者，是说腧穴系统是人体自生命诞生以来人体与生俱来的自身设置的又一天然调控程序。将三焦经与心主包络经互定为表里非常适合。但心主与三焦俱有名而无形，这是应当明确的。因为有关人体生命规律研究结论提示这样做更加符合一年有十二个月这个大数。所以从此人们就这样一直称呼人有十二条经络。

医学新观念评论

本篇是继《黄帝内经》之后《难经》再一次阐明古人将经络反应系统的“腧穴原点”当作一个器官对待。自经脉理论诞生以来在脏腑经络理论框架形成前，首先出于临床的实用，在经络排列上，给心脏这个号称君主的内脏多加了一条，就是给心主另外派出了一条别脉。心包代心行使职权，三焦代命门相火行使职权。之所以称三焦为“原”者，是说腧穴系统是生命诞生以来人体自身设置的又一天然调控程序。所以作者在文中昭示后人：心主与三焦俱有名而无形。

经络是端络出来的，这是《黄帝内经》作者的明确交代。如果说神经－体液调控系统是人体第一调控系统的话，三焦“原气”系统即腧穴经络反应系统正是人体第二调控系统，而且是自生命诞生以来人体与生俱来的自身设置的唯一天然调控程序。这是学习《黄帝内经》《难经》诸多经典必须了解的。

26. 除了经脉十二外还要端络十五条络脉，这样做有何实际意义？

二十六难曰：经有十二，络有十五，余三络者，是何等络也？

然：有阳络，有阴络，有脾之大络。阳络者，阳跷之络也。阴络者，阴跷之络也。故络有十五焉。

二十六难 文意直说

作者发问说，按藏象理论端络设置前后的硬性规定，经脉有十二条，络脉也应当有十二条，为什么又说成是十五条？多余的三条络脉是何等络脉呀？

回答是：在身体侧面另外还有阳络、阴络、脾之大络。阳络者，又称阳跷脉之络，阴络者，又称阴跷脉之络。所以总共说人体有十五条络脉。

医学新观念评论

本篇是继《黄帝内经》之后《难经》又一次以“络有十五”展开对于经络本质的讨论。古人有机地将经脉与络脉连接起来，从理论上让人们懂得阴阳相互维系、互为表里、如环无端的完整概念。除了在每一肢体正面设置经脉“原穴”概念外，为了补充实际病变中侧面肢体上仍然存在有效的反应腧穴，在肢体侧面设置一个腧穴作为测量络脉虚实寒热的测量点，这就是《黄帝内经》等设置“十五络”概念的目的。

在脉诊理论中，不论经脉，不论络脉，其本质指的都是体表反应的腧穴系统。那么络脉的意义何在？本文针对这一问题展开了讨论，除了在每一经脉原穴周围寻找一个腧穴作为测量络脉虚实寒热情况外，更重要的是有机地将经脉与络脉连接起来，从理论上让人们懂得阴阳相互维系、相互表里、如环无端的完整概念。实际上，《黄帝内经》等设置这一概念也是为了补充实际工作中侧面肢体上仍然存在有效的反应腧穴，不可遗忘。

27. 除了端络十二经脉外古人还端络了不拘于十二经的奇经八脉，这是为什么呢?

二十七难曰：脉有奇经八脉者，不拘于十二经，何也?

然：有阳维，有阴维，有阳跷，有阴跷，有冲，有督，有任，有带之脉。凡此八脉者，皆不拘于经，故曰奇经八脉也。

经有十二，络有十五，凡二十七气，相随上下，何独不拘于经也?

然：圣人图设沟渠，通利水道，以备不虞。天雨降下，沟渠溢满，当此之时，雾霈妄行，圣人不能复图也。此络脉满溢，诸经不能复拘也。

二十七难　文意直说

作者发问说，古人设置经脉理论中除了设置十二经脉外，还设置了“奇经”等八条经脉，这“奇经八脉”，又不隶属于十二经脉管辖，这都是怎么回事呢?

回答是：奇经八脉包括“阳维脉，阴维脉，阳跷脉，阴跷脉，冲脉，督脉，任脉，带脉”。称之为“奇经”者，是从“正经”这一角度提出来的。奇与正，反映了事物的本来面目，有“正”必有“奇”。它们的设置皆“不拘于经”的意思是平常的病痛可能用不着奇经理论，但要是涉及到了急症危重证候的时候，奇经理论就显现出来了。所以，“奇经八脉”是不拘于正常情况下解释各种生理病理的补充理论，必须搞明白。

作者又发问说，经脉有十二条，络脉有十五条，这样构成了一个庞大的网络，所谓人体这“二十七气”、“相随上下”，为什么要在穴位反应系统经脉之外再设置一个络脉系统?

回答是：圣人图设沟渠，通利水道，提防出现突发事件。天雨降下，沟渠溢满，当此之时，雾霈妄行，圣人觉得到那时为时已晚。此络脉理论的设置跟这个是同样的道理。

医学新观念评论

本篇是继《黄帝内经》之后《难经》首次结合对“奇经八脉”的讨论展开对于经络本质的解释。称之为“奇经”者，是从“正经”这一角度提出来的。奇与正，反映了事物的本来面目，有“正”必有“奇”。“奇经八脉”皆“不拘于经”的意思，是说明平常的病痛可能反应不到“奇经八脉”，用不着奇经理论。但遇到急症危重证候，奇经理论就显现出来了。所以说“奇经八脉”是不拘于正常情况下解释各种生理病理现象的说理工具和理论补充。

奇经八脉是从大自然众多复杂多变的气候气象变化中感悟出来的有别于十二正经的又一脉诊理论。其特点是多留意于肢体的侧面的穴位阴阳变化。如果归纳肢体正面穴位反应的理论体系可以称之为正经的话，那么归纳肢体侧面穴位反应的理论体系便可以称之为奇经了。

28. 人脉隆盛入于八脉而不环周其循行部位“畜则肿热砭射之也”各有何临床意义？

二十八难曰：其奇经八脉者，既不拘于十二经，皆何起何继也？

然：督脉者，起于下极之俞，并于脊里，上至风府，入属于脑。

任脉者，起于中极之下，以上毛际，循腹里，上关元，至喉咽。

冲脉者，起于气冲，并足阳明之经，夹脐上行，至胸中而散也。

带脉者，起于季胁，回身一周。

阳跷脉者，起于跟中，循外踝上行，入风池。

阴跷脉者，亦起于根中，循内踝上行，至咽喉，交贯冲脉。

阳维、阴维者，维络于身，溢蓄，不能环流灌溉诸经者也。故阳维起于诸阳会也，阴维起于诸阴交也。

比于圣人图设沟渠，沟渠满溢，流于深湖，故圣人不能拘通也。而人脉隆盛，入于八脉，而不还周，故十二经亦不能拘之。其受邪气，畜则肿热，砭射之也。

二十八难　文意直说

作者发问说，奇经八脉者，既不拘于十二经，是单独列出来的一个重要脉诊补充理论，对于它们的循行起止有详细记载吗?

回答是：督脉起于会阴部位的下极之俞这个部位，与脊柱并行于脊椎之里，向上行走直至风府穴这个部位，再入属于脑髓。任脉起于中极穴之下一个部位，以上毛际，循腹里，上关元，至喉咽。冲脉起于气冲穴这个部位，与足阳明经并行夹脐上行至胸中而散。带脉起于季胁部位，回绕腰际一周。阳跷脉起于脚跟，循外踝上行，入风池。阴跷脉，亦起于脚根，循内踝上行，至咽喉部位，跟冲脉相互交贯。阳维、阴维者，维络于身，起到溢蓄的作用，不直接环流灌溉诸经。故阳维起于诸阳会的部位，阴维起于诸阴交的部位，没有具体的循行部位。前面说过，奇经八脉好比圣人图设沟渠，沟渠满溢，流于深湖。而讲到人的疾病和穴位反应，人的经脉不管如何隆盛，都不能像血脉一样流通。“入于八脉，而不环周”，其接受了邪气侵扰后，穴位反应点上常常会因积蓄内热，甚至局部红肿热痛，可速刺而已。

医学新观念评论

本篇是继《黄帝内经》之后《难经》首次对“奇经八脉”的“何起何继”所作出的全面讨论。藏象医学理论的创立完全是以反应经络腧穴阴阳反应为基础，为临床实际应用而设。既然奇经八脉不拘于十二经，是单独列出来的一个重要脉诊理论补充，那么对它的循行起止作一详细描述很有必要。奇经八脉好比圣人图设沟渠，沟渠满溢，流于深湖。而讲到人的疾病和穴位反应，奇经八脉不管如何隆盛，都不能像十二正经一样流通。“入于八脉，而不环周”。其接受了邪气侵扰后，穴位反应点上常常会因积蓄内热，甚至局部红肿热痛，可速刺而已。

明确一下奇经八脉的循行部位也很重要，不过任督二脉还设有单独的穴位，其他都没有具体的穴位名称用作记录该经脉的虚实情况。

29. 古人端络的十二经脉各有其证候，请问奇经八脉之为病各有何证候？

二十九难曰：奇经之为病何如？

然：阳维维于阳，阴维维于阴，阴阳不能自相维，则怅然失志，溶溶不能自收持。阳维为病苦寒热，阴维为病苦心痛。阴跷为病，阳缓而阴急；阳跷为病，阴缓而阳急。冲之为病，逆气而里急。督之为病，脊强而厥。任之为病，其内苦结，男子为七疝，女子为瘕聚。带之为病，腹满，腰溶溶若坐水中。此奇经八脉之为病也。

二十九难　文意直说

作者提问说，以往穴位经络诊断疾病都有病候作一提示，所以经脉有病候，络脉也有病候。那么奇经有哪些病候值得记诵？

回答是：阳维维于阳，阴维维于阴。阴阳不能自相维系，就会出现“怅然失志，溶溶不能自收持”等症状。平时如果“阳维为病”，则“苦寒热”，“阴维为病”则“苦心痛”。如果阴跷脉出现病变，表现为“阳缓而阴急”；阳跷脉出现病变，表现为“阴缓而阳急”。冲脉出现病变，表现为“逆气而里急”。督脉出现病变，表现为“脊强而厥”。任脉出现病变，表现为“其内苦结”，男子可能有“七疝”，女子可能有“瘕聚”。带脉出现病变，常常表现为“腹满，腰部冰冷好像坐在了水中”。这是奇经八脉多数会出现的一些病状。

医学新观念评论

本篇是继《黄帝内经》之后《难经》首次对“奇经八脉”的病候作出的重点介绍。藏象医学理论的创立完全是以反应经络腧穴阴阳反应为基础，为临床实际应用而设，如果在相应的“奇经八脉”上出现了反应腧穴，就可能出现：“阳维为病”则“苦寒热”，“阴维为病”则“苦心痛”。阴跷脉病，“阳缓而阴急”；阳跷脉病，“阴缓而阳急”。冲脉病，“逆气而里急”。督脉病，“脊强而厥”。任脉病，“其内苦结”，男子“七疝”，女子“瘕聚”。带脉病，“腹满，腰部冰冷好像坐在了水中”。

有许多患者出现同样一个症状，他们可能出现同样一个反应穴位。反过来，同样一个反应穴位，可能具有同样一种临床症状。这就是经脉证候的来历。奇经八脉的病候也是这样总结出来的。

30. 脉诊理论中涉及到气血循环的荣气之行常与卫气之行相随吗？

三十难曰：荣气之行，常与卫气相随不？

然：经言人受气于谷。谷入于胃，乃传与五藏六府，五藏六府皆受于气。其清者为荣，浊者为卫，荣行脉中，卫行脉外，营周不息，五十而复大会。阴阳相贯，如环之无端，故知荣卫相随也。

三十难　文意直说

作者发问说，荣气之行是经常与卫气相随循环的吗？

回答是：它们相互伴随着一块儿运行。在古代那种条件下，人们对血液循环还不十分清楚，所以认为，人受气于谷，谷入于胃，乃传与五脏六腑。五脏六腑皆受于气。其清者为荣，浊者为卫，荣行脉中，卫行脉外，营周不息，五十周而复大会。阴阳相贯，如环之无端，所以得出结论，荣气和卫气是相伴随着循环的。

医学新观念评论

本篇是继《黄帝内经》之后《难经》首次对“荣卫相随”以及“阴阳相贯，如环无端”作出的重点介绍。藏象医学理论的创立完全是以反应经络腧穴阴阳反应为基础，为临床实际应用而设，反应腧穴勾勒出来的“经脉、络脉”取名于心血管系统的动脉静脉，承担着气血循环、体液代谢的双重作用。在人体微循环系统中“清者为荣，浊者为卫，荣行脉中，卫行脉外，营周不息，五十而复大会”的认识，虽然对于今天的解剖医学来说认识比较肤浅，但它却丝毫不会影响反应腧穴系统藏象医学宏观理论的确立和实用。

古人在写作《难经》这部书的时候，只是简单地记载了一些血液循环的道理。当时认为动静脉是一起的，循环的都是血液，都称作“营气”。而所谓的“卫气”，没有十分弄明白它的来龙去脉。既然不清楚就难以说明生命活动的一些主要调节过程。现在看来，过去古人所说的“卫气”就是今天弄明白的神经系统。在中医经脉概念中只有动脉、能够跳动的脉才能称为经脉。络脉是浮现在皮表的静脉血管，只要刺之会出血的就是营气，刺不出血的都是卫气。在反应穴位系统中，整个形成一个庞大的网络系统，不管动脉、静脉，刺之能刺出血，刺的都是营气；所有反应点上，刺之不出血的刺的都是卫气。在表现为阴阳二气失调和平衡这种失调的阴阳调节，就是这样确定“营气”和“卫气”的。

31. 经脉理论中与手少阳联系的三焦又被称为水谷之道路，请问它们如何联系？

三十一难曰：三焦者，何禀何生，何始何终？其治常在何许？可晓以不？

然：三焦者，水谷之道路，气之所终始也。上焦者，在心下，下鬲，在胃上口，主内而不出，其治在膻中，玉堂下一寸六分，直两乳间陷者是。中焦者，在胃中脘，不上不下，主腐熟水谷。其治在脐傍。下焦者，当膀胱上口，主分别清浊；主出而不内，以传道也。其治在脐下一寸。故名曰三焦，其府在气街。

三十一难　文意直说

作者发问说，在确定经络理论时已经将穴位反应系统中所反应出来的经络体征作为一个脏器对待，这样既体现了腧穴的重要，了解了有生以来随生而来的这一天然调控系统的价值，但涉及到三焦作为上中下三焦这一部位的概念，却应该明确三焦具体跟哪个部位功能相合，具体部位如何划分？调节时应采用哪个穴位去进行治疗？

回答是：三焦这个脏器，实际上包含整个消化系统的功能。包含消化水谷的食道、胃、大小肠的整个功能。对上焦的原则规定是从心下，下到纵隔。在胃上口以上，治疗就可以就近选择膻中穴，部位在玉堂穴下一寸六分，直两乳间陷者是。对中焦的确切定位在胃中脘部，胃主腐熟水谷，主内而不出，在剑突与肚脐之间。治疗就选择中脘穴还有肚脐傍的天枢穴。对下焦的确切定位，当膀胱上口，主分别清浊，主出而不内，以传导也。治疗就选择脐下一寸处。

医学新观念评论

本篇主题重点在于阐明反应腧穴这个人体的特别“器官”，代表了经络腧穴这个有生以来随生而来的这一天然调控系统。本篇是继《黄帝内经》之后《难经》再一次对“三焦”这个人体的特别“器官”的“何禀何生、何始何终”作出的本质的比较完整的介绍。藏象医学理论的创立完全是以反应经络腧穴阴阳反应为基础，为临床实际应用而设。三焦这个脏器，实际上包含整个消化系统的功能。所以说上焦治疗就可以就近选择膻中穴，中焦治疗就选择中脘穴还有肚脐傍的天枢穴，下焦治疗就选择脐下一寸处。

"三焦"就跟"经脉、络脉"取名于动静脉而并非动静脉的指代反应系统的内脏代名词。古人在解释人体消化系统功能、水谷运化过程方面列出专篇专论，揭示了经络反应系统描述中假借某一内脏阐述有关"脏藏于内，形象于外"而完全不同于西医解剖概念的脏腑的深刻道理。

32. 藏象理论"血为荣，气为卫，通行经络，营周于外"，其与解剖概念的理论如何相统一呢？

三十二难曰：五藏俱等，而心肺独在鬲上者，何也？

然：心者血，肺者气。血为荣，气为卫；相随上下，谓之荣卫。通行经络，营周于外，故令心肺在鬲上也。

三十二难　文意直说

作者提问说，"五藏俱等，而心肺独在鬲上"是为什么？

回答是：肝、脾、胆、胃、大小肠等脏器都是参与消化吸收的脏器，它们的职能好比一些合成和加工的工厂，消化水谷，泌别清浊，转化吸收水谷精微，然后供给给机体的每一个器官。心肺则不同，通过呼吸吐纳，通过气血循环，将营养品供给大脑等中枢系统。心主血，肺主气，血为荣，气为卫，相随上下，谓之荣卫。通行经络，营养着全身，主宰着生命，一时一刻都离不开。所以生命诞生时就将心肺跟其他脏器安排在膈上。

医学新观念评论

本篇是继《黄帝内经》之后《难经》再一次对于主管血液循环的心血管系统的心和肺两大脏器功能作出的重点阐述。藏象医学理论完全是在当时仅有的解剖知识的支撑之下建立起来的。心主血，肺主气，血为荣，气为卫，相随上下，营养着全身，主宰着生命，所以得到前人的重视。

作为一名医生对心肺等脏器的功能十分了解很重要。在西周、殷商之前整个全球科学技术水平都很低，而像中国在西周、殷商之前就能结合解剖知识并作为重点向学员作一交代已经很了不起了。所以此篇应该说是很超前的一篇论述。说明中医并非不懂解剖，而是能提出这样的高见很超前。

33. 采用“肺熟而复沉、肝熟而复浮”的实验方法能证明藏象医学的科学性吗?

三十三难曰：肝青象木，肺白象金。肝得水而沉，木得水而浮；肺得水而浮，金得水而沉。其意何也?

然：肝者，非为纯木也，乙角也，庚之柔。大言阴与阳，小言夫与妇。释其微阳，而吸其微阴之气，其意乐金，又行阴道多，故令肝得水而沉也。肺者，非为纯金也，辛商也，丙之柔。大言阴与阳，小言夫与妇。释其微阴，婚而就火，其意乐火，又行阳道多，故令肺得水而浮也。肺熟而复沉，肝熟而复浮者，何也?故知辛当归庚，乙当归甲也。

三十三难　文意直说

作者提问说，“肝青象木，肺白象金，肝得水而沉，木得水而浮；肺得水而浮，金得水而沉”这句话是什么意思?

作者回答说，这是一个非常重要的有关气象医学的知识和概念。古人发现解剖医学跟藏象医学有许多共同的实验结论。比如藏象医学提出每一个体表反应腧穴都有两个基本的元素，它们跟解剖医学概念的“肺”的属性恰好相反。比如由藏象的概念引申到解剖的概念所做的一项试验，肝青象木，肺白象金。实验中恰好相反的是“肝得水而沉”，而“木得水而浮”；“肺得水而浮”，而“金得水而沉”。如果进一步分析就会明白，每一个肝的反应穴位，都不是一个单纯的属“木”的属性，而包含有“金”的属性。乙角的含义就是庚金的一部分，是庚金阴的那一部分。如果把穴位反应这个概念往大的方面说，就指一个宇宙大自然的阴与阳，说小了就是一个男女和夫妇关系。同样的道理，如果把穴位反应这个概念说大了就是一个宇宙大自然的阴与阳的关系，说小了就是一个男女和夫妇的关系。每一个肺的反应穴位，都不是一个单纯的“金”的属性，而包含有“火”的属性。辛商的含义就是丙火的一部分。辛商释其微阴，与火结婚，它的属性就已经是火的一部分了，参与阳的活动多。所以在生时虽然“肺得水而浮”，却在熟时“肺得水而沉”。关于“肺熟而复沉，肝熟而复浮”的道理，古人认为，所有的穴位反应系统指的都是一个物质的东西。因为代表穴位属性的数码符号辛是物质的，所以最终应当回到庚的位置，因为代表穴位属性的数码符号乙也是物质的，所以最终应当回到甲的位置。

医学新观念评论

藏象医学理论是在古人当时仅有的解剖知识的支撑之下建立起来的。本篇是继《黄帝内经》之后《难经》以尊重科学的态度下就“肝青象木，肺白象金，生则‘肝得水而沉，肺得水而浮’，熟则‘肝得水而浮，肺得水而沉’”用实验的方法作出的工作总结。古人发现解剖医学跟藏象医学有许多共同的实验结论。但藏象医学提出每一个体表反应腧穴都有两个相对立统一的基本元素，我中有他，他中有我。每一个肝的反应穴位，都不是一个单纯的属“木”的属性，而包含有“金”的属性。乙角的含义就是庚金的一部分。每一个肺的反应穴位，都不是一个单纯的“金”的属性，而包含有“火”的属性。辛商的含义就是丙火的一部分。如果把穴位反应这个概念往大的方面说，就指一个宇宙大自然的阴与阳，说小了就是一个男女和夫妇的关系。

这是古今圣贤非常难解释的概念。因为牵扯到藏象与解剖两个概念，最终古人是想说明白藏象的概念同样是物质的。它们跟自然界的许多事物是密切相关的。说明一个反应穴位表面看起来是一个概念，实质上是两个概念。相克的金与木，火与金，实际上最终都会在穴位反应过程中走到一起，成为一个概念。

34. 怎样认识应用“声、色、臭、味、液”和“神气舍藏”理论的中医预测学？

三十四难曰：五藏各有声、色、臭、味、液，皆可晓知以不？

然：《十变》言，肝色青，其臭臊，其味酸，其声呼，其液泣；心色赤，其臭焦，其味苦，其声言，其液汗；脾色黄，其臭香，其味甘，其声歌，其液涎；肺色白，其臭腥，其味辛，其声哭，其液涕；肾色黑，其臭腐，其味咸，其声呻，其液唾。是五藏声、色、臭、味、液也。

五藏有七神，各何所藏耶？

然：藏者，人之神气所舍藏也。故肝藏魂，肺藏魄，心藏神，脾藏意与智，肾藏精与志也。

三十四难　文意直说

作者发问说，前人提出的五脏“声、色、臭、味、液”概念各有何意义？

作者回答说，这是作者结合《十变》这本书对五脏病变过程中如何结合脉诊原理判断病变部位的重要论述。这就是：病中看到患者身体表面皮肤颜色色青就可判断病位在肝；病中闻到患者身体表面有臭臊气味就可判断病位在肝；病中闻到体内排泄物有过多酸味就可判断病位在肝；病中患者不断有呼喊声就可判断病位在肝；病中患者眼泪过多就可判断病位在肝。病中看到患者身体表面皮肤颜色色赤就可判断病位在心；病中闻到患者身体表面有焦臭气味就可判断病位在心；病中闻到体内排泄物有过多苦味就可判断病位在心；病中患者不停地说话就可判断病位在心；病中患者汗液过多就可判断病位在心。病中看到患者身体表面皮肤颜色色黄就可判断病位在脾；病中闻到患者身体表面有臭香气味就可判断病位在脾；病中闻到体内排泄物有过多甘味就可判断病位在脾；病中患者不停地唱歌就可判断病位在脾；病中患者涎液过多就可判断病位在脾。病中看到患者身体表面皮肤颜色色白就可判断病位在肺；病中闻到患者身体表面有腥臭气味就可判断病位在肺；病中闻到体内排泄物有过多辛辣味就可判断病位在肺；病中患者不停地哭啼就可判断病位在肺；病中患者鼻涕过多就可判断病位在肺病。中看到患者身体表面皮肤颜色色黑就可判断病位在肾；病中闻到患者身体表面有臭腐气味就可判断病位在肾；病中尝到体内排泄物有过多咸味就可判断病位在肾；病中患者不停地呻吟就可判断病位在肾；病中患者唾液过多就可判断病位在肾。

作者再次发问，有一种“五脏七神”的说法，它们都有哪些临床意义？

回答是：藏象理论的核心是依靠人体各种病变过程中的一切外在表现。所谓“人之神气舍藏”理论，反过来则是通过“神气舍藏”规律判断五脏病变部位的方法。“神藏”的概念，反过来就是神不藏、神不守舍时的表现，也就是五脏精气衰竭的表现。所以古人反复实践归纳出了“肝藏魂，肺藏魄，心藏神，脾藏意与智，肾藏精与志”的结论。如果该患者病变中反复出现了“精神魂魄意志”的不正常，精神恍惚、意识不清、神志错乱，那就要结合五脏所藏脏器功能作出五脏的判断。

医学新观念评论

本篇是继《黄帝内经》之后《难经》首次应用“声、色、臭、味、液”概念开展临床辨证的示范教学。并且古人在当时仅有的解剖知识的支撑之下，以尊重科学的态度，就“脏者人之神气舍藏”说揭示了一个深刻的道理。比如说病中看到患者身体穴位皮肤颜色色青就可判断病位在肝；病中闻到患者身体表面有臭臊气味就可判断病位在肝；病中闻到体内排泄物有过多酸味就可判断病位在肝；病中患者不断有呼喊声就可判断病位在肝；病中患者眼泪过多就可判断病位在肝。所谓“人之神气舍藏”理论，反过来则是通过“神气舍藏”规律判断五脏病变部位的方法。“神藏”的概念，反过来就是“神不藏、神不守舍”的意思，也就是五脏精气衰竭的表现。所以古人反复实践归纳出了“肝藏魂，肺藏魄，心藏神，脾藏意与智，肾藏精与志”的结论。如果该患者病变中反复出现了“精神魂魄意志”的不正常，精神恍惚、意识不清、神志错乱，那就要结合五脏某脏所藏脏器功能作出五脏定位的判断。

利用脉诊再结合身体排泄物等“声、色、臭、味、液”判断五脏病变过程中的病变部位，这是藏象医学人性化、个性化诊断的更大优势。按原理上分析，这些过剩的排泄物的排出反映了阴阳失去了平衡，气属阳，五液属阴，阴多必然阳少，所以是阳虚的表现。在脏器不足、精气耗伤的精神病人中，就是假借“神不藏、神不守舍”时的表现，“精神恍惚、意识不清、神志错乱”而作出五脏病变的诊断。这种靠释放病态人格表现而诊断精神病的思路和方法实在值得西方医学借鉴和学习。

35. 端络和创制经络理论时是如何解释解剖概念的五脏和六腑的功能的？

三十五难曰：五藏各有所府，皆相近，而心、肺独去大肠、小肠远者，何也?

然：经言心荣、肺卫，通行阳气，故居在上；大肠、小肠，传阴气而下，故居在下。所以相去而远也。

又诸府者，皆阳也，清净之处。今大肠、小肠、胃与膀胱，皆受不净，其意何也?

然：诸藏者，谓是非也。经言小肠者，受盛之府也；大肠者，传泻行道之府也；胆者，清净之府也；胃者，水谷之府也；膀胱者，津液之府也。一府犹无两名，故知非也。

小肠者，心之府；大肠者，肺之府；胆者，肝之府；胃者，脾之府；膀胱者，肾之府。

小肠谓赤肠，大肠谓白肠，胆者谓青肠，胃者谓黄肠，膀胱者谓黑肠。下焦之所治也。

三十五难　文意直说

作者发问说，五脏各有所相表里的六腑，它们的位置都比较相近，而心与肺脏相表里的大肠、小肠为什么相去甚远呢?

回答是：心脏主管营血的循环，肺脏主管卫气的调摄，它们都是通行阳气的脏器，所以位置在上，大肠、小肠，它们是传输营养物质的阴气的，都位于身体下边。所以它们相去而远。

又问：诸六腑者，皆属阳，为清净之处，今大肠、小肠、胃与膀胱，皆受纳消化不洁净的水谷，这又如何解释呢?

回答是：所谓诸腑，也不是全指消化吸收的六腑，而是代表了五脏包括心包络在内的体表的反应腧穴系统。因为单纯的参与消化的六腑，小肠是帮助消化吸收的；大肠是传输运化糟粕的；胆是分泌消化物质的；胃是受纳饮食水谷的；膀胱是积蓄尿液的。经络之府与消化之府同是一个腑却没有列出两个名称。小肠者，心之腑；大肠者，肺之腑；胆者，肝之腑；胃者，脾之腑；膀胱者，肾之腑。所以谓之“是非”也。比如还有称小肠谓之赤肠，大肠谓之白肠，胆谓之青肠，胃谓之黄肠，膀胱谓之黑肠者。但不过它们还是终究归属下焦部位管理的。

医学新观念评论

本篇是继《黄帝内经》之后《难经》以尊重科学的态度，在当时仅有的解剖知识的支撑之下，首次就五脏与六腑的功能、相互表里的关系和“五脏各有所腑，皆相近，而心、肺独去大肠、小肠远”的道理作出简明扼要的解答。

在五脏系统中，古人早就意识到学生学习中一定会有一些与解剖概念的脏腑容易混淆的概念。所以另列出来专门论述。应当引起注意的是，五脏概念之下的脏腑本身是一个三角关系，处置脏腑病变一定离不开联系数码概念的六腑，并与之主管消化吸收的六腑相提并论，脏与腑与腧穴一点也不能偏废。

36. 解剖概念的肾脏及其原气所系命门古人是如何解释一分为二独立负责生殖的肾脏的？

三十六难曰：藏各有一耳，肾独有两者，何也？

然：肾两者，非皆肾也。其左者为肾，右者为命门。命门者，诸神精之所舍，原气之所系也，男子以藏精，女子以系胞。故知肾有一也。

三十六难　文意直说

作者发问说，所有称得上“脏”的都应该只是一个，肾为什么是两个？

回答说：肾虽然看起来是两个，但分工上有不同。比如说看一看在寸口脉部位上的肾的所属，其左者为肾，右者为命门。右命门者，它是腧穴反应系统的总代名词，诸神精之所舍，原气之所系也，是另列出来可以管理全身的人体第二调控系统。而左肾者，男子以藏精，女子以系胞，并分担生殖功能。所以实际上还是一个肾。

医学新观念评论

本篇是继《黄帝内经》之后《难经》以尊重科学的态度，在当时仅有的解剖知识的指导下，首次就生殖功能方面的知识作出简要解答。所以说“命门者，诸神精之所舍，原气之所系也，男子以藏精，女子以系胞”。然命门跟三焦同样候于右手尺部，更兼深意。

此文含义深远地论述了五脏系统中的五脏概念可以直接跟体表的腧穴系统联系在一起，这样对肾脏这一有代表性的脏器身上看到了它们再配合脉象诊断上的特殊意义。

如果错误地单纯从解剖概念上认为“左肾者，男子以藏精，女子以系胞”，这种理解是不符合经意的。

37. 解剖概念的五脏跟全身五官七窍是如何联系和维持正常生命活动的?

三十七难曰：五藏之气，于何发起，通于何许，可晓以不?

然：五府者，常内阅于上七窍也。故肺气通于鼻，鼻和则知香臭矣；肝气通于目，目和则知黑白矣；脾气通于口，口和则知谷味矣；心气通于舌，舌和则知五味矣；肾气通于耳，耳和则知五音矣。五府不和，则七窍不通；六府不和，则留结为痈。

邪在六府，则阳脉不和；阳脉不和，则气留之；气留之，则阳脉盛矣。邪在五藏，则阴脉不和；阴脉不和，则血留之；血留之，则阴脉盛矣。阴气太盛，则阳气不得相营也，故曰格。阳气太盛，则阴气不得相营也，故曰关。

阴阳俱盛，不得相营也，故曰关格。关格者，不得尽其命而死矣。

经言气独行于五藏，不营于六府者，何也?

然：夫气之所行也，如水之流，不得息也。故阴脉营于五藏，阳脉营于六府，如环无端，莫知其纪，终而复始，其不覆溢，人气内温于藏府，外濡于腠理。

三十七难 文意直说

作者发问说，五脏之气通过何种途径跟五官七窍相联系？

回答是：五脏是通过内部脑髓神经系统跟五官七窍相联系的，所以在脏器功能正常的情况下，五脏能发挥正常的功能。肺气通于鼻，鼻和则闻到香臭；肝气通于目，目和则能识别黑白；脾气通于口，口和则能知五谷的香味；心气通于舌，舌和则能尝到五味；肾气通于耳，耳和则能听到五音。五脏不和，则七窍不通；六腑不和，则结滞为溃疡甚至痈肿。道理是邪在六腑，跟六腑相表里的体表腧穴部位的阳脉会出现失调现象。阳脉不和，则气留之；气机稽留日久，则阳脉盛，所以会出现痈肿。邪在五脏，则跟五脏相表里的体表腧穴部位的阴脉失调；阴脉失调，就会停留下来；血脉的停留，导致阴脉盛大。阴气太盛，则阳气不得相营也，故曰格。阳气太盛，则阴气不得相营，故曰关。阴阳俱盛，不得相营，故曰关格。出现关格等情况，都会导致生命的危险。

作者又发问，前人说这种停留下来的气会导致五脏经气的不通，这是什么道理？

回答是：人体气血运行，好像流水一样不能停歇。所以常常阴脉营于五脏，阳脉营于六腑，如环无端，莫知其纪，终而复始，不会停留。这样“人气内温于脏腑，外濡于腠理”，才能保障生命的正常活动。

医学新观念评论

本篇是继《黄帝内经》之后《难经》在当时仅有的解剖知识的指导下，对人体神经传导、气血循环虽然还不是十分了解和明白，仍能提出“阴脉营于五藏，阳脉营于六府”、“如环无端，莫知其纪”，以及“人气内温于藏府，外濡于腠理”等解释。“五藏不和，则七窍不通；六府不和，则留结为痈”、“阴阳俱盛，不得相营，故曰关格。关格者，不得尽其命而死”等，寓意深远，说明了腧穴调控系统的重大作用。

重于研究脉诊穴位诊断的古人，对人体气血循环还不是十分了解和明白，所以反复提出一些问题向读者作一解释。“五藏不和，则七窍不通；六府不和，则留结为痈”一句，寓意深远，说明了腧穴调控系统的重大作用。“阴气太盛，则阳气不得相营，故曰格。阳气太盛，则阴气不得相营，故曰关。阴阳俱盛，不得相营，故曰关格。关格者，不得尽其命而死”一句，则更显现调控全身气血正常运营，调节微循环，是维持生命活动正常进行的重要保障。

38. 皮肤器官三焦称之为原气之别，主持诸气属手少阳有何重大意义？

三十八难曰：藏惟有五，府独有六者，何也？

然：所谓府有六者，谓三焦也。有原气之别焉，主持诸气，有名而无形，其经属手少阳。此外府也，故言府有六焉。

三十八难 文意直说

作者发问说，“藏惟有五，而府独有六”者，为什么？

回答是：所谓腑有六者，还有一个称之为六腑之一的“三焦”。为什么这样做呢？是因为恰好五脏有一个心包络，腧穴也正好相似心包络这样一个组织结构。而腧穴在人体又显得更重要，是天生的一个调控系统，有原气之别使之称，可以调控全身所有脏器的功能。应该说明的是，这个六腑之一的脏器“三焦”，虽被看作一个脏器对待，但有名而无形。其经属手少阳。所以加上“三焦”这个“体外之府”，所以说“府有六个”。

医学新观念评论

本篇是继《黄帝内经》之后《难经》再一次对“三焦”这个人体的特别的“器官”、这个随生而来的天然调控系统“主持诸气、有名而无形、原气之别”的解释。

“三焦，原气之别，主持诸气，有名而无形”这一句在今天看来非常重要。腧穴在人体显得非常重要，是人体有生以来自带的一个天然的调控系统，所以称之“原气之别使”，可以调控全身所有的脏器功能。但作为六腑之一“三焦”这个特殊脏器，“三焦”这个“体外之腑”，在现代书籍里还没有明确记载。只是有人讨论过“三焦有名而无形”这个概念，这是需要强调的。

39. 经络理论设置命门与三焦搭配表里关系对于完善整个经络理论有何意义？

三十九难曰：经言府有五，藏有六者，何也？

然：六府者，止有五府也。五藏亦有六藏者，谓肾有两藏也。其左为肾，右为命门。命门者，精神之所舍也；男子以藏精，女子以系胞，其气与肾通。故言藏有六也。

府有五者，何也？

然：五藏各一府，三焦亦是一府，然不属于五藏，故言府有五焉。

三十九难　文意直说

作者发问说，六腑者，实际上只有五腑。五脏却是真有六脏，谓肾有两脏。其左为肾，右为命门。前面说过，命门者，与三焦的经络手少阳相表里，精神之所舍。而左肾呢，男子以藏精，女子以系胞。其左右两肾经气相通。所以说脏有六脏。说到“腑有五腑”，是为什么呢？

回答是：五脏各一腑，三焦亦是一腑，然而三焦不属于五脏，所以说腑有五腑。

医学新观念评论

本篇是继《黄帝内经》之后《难经》再一次对“三焦”这个人体的特别的“器官”、这个随生而来的天然调控系统“主持诸气、有名而无形、原气之别”的解释。

本篇强调什么呢？强调“三焦不属于五脏”。强调三焦与心包络相表里，“命门者，与三焦的经络手少阳相表里，精神之所舍”这一句，说明“三焦、命门”本来同指腧穴经络之气，二者合二为一在一起，被历代推崇为“命门相火”，所以它们才备受历代关注。

40. 古人是如何解释肝主色、心主臭、脾主味、肺主声、肾主液诊断法的科学性的？

四十难曰：经言肝主色，心主臭，脾主味，肺主声，肾主液。鼻者，肺之候，而反知香臭；耳者，肾之候，而反闻声。其意何也？

然：肺者，西方金也，金生于巳，巳者南方火，火者心，心主臭，故令鼻知香臭；肾者，北方水也，水生于申，申者西方金，金者肺，肺主声，故令耳闻声。

四十难 文意直说

作者发问说，前人说，“肝主色，心主臭，脾主味，肺主声，肾主液”。鼻者，肺之候，而反知香臭；耳者，肾之候，而反闻声，道理在哪里？

回答是：每一个脏器在体表都有它一定的反应，肺的本质，属性为西方金，金诞生于巳时，巳时又靠近心火，火这个符号代表了心，心主臭，所以能让鼻闻到香臭；肾的本质，属于北方水，水生于申时，申时又靠近西方金，金这个符号代表肺，肺主声，所以能使耳朵听到声音。

医学新观念评论

本篇是继《黄帝内经》之后《难经》第一次对“肝主色，心主臭，脾主味，肺主声，肾主液”以及为何“鼻能闻到香臭、耳朵能听到声音”从反应腧穴的角度作出的合理解释。古人在阐述藏象医学规律时没有忽视将一些藏象方面的知识从科学道理上予以解答。其中值得现代人思考的是：每一个脏器在体表都有它一定的反应，肺属金，金诞生于巳时，巳时又靠近心火，火代表了心，心主臭，所以能让鼻闻到香臭；肾属水，水生于申时，申时又靠近西方金，金代表肺，肺主声，所以能使耳朵听到声音。

对经络的研究来源于腧穴反应阴阳的研究。表现在一个五官的功能上，则有古人的一些见解。实际上这种相生的关系和时辰关系，完全来源于腧穴反应的普遍规律。

41. 古人是怎样跟解剖概念的肝脏相联系解释肝有两叶的科学道理的？

四十一难曰：肝独有两叶，以何应也？

然：肝者，东方木也。木者，春也。万物始生，其尚幼小，意无所亲，去太阴尚近，离太阳不远，犹有两心，故有两叶，亦应木叶也。

四十一难　文意直说

作者发问说，肝独有两叶，从哪些事理里能说明肝独有两叶的道理？

回答是：肝与东方这个方位相应，它的医学数码符号为木，木也代表了春季这个时节。万物始生，其尚幼小，还没有更复杂的盘根错节。从地气上讲，春天接近夏天的太阴湿土，距离冬天的太阳寒水也还不远，所以当一棵树木的幼芽生长出来以后，一边象征太阴之阴，一边象征太阳之阳，好像它有两颗心。肝脏独有两叶，就跟树木发芽刚吐出两片叶子是一个道理。

医学新观念评论

本篇是继《黄帝内经》之后《难经》第一次对“肝独有两叶”从反应腧穴的角度作出的比较合理的解释。古人在阐述藏象医学规律时没有忽视将一些藏象方面的医学知识从科学道理上予以解答。从地气上讲，春天接近夏天的太阴湿土，也不远离冬天的太阳寒水，人体的肝好像一棵树木的幼芽刚生长出来，一边象征太阴之阴，一边象征太阳之阳，肝脏独有两叶，就跟树木发芽刚吐出两片叶子是一个道理。

五脏解剖形态固与其生长的基因相关，但古人却重复说明的是它与生命本质有关。五脏的五个数码符号木、火、土、金、水皆有其科学道理。这里举例说明肝脏的解剖形态与大自然相统一，强调了藏象医学潜在的实验室资料还有待后人发挥。

42. 古人是怎样跟解剖概念的胃肠相联系解释藏象医学的科学道理的?

四十二难曰：人肠胃长短，受水谷多少，各几何?

然：胃大一尺五寸，径五寸，长二尺六寸，横屈受水谷三斗五升，其中常留谷二斗，水一斗五升。小肠大二寸半，径八分分之少半，长三丈二尺，受谷二斗四升，水六升三合合之大半。回肠大四寸，径一寸半，长二丈一尺，受谷一斗，水七升半。广肠大八寸，径二寸半，长二尺八寸，受谷九升三合八分合之一。故肠胃凡长五丈八尺四寸，合受水谷八斗七升六合八分合之一。此肠胃长短，受水谷之数也。

肝重四斤四两，左三叶，右四叶，凡七叶，主藏魂。心重十二两，中有七孔三毛，盛精汁三合，主藏神。脾重二斤三两，扁广三寸，长五寸，有散膏半斤，主裹血，温五藏，主藏意。肺重三斤三两，六叶两耳，凡八叶，主藏魄。肾有两枚，重一斤一两，主藏志。

胆在肝之短叶间，重三两三铢，盛精汁三合。胃重二斤十四两，纡曲屈伸，长二尺六寸，大一尺五寸，径五寸，盛谷二斗，水一斗五升。小肠重二斤十四两，长三丈二尺，广二寸半，径八分分之少半，左回叠积十六曲，盛谷二斗四升，水六升三合合之大半。大肠重二斤十二两，长二丈一尺，广四寸，径一寸，当脐右回十六曲，盛谷一斗，水七升半。膀胱重九两二铢，纵广九寸，盛溺九升九合。

口广二寸半，唇至齿长九分，齿已后至会厌深三寸半，大容五合。舌重十两，长七寸，广二寸半。咽门重十二两，广二寸半，至胃长一尺六寸。喉咙重十二两，广二寸，长一尺二寸，九节。肛门重十二两，大八寸，径二寸大半，长二尺八寸，受谷九升三合八分合之一。

四十二难　文意直说

作者提问说，从藏象医学这个角度如何看待内脏的解剖形态和功能大小？人的肠胃的长短、受水谷多少有一个统计数字吗？

回答是：胃大一尺五寸，径五寸，长二尺六寸，横屈受水谷三斗五升。其中常留谷二斗，水一斗五升。小肠大二寸半，径八分分之少半，长三丈二尺，受谷二斗四升，水六升三合合之大半。回肠大四寸，径一寸半，长二丈一尺，受谷一斗，水七升半。广肠大八寸，径二寸半，长二尺八寸，受谷九升三合八分合之一。故肠胃凡长五丈八尺四寸，合受水谷八斗七升六合八分合之一。这就是当时统计的肠胃长短、受水谷数的大概情况。

肝重四斤四两，左三叶，右四叶，凡七叶，主藏魂。心重十二两，中有七孔三毛，盛精汁三合，主藏神。脾重二斤三两，扁广三寸，长五寸，有散膏半斤，主裹血，温五脏，主藏意。肺重三斤三两，六叶两耳，凡八叶，主藏魄。肾有两枚，重一斤一两，主藏志。胆在肝之短叶间，重三两三铢，盛精汁三合。胃重二斤十四两，纡曲屈伸，长二尺六寸，大一尺五寸，径五寸，盛谷二斗，水一斗五升。小肠重二斤十四两，长三丈二尺，广二寸半，径八分分之少半，左回叠积十六曲，盛谷二斗四升，水六升三合合之大半。大肠重二斤十二两，长二丈一尺，广四寸，径一寸，当脐右回十六曲，盛谷一斗，水七升半。膀胱重九两二铢，纵广九寸，盛尿九升九合。

口广二寸半，唇至齿长九分，齿以后至会厌深三寸半，大容五合。舌重十两，长七寸，广二寸半。咽门重十二两，广二寸半，至胃长一尺六寸。喉咙重十二两，广二寸，长一尺二寸，九节。肛门重十二两，大八寸，径二寸大半，长二尺八寸，受谷九升三合八分合之一。

医学新观念评论

本篇是继《黄帝内经》之后《难经》第一次对人肠胃的长短、受水谷多少大概作出的一个基本的统计数字。说明尊重知识的古人在阐述藏象医学规律全面地从反应腧穴的角度作出比较合理解释的同时，没有忽视将一些解剖医学方面的知识从联系藏象的科学道理上作出必要的解答。古人早在五千年前左右作出的统计数字基本符合实际，得到科学验证。

藏象医学发展是在解剖医学比较深入以后进行的。由此推想，古人如果不懂得人体生理解剖知识，就无法创造如此辉煌的藏象医学理论。近些年来人们逐渐产生了一个共识，发达的西方解剖医学如果想再进一步得到发展，必须回过头来向传统中医学习。对于中医人员来说，摒弃一切私心杂念和一切经验医学的东西，向古人看齐，从研究内脏解剖学开始，继而占据医学高科技领域，用大量高科技手段尽快将藏象与解剖医学关系理顺，相信中医会迅猛发展起来。

43. 古人是怎样跟解剖概念的内脏相联系解释藏象医学的科学道理的？

四十三难曰：人不食饮，七日而死者，何也？

然：人胃中当有留谷二斗，水一斗五升。故平人日再至圊，一行二升半，一日中五升，七日五七三斗五升，而水谷尽矣。故平人不食饮七日而死者，水谷津液俱尽，即死矣。

四十三难　文意直说

作者提问说，如何用一个简单的推算方法知道“人不食饮七日会死”？

回答是：人胃中平常应当有留谷二斗、水一斗五升。如果按正常情况，平人每日上两次厕所，一次排出二升半，一日中五升，七日五七三斗五升，所食和饮的水谷就会耗尽。所以照此核算，平人不食饮七日会死，是因为水谷津液都已耗尽，所以会死。

医学新观念评论

本篇是继《黄帝内经》之后《难经》第一次对“人不食饮，七日死”作出的一个基本推算估计。说明古人在阐述藏象医学规律时没有忽视对一些解剖医学方面的知识作出必要的解答。以上经过计算的统计数字是否符合实际，需经过科学验证。

这是一个普通的常识性问题，但古人认为他们当时的一切研究都是经过计算的，所以完全符合科学标准。

44. 古人是怎样用解剖概念的内脏功能解释藏象医学的科学道理的？

四十四难曰：七冲门何在？

然：唇为飞门，齿为户门，会厌为吸门，胃为贲门，太仓下口为幽门，大肠小肠会为阑门，下极为魄门；故曰七冲门也。

四十四难 文意直说

作者提问说，对胃肠系统的“七冲门”概念您了解吗？

回答是：唇为飞门，齿为户门，会厌为吸门，胃为贲门，太仓下口为幽门，大肠小肠交会处为阑门，大肠最下端为魄门。这就是“七冲门”的概念。

医学新观念评论

本篇是继《黄帝内经》之后《难经》第一次对通过消化系统的“七门”作出一个属于古解剖学的命名，说明古人很重视解剖。以上命名现在看起来也算比较合理、科学。

这同样是一个普通的常识性问题，其解剖概念的名称虽然与现在的名称有所不同，但差别不大。说明古人在解剖方面领先其他世界各国。

45. 古人是怎样结合解剖概念的知识解释藏象医学的科学道理的？

四十五难曰：经言八会者，何也？

然：府会太仓，藏会季胁，筋会阳陵泉，髓会绝骨，血会鬲俞，骨会大杼，脉会太渊，气会三焦外，一筋直两乳内也。热病在内者，取其会之气穴也。

四十五难 文意直说

作者发问说，在藏象医学的大概念下，如何牢记“八会穴”的概念？

回答是：腑会中脘，脏会章门，筋会阳陵泉，髓会绝骨，血会膈俞，骨会大杼，脉会太渊，气会三焦（又谓外一筋直两乳内膻中）。有后人解释说，如果病情到体内热病阶段，就可以取相关病变的交会穴。

医学新观念评论 本篇是继《黄帝内经》之后《难经》第一次对“八会穴”作出一个全面总结。“八会穴”都是非常常用的归类要穴，所有的慢性病人诊断治疗都会用到。

交会穴是诸多反应腧穴的代表，实际上泛指一个归类要穴的取穴方法。因为这些穴位处的位置恰好是病变经常反应的好发部位，所以应当取交会穴。

46. 古人是怎样用解剖概念的原理解释失眠的科学道理的?

四十六难曰：老人卧而不寐，少壮寐而不寤者，何也?

然：经言少壮者，血气盛，肌肉滑，气道通，营卫之行不失于常，故昼日精，夜不寤也。老人血气衰，肌肉不滑，营卫之道涩，故昼不能精，夜不寐也。故知老人不得寐也。

四十六难 文意直说

作者发问说，老人有的“卧而不寐”，少壮有的“寐而不寤”，是什么道理呢?

回答是：一般少壮之人血气盛，肌肉运动敏捷，气道畅通，气血循环旺盛，昼夜精气都很充足，所以精神好。老年人血气衰，肌肉运动不够滑利，气血循环减慢，所以白昼精神不好，到晚上又睡不着。

医学新观念评论

本篇是《难经》第一次对“老人卧而不寐，少壮寐而不寤”作出的一个解答。少壮之人血气盛，肌肉运动敏捷，气道畅通，气血循环旺盛，昼夜精气都很充足，所以精神好。老年人血气衰，肌肉运动不够滑利，气血循环减慢，所以白昼精神不好，到晚上又睡不着。

在古人看来医学应当把能否睡眠好列为健康的一个硬指标。这段话就说明了这样一个意思。

47. 古人是怎样用藏象医学理论解释人面独能耐寒的科学道理的？

四十七难曰：人面独能耐寒者，何也？

然：人头者，诸阳之会也，诸阴脉皆至颈、胸中而还，独诸阳脉皆上至头耳，故令面耐寒也。

四十七难 文意直说

作者发问说，人的面部为什么那么能耐寒冷？

回答是：人体实际上是一个带电的磁场，头为阳，足为阴。头部有许多阳经的经脉从这里通过，谓之“诸阳之会”；而诸阴之经脉皆至颈、胸中而还。正是神经血管、大量微细小血管汇集并形成一个带电的磁场，诸阳经脉皆上交汇于头面部，所以耐冷。

医学新观念评论

本篇是《难经》第一次对“人面独能耐寒”作出的一个解答。从精神神经方面这些很容易解答。头部有许多阳经的经脉从这里通过，谓之“诸阳之会”；而诸阴之经脉皆到达颈部和胸中而还。正是头面部神经血管、大量微细小血管汇集并形成一个多极的磁场，诸阳经脉皆向上交汇于头面部，所以耐冷。

人体不同组织网络成的不同脏腑组织，磁场的场效应辐射度不同，网络组织不同，所以才会出现特别耐冷的皮肤表面。

48. 古人是怎样用藏象医学理论说明“反应穴位、脉象”以及疾病的虚实特征的？

四十八难曰：人有三虚三实，何谓也？

然：有脉之虚实，有病之虚实，有诊之虚实也。脉之虚实者，濡者为虚，牢者为实。病之虚实者，出者为虚，入者为实；言者为虚，不言者为实；缓者为虚，急者为实。诊之虚实者，痒者为虚，痛者为实；外痛内快，为外实内虚，内痛外快，为内实外虚。故曰虚实也。

四十八难　文意直说

作者发问说，在藏象医学框架内曾讲到“人有三虚三实”，这是什么意思？

回答说：这是经常会混淆的三个概念。它们指的是：“脉之虚实、病之虚实、诊之虚实”三个方面。所谓“脉之虚实”者，濡者为虚，牢者为实。所谓“病之虚实”者，表散出来的为虚，向内补充的为实；多言者为虚，不言者为实；表现迟缓的为虚，表现紧急的为实。所谓“诊之虚实”者，根据体表相关腧穴上出现的反应情况，痒者为虚，痛者为实。外痛内快为外实内虚，内痛外快为内实外虚。故曰虚实也。

医学新观念评论

本篇是《难经》第一次对“人有三虚三实”作出的一个明确的告诫和解答。中国医学从形成以阴阳五行规律为基本理论的藏象医学开始，就必须认识清楚：反应腧穴有虚实，疾病出现的痛苦有虚实，集中观察反应腧穴虚实情况的寸口脉象也有虚实。这些基本概念必须牢记。

当年人们常讲的许多医学概念现在已经不重要了，以至于“诊之虚实”，根据相关腧穴上出现的治疗反应情况：“痒者为虚，痛者为实；外痛内快为外实内虚，内痛外快为内实外虚”长期以来也不再成为医生的基本诊断技能。当再一次碰到“虚实”的概念，却应当记住问一声说的是脉还是病，或者是腧穴上出现的治疗反应。

49. 古人怎样通过“正经自病与五邪所伤”病因病机学说讲解脏腑辨证规律的?

四十九难曰：有正经自病，有五邪所伤，何以别之?

然：经言忧愁思虑则伤心；形寒饮冷则伤肺；恚怒气逆，上而不下则伤肝；饮食劳倦则伤脾；久坐湿地，强力入水则伤肾。是正经之自病也。

何谓五邪?

然：有中风，有伤暑，有饮食劳倦，有伤寒，有中湿。此谓之五邪。

假令心病，何以知中风得之?

然：其色当赤。何以言之?肝主色，自入为青，入心为赤，入脾为黄，入肺为白，入肾为黑。肝为心邪，故知当赤色。其病身热，胁下满痛，其脉浮大而弦。

何以知伤暑得之?

然：当恶焦臭。何以言之?心主臭，自入为焦臭，入脾为香臭，入肝为臊臭，入肾为腐臭，入肺为腥臭。故知心病伤暑得之，当恶焦臭。其病身热而烦，心痛，其脉浮大而散。

何以知饮食劳倦得之?

然：当喜苦味也。何以言之?脾主味，入肝为酸，入心为苦，入肺为辛，入肾为咸，自入为甘。故知脾邪入心，为喜苦味也。其病身热而体重，嗜卧，四肢不收，其脉浮大而缓。

何以知伤寒得之?

然：当谵言妄语。何以言之?肺主声，入肝为呼，入心为言，入脾为歌，入肾为呻，自入为哭。故知肺邪入心，为谵言妄语也。其病身热，洒洒恶寒，甚则喘咳，其脉浮大而涩。

何以知中湿得之?

然：当喜汗出不可止。何以言之?肾主液，入肝为泣，入心为汗，入脾为涎，入肺为涕，自入为唾。故知肾邪入心，为汗出不可止也。其病身热而小腹痛，足胫寒而逆，其脉沉濡而大。

此五邪之法也。

四十九难　文意直说

作者提问说，过去人们往往采用“正经自病”和“五邪所伤”的理论来弥补脉诊的不足。请回答它们的具体内容是什么？

回答是：所谓“正经自病”，指的就是“忧愁思虑则伤心，形寒饮冷则伤肺，恚怒气逆、上而不下则伤肝，饮食劳倦则伤脾，久坐湿地、强力入水则伤肾”几种疾病。

“五邪所伤”的理论，就是利用“色、臭、味、声、液”判断标准对“中风，伤暑，饮食劳倦，伤寒，中湿”五种疾病的病因进行判断的技术。

比如一个病人，在临床上怎么会知道是因中风得之？

回答是：其色当赤。为什么这么说呢？因为前边说过，肝主色，如果肝病自入，其色必然发青，如果入脾为黄，如果入心为赤，如果入肺为白，如果入肾为黑。如果肝为心邪所困，故知当赤色，其病当有“身热，胁下满痛”，还有其脉“浮大而弦”等。

比如一个病人，在临床上怎么会知道是因伤暑得之？

回答是：当恶焦臭。为什么这么说呢？

回答是：因为前边说过，心主臭，自入为焦臭，入脾为香臭，入肝为臊臭，入肾为腐臭，入肺为腥臭。故知心病伤暑得之，当恶焦臭。其病当有“身热而烦、心痛”，其脉“浮大而散”等。

比如一个病人，在临床上怎么会知道是因饮食劳倦得之？

回答是：当喜苦味。为什么这么说呢？

回答是：因为前边说过，脾主味，入肝为酸，入心为苦，入肺为辛，入肾为咸，自入为甘。故知脾邪入心，为喜苦味。其病当有“身热而体重、嗜卧、四肢不收”，其脉“浮大而缓”。

比如一个病人，在临床上怎么会知道是因伤寒得之？

回答是：当谵言妄语。为什么这么说呢？

回答是：因为前边说过，肺主声，入肝为呼，入心为言，入脾为歌，入肾为呻，自入为哭。故知肺邪入心，为谵言妄语。其病“身热，洒洒恶寒，甚则喘咳”，其脉“浮大而涩”。

比如一个病人，在临床上怎么会知道是因中湿得之？

回答是：当喜汗出不可止。为什么这么说呢？

回答是：因为前边说过，肾主液，入肝为泣，入心为汗，入脾为涎，入肺为涕，自入为唾。故知肾邪入心，为汗出不可止。其病“身热而小腹痛，足胫寒而逆”，其脉“沉濡而大”。

医学新观念评论

本篇是自《黄帝内经》之后《难经》第一次对“正经自病”和“五邪所伤”作出一个明确提示和解答。中国医学从形成以阴阳五行规律为基本理论的藏象医学开始，就必须认识清楚，什么是“正经自病”，什么是“五邪所伤”？所谓“正经自病”，指的就是五脏本能地容易遭受伤害的几种病，五脏“各有所爱，各有所恶，各有所伤”。“忧愁思虑则伤心，形寒饮冷则伤肺，恚怒气逆、上而不下则伤肝，饮食劳倦则伤脾，久坐湿地、强力入水则伤肾”。“五邪所伤”就是利用“色、臭、味、声、液”这些太过的释放因子，进而判断各种病理改变的病位的一种专用名词。如果以此太过的释放因子作标准，对“中风，伤暑，饮食劳倦，伤寒，中湿”五种疾病的病因进行判断的话，自然要联系到最具代表性的证候和寸口脉象。这些基本的辨证要素必须牢记。

古人强调要理论联系实际，本篇“五邪所伤”的理论，就是解释如何利用“色、臭、味、声、液”这一理论和判断标准对“中风，伤暑，饮食劳倦，伤寒，中湿”五种疾病的病因进行判断的技术。必须在学习中举一反三，灵活运用。

50. 古人怎样通过“不同病邪”性质分析来分析病情轻重变化的?

五十难曰：病有虚邪，有实邪，有贼邪，有微邪，有正邪，何以别之?

然：从后来者为虚邪，从前来者为实邪，从所不胜来者为贼邪，从所胜来者为微邪，自病者为正邪。何以言之?假令心病，中风得之为虚邪，伤暑得之为正邪，饮食劳倦得之为实邪，伤寒得之为微邪，中湿得之为贼邪。

五十难　文意直说

作者发问说，在藏象医学概念中，常说“病有虚邪，有实邪，有贼邪，有微邪，有正邪”，它们是怎样判断呢?

回答是：如果从脉象诊察中去感受，在理解上就是当按而举之的时候感觉脉跳动更大，就可理解为从后来者，为虚邪；当向下按的时候感觉脉跳动越来越大，就可理解为从前来者，为实邪；如果在右关脾胃的候诊部位上感觉到了肝木急强的跳动，为从所不胜来者，为贼邪；如果在右关脾胃的候诊部位上感觉到了肾水沉小的跳动，为从所胜来者，为微邪；如果在右关脾胃的候诊部位上感觉到了脾胃缓弱的跳动，为本经自病者，为正邪。从四季刮风风向上去分析，面向南站立，如果风从后来者为虚邪，从前来者为实邪，从所不胜来者为贼邪，从所胜来者为微邪。为什么这么说呢?是因为从临床上许多这样一些实际病理改变让人得到认同。比如一个心病患者，伤风（为木邪）得之为虚邪，伤暑（为火邪）得之为正邪，饮食劳倦（为土邪）得之为实邪，伤寒（为金邪）得之为微邪，中湿（为水邪）得之为贼邪。

医学新观念评论

本篇是自《黄帝内经》之后《难经》第一次对“病有虚邪，

有实邪，有贼邪，有微邪，有正邪”作出的一个重要提示和解答。如果从脉象和反应穴位体征诊察中去感受和理解，就是当按而举之的时候感觉脉跳动更大，就可理解为从后来者，为虚邪；当向下按的时候感觉脉跳动越来越大，就可理解为从前来者，为实邪；如果在右关脾胃的候诊部位上感觉到了肝木急强的跳动，为从所不胜来者，为贼邪；如果在右关脾胃的候诊部位上感觉到了肾水沉小的跳动，为从所胜来者，为微邪；如果在右关脾胃的候诊部位上感觉到了脾胃缓弱的跳动，为本经自病者，为正邪。中国医学从形成以阴阳五行规律为基本理论的藏象医学开始，是因为从临床一些实际病理改变让人得到认同。比如一个心病患者，伤风（为木邪）得之为虚邪，伤暑（为火邪）得之为正邪，饮食劳倦（为土邪）得之为实邪，伤寒（为金邪）得之为微邪，中湿（为水邪）得之为贼邪。

古代“虚邪、实邪、贼邪、微邪、正邪”之说，完全出于实践的经验积累。其最本质的东西还在于掌控腧穴反应的规律。影响人体免疫功能的病邪很多，所有的伤风（木邪），伤暑（火邪），饮食劳倦（土邪），伤寒（金邪），中湿（水邪），都可成为致病因素，影响着人体的健康。所以古人创立“虚邪、实邪、贼邪、微邪、正邪”理论既反映了不同病邪的致病规律，又可以提高对于病邪本质的认识，有利于疾病的预防和治疗。

51. 古人怎样通过“不同病邪”性质分析辨别脏腑疾病和确定诊断治疗的？

五十一难曰：病有欲得温者，有欲得寒者，有欲得见人者，有不欲得见人者，而各不同，病在何藏府也？

然：病欲得寒，而欲见人者，病在藏也；病欲得温，而不欲见人者，病在藏也。何以言之？府者阳也，阳病欲得寒，又欲见人；藏者阴也，阴病欲得温，又欲闭户独处，恶闻人声。故以别知藏府之病也。

五十一难　文意直说

作者发问说，病有喜欢温暖的，有喜欢寒凉的；病有喜欢见人的，有喜欢不见人的，各有不同，应当判断病位在哪个脏腑？

回答是：从藏象的角度看待，人体是一个生物电磁场，有磁性。病欲得寒，寒水在北方，属阴，腑者阳也，阳病欲得寒，说明疾病的本质属阳，加上得病以后喜欢见人，本质上有热情。所以说病在腑也。病欲得温，热在南方，属阳，说明疾病的本质属阴。脏者阴也，阴病想得到温暖，加上得病以后又欲“闭户独处，恶闻人声，而不欲见人”者，都是真寒假热征兆，本质上有寒性。所以知道病在脏。

医学新观念评论

本篇以“病有欲得温者，有欲得寒者，有欲得见人者，有不欲得见人者”为话题，说明得病的人和病变的过程在自身素质方面有个体差异。从藏象的角度看待，人体是自然界一个客体，有一个生物电磁场，有磁性。若病欲得寒，寒水在北方，属阴；病欲得温，热在南方，属阳。欲“闭户独处，恶闻人声，而不欲见人”者，都是真寒假热征兆，本质上有寒性。

在藏象学说中始终有一个阴阳的归纳。判断寒热真假是本章节一个主要话题。所以从藏象的角度分析，人体是一个生物电磁场，有磁性。病欲得寒，寒水在北方，属阴。腑者阳也，阳病欲得寒，正好说明疾病的本质属阳。加上得病以后喜欢见人，本质上有热情，所以说病在腑也。病欲得温热，热在南方，属阳。脏者阴也，阴病想得到温暖，说明疾病的本质属阴。加上得病以后又欲“闭户独处，恶闻人声，而不欲见人”者，都是真寒假热征兆，本质上有寒性，所以知道病在脏。

52. 古人是怎样通过不同病邪所反应不同病灶和穴位体征分析脏腑病变性质的？

五十二难曰：府藏发病，根本等不？

然：不等也。其不等奈何？

然：藏病者，止而不移，其病不离其处；府病者，仿佛贲响，上下行流，居处无常。故以此知藏府根本不同也。

五十二难　文意直说

作者发问说，“脏与腑”发病，根本相等吗？

回答是：不等。

再问：还有哪些根本上的区别？

回答是：所谓内脏发病，疼痛和反射的部位比较固定。而腑病，好像在这里跳动贲响，却常常上下行走流动，居处无常。所以在临床上遇到固定不移的病变部位应仔细诊察判断。同样，藏象之说，也在强调反应出来的腧穴具有本质的特点，非腑病之游走性疼痛没有本质的危险。

医学新观念评论

本篇以“脏病者，其病不离其处；腑病者，上下行流，居处无常”为话题，从穴位诊断方面强调了疾病反应出来的腧穴具有本质的特点。所谓内脏发病，疼痛和反射的部位比较固定。而六腑发病，却常常上下行走流动，居处无常。所以在临床上遇到固定不移的病变部位应仔细诊察判断。

“是动”与“所生病”是就反应点系统的一种主观和客观上的判断，“脏与腑”发病之说，揭示了本质性疾病与非本质性疾病的区别。如果痛处不移病重，痛处可移病轻。

53. 古人是怎样运用反应穴位体征等五行理论分析判断病情预后轻重的?

五十三难曰：经言七传者死，间藏者生。何谓也?

然：七传者，传其所胜也。间藏者，传其子也，何以言之?假令心病传肺，肺传肝，肝传脾，脾传肾，肾传心，一藏不再伤，故言七传者死也。间藏者，传其所生也。假令心病传脾，脾传肺，肺传肾，肾传肝，肝传心，是母子相传，竟而复始，如环无端，故曰生也。

五十三难　文意直说

本篇以“七传者，传其所胜；间脏者，传其子”为话题，说明由反应腧穴规律总结的阴阳五行规律具有非常重要的科学内涵。按照“五行相克”关系出现的反应病情加重的腧穴规律，始终相传到其所胜的脏器的腧穴。按照“五行相生”关系出现的反应病情传变的腧穴规律，却会逐渐相传到其所不胜的脏器的腧穴，终而复始，如环无端，永远是一个相生的关系，所以没有危险。

作者发问说，经言“七传者死，间脏者生”是什么道理?

回答是：这是藏象学说中一个具有特殊含义的话题。“七传者”，按照“五行相克”关系出现的病情加重的规律，始终相传到其所胜的脏器。“间脏者”，按照“五行相生”关系出现的病情传变规律，逐渐相传到其所不胜的脏器。这叫“传其子”。具体怎么说呢?假设心病传向肺，肺传向肝，肝传向脾，脾传向肾，肾传向心，只有一个脏器没有受到伤害，所以说“七传者死”。间脏者，传其所生的脏器。假设心病传之于脾，脾病传之于肺，肺病传之于肾，肾病传之于肝，肝病传之于心，是母子相传，终而复始，如环无端，永远是一个相生的关系，所以没有危险。

医学新观念评论

医学经验与医学实验毕竟有相当大的区别。“相克”关系是病情恶化的事先预测，完全出于对反应腧穴的观察。一方面根据脉象判断，一方面出自对腧穴反应的观察。这种逆向的反应在对危重疾病监测和分析判断上有重要意义。

54. 古人是怎样运用反应穴位体征等五行理论分析判断病情易治难治的?

五十四难曰：藏病难治，府病易治，何谓也?

然：藏病所以难治者，传其所胜也；府病易治者，传其子也。与七传、间藏同法也。

五十四难　文意直说

作者发问说，为什么说脏病难治、腑病易治?

回答是：脏病所以难治者，是病情深入发展已经到了严重的阶段。在这种情况下从脉象上发现其病变传变规律都是“传其所胜”，所以难治。腑病所以易治者，是病情发展还处于初级阶段。在这种情况下从脉象上发现其病变传变规律都是“传其所生”、传其子也，所以易治。

医学新观念评论

本篇以“脏病难治、腑病易治”为话题，再一次通过发问的形式间接地说明脏病所以难治者，是病情深入发展已经到了严重的阶段。说明腑病所以易治者，是病情发展还处于初级阶段。在这种情况下前者从脉象和反应穴位上发现其病变传变规律都是“传其所胜”，所以难治。后者从脉象和反应穴位上发现其病变传变规律都是“传其所生”，所以易治。

本篇所讲完全是反着看待“五行传变”的规律。如果病情轻浅，自然按着相生的规律传变；如果病情严重，一定按着相克的规律传变。这是本文的主要观点。

55. 古人是怎样对“积、聚”运用病灶特征及反应穴位体征等进行临床诊断的?

五十五难曰：病有积、有聚，何以别之?

然：积者，阴气也；聚者，阳气也。故阴沉而伏，阳浮而动。气之所积名曰积，气之所聚名曰聚。故积者，五藏所生；聚者，六府所成也。积者，阴气也，其始发有常处，其痛不离其部，上下有所终始，左右有所穷处；聚者，阳气也，其始发无根本，上下无所留止。其痛无常处，谓之聚。故以是别知积聚也。

五十五难　文意直说

作者发问说，对于一些肿瘤之类疾病常有“积与聚”的不同名称，怎样区别?

回答是：它们的根本区别就在于“积者”，阴气也，“聚者”，阳气也。所以从病灶浅深位置上可以看出，“积者”阴沉而伏，“聚者”阳浮而动。对它们形成的机理来说，气之所积名曰“积”，气之所聚名曰“聚”。另外，从形成原因上看，“积”形成的根源在五脏；“聚”形成的根源在六腑。再从它们的临床表现上看，“积”属于阴寒的性质，从开始形成就有固定的部位，疼痛部位是固定的，上下左右范围清楚。“聚”属于阳热的性质，从开始形成就没有固定部位，疼痛部位和范围不清楚。其痛无常处，所以称作“聚”。这就是对于同样一种肿块采用不同治疗方法的原因。

医学新观念评论

本篇以“积者，阴气也；聚者，阳气也”为话题，说明诊法与治法在经络腧穴阴阳规律指导下密切配合正确分析判断病情的重要。说明对于同样一种肿块必须在分析判断之后采用不同的治疗方法。

肿瘤是临床上最难治疗的疾病之一，所以需要重点论述。其辨证治疗的原则就是“积者”，阴气也，“聚者”，阳气也；积者用阳药，聚者用阴药。

56. 古人对“积症”是怎样运用五行理论描述临床表现和推断发病日期的？

五十六难曰：五藏之积，各有名乎？以何月何日得之？

然：肝之积名曰肥气，在左胁下，如覆杯，有头足。久不愈，令人发咳逆，痎疟，连岁不已。以季夏戊己日得之。何以言之？肺病传于肝，肝当传脾，脾季夏适王，王者不受邪，肝复欲还肺，肺不肯受，故留结为积。故知肥气以季夏戊己日得之。

心之积名曰伏梁，起脐上，大如臂，上至心下，久不愈，令人病烦心。以秋庚辛日得之。何以言之？肾病传心，心当传肺，肺以秋适王，王者不受邪，心复欲还肾，肾不肯受，故留结为积。故知伏梁以秋庚辛日得之。

脾之积名曰痞气，在胃脘，覆大如盘。久不愈，令人四肢不收，发黄疸，饮食不为肌肤。以冬壬癸日得之。何以言之？肝病传脾，脾当传肾，肾以冬适王，王者不受邪，脾复欲还肝，肝不肯受，故留结为积，故知痞气以冬壬癸日得之。

肺之积名曰息贲，在右胁下，覆大如杯。久不已，令人洒淅寒热，喘咳，发肺壅。以春甲乙日得之。何以言之？心病传肺，肺当传肝，肝以春适王，王者不受邪，肺复欲还心，心不肯受，故留结为积。故知息贲以春甲乙日得之。

肾之积名曰贲豚，发于少腹，上至心下，若豚状，或上或下无时。久不已，令人喘逆，骨痿少气。以夏丙丁日得之。何以言之？脾病传肾，肾当传心，心以夏适王，王者不受邪，肾复欲还脾，脾不肯受，故留结为积。故知贲豚以夏丙丁日得之。此五积之要法也。

五十六难 文意直说

作者发问说，五脏之积，古代有哪些名称？古人是如何推算出它们是何年何月得的？

回答是：古人称肝之积症名叫“肥气”，多出现在左胁下，像杯子那么大覆盖在胁下，有的有头有足，久治不愈。患者经常咳嗽气逆，出现寒热症状，有痞块，有人称它血鳖。连岁不已，很难自愈。据有关规律推算，多在季夏季节戊己日患病。为什么这么说呢？一般规律，肺有病必然要向肝传变，肝再向脾传变，脾到季夏恰好是旺季，旺季就不肯受邪，肝只好再传回去还于肺，肺也不肯接受，这样就截留到肝而留结为积。所以推算出肝之积“肥气”多是在季夏季节戊己日患病。

古人称心之积症名叫“伏梁”，开始发病多出现在脐上部位，多数像人的前臂那么粗细，向上蔓延到心下。久治不愈，经常出现烦心、心悸、气短等症状。据有关规律推算，该病多在秋季庚辛日患病。为什么这么说呢？一般规律，肾有病必然要向心传变，心再向肺传变，肺到秋季恰好是旺季，旺季就不肯受邪，心只好再传回去还于肾，肾也不肯接受，这样就截留到心而留结为积。所以推算出心之积“伏梁”多是在秋季庚辛日患病。

古人称脾之积症名叫“痞气”，多出现在胃脘部，像一个大盘子覆盖在胃脘部，久治不愈。患者感觉四肢困乏无力，甚或出现黄疸，全身异常消瘦。连岁不已，很难自愈。据有关规律推算，该病多在冬季壬癸日患病。为什么这么说呢？一般规律，肝有病必然要向脾传变，脾再向肾传变，肾到冬季恰好是旺季，旺季就不肯受邪，脾只好再传回去还于肝，肝也不肯接受，这样就截留到脾而留结为积。所以推算出脾之积“痞气”多是在冬季壬癸日患病。

古人称肺之积症名叫“息贲”，多出现在右胁下，像杯子那么大覆盖在右胁下，久治不愈。患者经常出现寒战高热，咳嗽喘满，肺部膨膨胀满。连岁不已，很难自愈。据有关规律推算，该病多在春季甲乙日患病。为什么这么说呢？一般规律，心有病必然要向肺传变，肺再向肝传变，肝到春季恰好是旺季，旺季就不肯受邪，肺只好再传回去还于心，心也不肯接受，这样就截留到肺而留结为积。所以推算出肺之积“息贲”多是在春甲乙日患病。

古人称肾之积症名叫“贲豚”，多出现在少腹部，并逐渐发展最后可能蔓延到心下，好像母猪怀了孕的肚子，或上或下无时，久治不愈。患者经常出现的症状是喘咳逆气里急，全身肌肉消瘦萎缩，没有一点气力。连岁不已，很难自愈。据有关规律推算，该病多在夏丙丁日患病。为什么这么说呢？一般规律，脾有病必然要向肾传变，肾再向肝心传变，心到夏季恰好是旺季，旺季就不肯受邪，肾只好再传回去还于脾，脾也不肯接受，这样就截留到肾而留结为积。所以推算出肾之积“贲豚”多是在夏丙丁日患病。

医学新观念评论

本篇以“五脏之积，以何月何日得之”为话题，运用藏象医学知识和运用脉诊穴位反应点理论，早在数千年前就创造了运用“阴阳五行”定律“分经、分脏腑”归纳法开展疾病预测规律和超前技术的研究。最早对心、肺、肝、脾肿瘤之类严重危害人类健康的疾病作出发病日期的科学分析论断，对当代医学临床研究和科学发展也具有一定参考价值。

五脏之积，涉及到肺心病、肝硬化、脾肿大、胃癌、结肠癌及多种消化道肿瘤等。从临床症状上看“贲豚”的症状是喘咳逆气里急，全身肌肉消瘦萎缩，没有一点气力；“息贲”经常出现寒战高热，咳嗽喘满，肺部膨膨胀满；“痞气”患者感觉四肢困乏无力，甚或出现黄疸，全身异常消瘦；“伏梁”经常出现烦心、心悸、气短等症状；“肥气”患者经常发生咳嗽气逆，有痞块，出现寒热症状。有经验的医生一定会认出它们在现在临床上应当是什么病了。判断它的发病根源对于治疗用药应有很大启发。

57. 古人对“泄泻症”是怎样运用藏象五行理论辨证和分析临床表现的?

五十七难曰:泄凡有几?皆有名不?

然:泄凡有五,其名不同。有胃泄,有脾泄,有大肠泄,有小肠泄,有大瘕泄,名曰后重。胃泄者,饮食不化,色黄。脾泄者,腹胀满,泄注,食即呕吐逆。大肠泄者,食已窘迫,大便色白,肠鸣切痛。小肠泄者,溲而便脓血,少腹痛。大瘕泄者,里急后重,数至圊而不能便,茎中痛。此五泄之要法也。

五十七难 文意直说

作者发问说,泄泻这种病分几类?都有各自的名称吗?

回答是:泄泻分五类,都有各自的名称,有胃泄,有脾泄,有大肠泄,有小肠泄,有大瘕泄。大瘕泄就是泄泻而且里急后重。它们的症状分别是:胃泄者,饮食不化,面色发黄;脾泄者,腹部胀满,泄下如注,食入即气逆呕吐;大肠泄者,食已即窘迫想拉大便,大便颜色灰白,泄泻肠鸣切痛;小肠泄者,小溲短少而大便混有脓血,少腹隐痛;大瘕泄者,即今天所谓的痢疾,里急后重,不停地想去厕所而大便不痛快,还有阴茎中痛的。

医学新观念评论

本篇以“泄泻分类”为话题,应用藏象理论解释了有关泄泻的辨证分型,是进一步阐述脉诊穴位诊断中结合五脏归纳法参合望、闻、问、切辨证施治的提纲,是对脏腑辨证临床应用的一种示范。

肠炎腹泻在临床非常多见,但今天对该病的认识不会是古人这样的仔细分析分别对待。同样的腹泻,临床症状完全不同,如果查体可能又有许多新鲜的科研资料出来,比如反应点体征不同处理方法完全不同。这就是到今天同样需要认真学习古文的道理。

58. 古人对"伤寒病"是怎样运用脉象和阴阳五行理论辨证和分析治疗结果的？

五十八难曰：伤寒有几？其脉有变不？

然：伤寒有五，有中风，有伤寒，有湿温，有热病，有温病，其所苦各不同。中风之脉，阳浮而滑，阴濡而弱；湿温之脉，阳濡而弱，阴小而急；伤寒之脉，阴阳俱盛而紧涩；热病之脉，阴阳俱浮，浮之而滑，沉之散涩；温病之脉，行在诸经，不知何经之动也，各随其经所在而取之。

伤寒有汗出而愈，下之而死者；有汗出而死，下之而愈者，何也？

然：阳虚阴盛，汗出而愈，下之即死；阳盛阴虚，汗出而死，下之而愈。

寒热之病，候之如何也？

然：皮寒热者，皮不可近席，毛发焦，鼻槁，不得汗；肌寒热者，肌痛，唇舌槁，无汗；骨寒热者，病无所安，汗注不休，齿本槁痛。

五十八难 文意直说

作者发问说，"伤寒"这种病有多少种类？它们的脉象有不同的变化吗？

回答是：有五种，有中风，有伤寒，有湿温，有热病，有温病。它们的临床表现各有不同。中风之伤寒有脉，阳浮而滑，阴濡而弱；湿温之脉，阳濡而弱，阴小而急；伤寒之脉，阴阳俱盛而紧涩；热病之脉，阴阳俱浮，浮之而滑，沉之散涩。温病之脉，病变已经影响到多条经络，不好判定是哪一条经脉所动，只有通过全面的脉诊查体才能确定。

作者再问：伤寒有汗出而痊愈的，如果用泻下药就会造成病情的加重。同样，伤寒有汗出而导致病危的，伤寒有用泻下法而治愈的，为什么呢？

回答是：因为它们的病变原因完全不同，所以遇到阳虚阴盛的患者汗出而愈，下之即死；遇到阳盛阴虚，汗出而死，下之而愈。

再问：请问处置这样一些寒热病变有什么依据和标准吗？

回答是：以反应经络穴位体征来衡量和判断，如果是皮肤层面的寒热病者，严重时连皮肤也不敢碰着床上的席。毛发干燥憔悴，鼻子干燥，不见出汗。如果是肌肤层面的寒热病变者，肌肉痛，嘴唇舌面干糙裂纹，不出汗。如果是骨的层面的寒热病变者，患者全身到处都有不舒服的地方，汗出淋漓不断，牙齿枯燥，还有牙根痛。

医学新观念评论

本篇是以“寒热之病，如何诊断”为话题，讲述为什么“阳虚阴盛，汗出而愈，下之即死；阳盛阴虚，汗出而死，下之而愈”的道理。是对“脉诊和穴位诊断”原理的又一次重点阐述。

外感疾病，种类繁多，有普通感冒，有时行季节性传染性呼吸道、肠道传染病，在中毒性肠道传染病方面有时不能随便用发汗法治疗，有时却可以使用汗法治疗；有时不能用攻下法，有时可以用攻下法。这都要根据脉象和反应经络穴位体征去判断。

59. 古人对“狂癫病”是怎样运用脉象辨证和临床表现分析病情的？

五十九难曰：狂癫之病，何以别之？

然：狂疾之始发，少卧而不饥，自高贤也，自辨智也，自倨贵也，妄笑，好歌乐，妄行不休是也。癫疾始发，意不乐，僵仆直视。其脉三部阴阳俱盛是也。

五十九难 文意直说

作者发问说，“狂癫”之病，怎样区别？

回答是：狂疾开始出现的症状是不能入睡，没有饥饿感，认为自己很高贵贤能，自己很聪明，自以为是，妄自发笑，好爱歌乐，狂妄行为发展到最后竟然会无有休止。而癫疾则不同，开始出现的症状是情绪很低落，闷闷不乐，有时身体好像很僵硬，倒在一边，双目直视。狂症的脉象寸关尺三部阴阳俱盛是狂症跟癫症的最大的区别。

医学新观念评论

本篇是以“狂癫之病如何脉诊结合临床表现进行诊断”为话题所做的一个示范。狂症的脉象寸关尺三部阴阳俱盛是狂症跟癫症的最大的区别。

精神疾病古有阴阳之分，狂者阳也，癫者阴也，特别是脉诊过程中发现狂症脉象寸关尺三部阴阳俱盛则是最本质的区别。

60. 古人对“头心厥痛”这些危险之病是怎样根据临床表现描述和分析病情的？

六十难曰：头心之病，有厥痛，有真痛，何谓也？

然：手三阳之脉，受风寒，伏留而不去者，则名厥头痛；入连在脑者，名真头痛。其五藏气相干，名厥心痛；其痛甚，但在心，手足青者，即名真心痛。其真头心痛者，旦发夕死，夕发旦死。

六十难 文意直说

作者发问说，头心之病，过去说有厥痛、有真痛，怎么去理解呢？

回答是：在脉诊查体中发现，手三阳之脉，感受风寒之后，伏留而不去，这样出现的头痛称之为“厥头痛”，如果所感受的风寒之邪循着经脉传变进入脑髓，出现了血管性或脑型头痛就称之“真头痛”。在心脏还有一种因五脏之气相干引起的更暴烈的疼痛，称之“厥心痛”。其疼痛不能忍受，但在心，手足青者，名叫“真心痛”。这两种真头心痛，都是相当危险的，最后由于五脏之气不相接续，会导致突然死亡。旦发夕死，夕发旦死。早上发病，不会到晚上；晚上发病，不会到第二天早上。

医学新观念评论

本篇是以“头心之病，有厥痛，有真痛”为话题，立足于通过脉诊到经络穴位诊断的解释，对“厥痛、真痛”这些危重疾病如何预防治疗提出的高深见解。

心脑血管疾病是造成死亡的主要原因，此处明确表示首先引起发病的原因是该病由于三阳之脉，感受风寒之后，伏留而不去导致长期头痛。但如果所感受的风寒之邪循着经脉传变进入脑髓，出现了血管性或脑型头痛就称之“真头痛”。在心脏还有一种因五脏之气相干引起的更暴烈的疼痛，称之“厥心痛”。其疼痛不能忍受，但在心，手足青者，名叫“真心痛”。这两种真头心痛，都是相当危险的，最后由于五脏之气不相接续，会导致突然死亡。旦发夕死，夕发旦死。早上发病，不会到晚上；晚上发病，不会到第二天早上。

61. 提倡四诊合参诊断的古代全经络脉诊查体医疗是怎样批评“独取寸口”的?

六十一难曰：经言望而知之谓之神，闻而知之谓之圣，问而知之谓之工，切脉而知之谓之巧。何谓也?

然：望而知之者，望见其五色，以知其病。闻而知之者，闻其五音，以别其病。问而知之者，问其所欲五味，以知其病所起所在也。切脉而知之者，诊其寸口，视其虚实，以知其病，病在何藏府也。经言以外知之曰圣，以内知之曰神，此之谓也。

六十一难 文意直说

作者发问说，过去常说，“望而知之谓之神，闻而知之谓之圣，问而知之谓之工，切脉而知之谓之巧”，这是什么意思呢?

回答是：望而知之者，望见其五色，以知其病；闻而知之者，闻其五音，以别其病；问而知之者，问其所欲五味，以知其病所起、所在；切脉而知之者，诊其寸口，视其虚实，以知其病，病在哪一个脏腑。所以古人反复强调说，通过寸口脉象诊察和问诊等得出的诊断还是不够全面，所以叫“圣”；通过全身性的经络穴位阴阳反应检查和声音气味闻诊等才是比较准确可靠的，所以称之为“神”。这就是古人为什么重视详细系统地查体医疗的道理。

医学新观念评论

本篇以“望而知之谓之神，闻而知之谓之圣，问而知之谓之工，切脉而知之谓之巧”为话题，强调了除脉诊之外，望诊观察全身反应经络穴位变化的重要。提示单独凭借某一种单一方法或者说单靠寸口脉诊难以对各种临床疾病作出正确诊断。

过去人们多数片面理解“望而知之谓之神”一句的含义，他们只是理解望是望面部气色，实际上古人在这里是想反复强调全身性的经络穴位阴阳反应检查的重要。这个色就是经络穴位上的微细色泽变化。作者有意批评一些人不要片面地炫耀“独取寸口”的神秘。这种观点是很明智的。

62. 古代全经络脉诊查体医疗是怎样解释“原点”和“三焦”这个皮肤器官的?

六十二难曰：藏井荥有五，府独有六者，何谓也?

然：府者，阳也。三焦行于诸阳，故置一俞，名曰原。所以府有六者，亦与三焦共一气也。

六十二难　文意直说

作者提问说，脏“井荥输经合”有五，腑独有“井荥输经合原”六者，这是什么道理？

回答是：肺者，阳也，主管一身之气。“三焦”号称“原气之别使”，代君主心包络行事，是三焦原气的主持，行于诸阳经脉之间。所以古人另列出一个“俞”，别称曰“原”。腑有六者，就是增加了“三焦”这个除了神经－体液调控系统之外的人体第二调控系统“原气之别使”来主管一身之气的道理。

医学新观念评论

本篇以“脏井荥有五，腑独有六”为话题，强调了古人对代表人体皮肤的这个“三焦”器官的高度重视。肺主皮毛，主管一身之气。“三焦”等同于肺，号称“原气之别使”，代君主心包络行事，行于诸阳经脉之间。“三焦”这个实际上代表了除神经－体液调控系统之外的人体第二调控系统。所以反复称“三焦”为“原气之别使”。

中医的数码医学思想显而易见，纵横都有数码符号相称。如果说“天以六为节，地以五为制”，这脏“井荥输经合”有五、腑独有“井荥输经合原”有六，正合大数。而作者反复强调的则是肺者，阳也，主管一身之气。“三焦”号称“原气之别使”，代君主心包络行事，是三焦原气的主持，行于诸阳经脉之间。所以古人另列出一个“俞”，别称曰“原”。腑有六者，就是增加了“三焦”这个除了神经－体液调控系统之外的人体第二调控系统“原气之别使”来主管一身之气的道理。

63. 确定医学数码标志的“井荥输经合”排列顺序根据“岁数始于春”的道理是什么?

六十三难曰:《十变》言，五藏六府荥合，皆以井为始者，何也?

然:井者，东方春也，万物之始生。诸蚑行喘息，蜎飞蠕动，当生之物，莫不以春生。故岁数始于春，日数始于甲，故以井为始也。

六十三难 文意直说

作者提问说，《十变》这本书曾说过，五脏六腑各有井荥输经合原，而且它们都以“井”为始者，是什么道理?

回答是:井，意味着四通八达的径路，此处“井”指纵横交错的经络穴位。井者，东方春也，万物之始生。诸蚑行喘息，蜎飞蠕动，当生之物，莫不以春生。故岁数始于春，日数始于甲，故以井为始也。

医学新观念评论

本篇以“五脏六腑荥合皆以井为始”为话题，阐述了藏象医学网络结构中医学数码的一些道理。“五输穴”不是简单的十二条经络的五个穴位，而是借此说明从指端向上排列的一个个节的符号，和分别竖的排列和横的排列的五行符号的分析。它所构成的网络结构就是中医数码医学理论的基础。

64. 标志医学数码的“井荥输经合”排列源于阴阳本身“刚柔相济”的道理是什么?

六十四难曰:《十变》又言，阴井木，阳井金;阴荥火，阳荥水;阴俞土，阳俞木;阴经金，阳经火;阴合水，阳合土。阴阳皆不同，其意何也?

然:是刚柔之事也。阴井乙木，阳井庚金。阳井庚，庚者，乙之刚也；阴井乙，乙者，庚之柔也。乙为木，故言阴井木也；庚为金，乃故言阳井金也。余皆仿此。

六十四难　文意直说

作者发问说，《十变》这本书上说到“阴井木，阳井金；阴荥火，阳荥水；阴俞土，阳俞木；阴经金，阳经火；阴合水，阳合土”，阴阳经五行符号排列的顺序都不同，这是什么意思呢？

回答是：这就是古人设立阴阳腧穴反应关系中最有趣味的刚柔始终相互结合的道理。看起来阴阳是对立的，其实是统一的。始终阳中有阴，阴中有阳。相生关系中让人看不见却其中存在着一方抵消另一方的关系，相反关系中相克反而存在着相互资助的关系。以大肠手阳明经和肺手太阴经指端的穴位符号命名为例，肺阴井乙木，大肠阳井庚金，阳井庚。庚者，乙之刚也，庚为金，所以称“阳井金”。阳井庚金对于阴井乙木存在着相互资助的关系。阴井乙，乙者，庚之柔也，乙为木，所以称“阴井木”。阴井乙木对于阳井庚金存在着一方抵消另一方的关系。这样排列下来，阴井木始终顺从着阳井庚金而能保持平衡和稳定。其他的经脉五输穴排列和命名也都是这样的道理。

医学新观念评论

本篇以“阴井木，阳井金；阴荥火，阳荥水；阴俞土，阳俞木；阴经金，阳经火；阴合水，阳合土”为话题，论述了古人设立阴阳腧穴反应关系中最有趣味的刚柔始终相互结合的道理。看起来阴阳是对立的，其实是统一的，阳中有阴，阴中有阳。相生关系中让人看不见却其中存在着一方抵消另一方的关系，相反关系中相克反而存在着相互资助的关系。

五输穴理论是藏象医学理论中最重要和最关键的篇章，这是早在五千年以前中国人的祖先在研究人体疾病规律方面巧妙推出网络数码理论的知识结晶。反应疾病的腧穴是否有规律可循，从网络数码编排程序上可见一斑。古人推出颈部肩部腧穴的经络排列位置，寓意网络数码本身就跟经络概念融为一体。在颈部，绕一圈总共是十二条经络，折量点分别用天突、人迎（水突）、扶突、天窗、风池、天柱、风府作标志。在四末，分别以肘膝以下到指趾末端六十六个穴位作为五个标准的定位标志。此处解释了"阳井庚，庚者，乙之刚也，庚为金"，所以称"阳井金"、"阴井乙，乙者，庚之柔也，乙为木"，所以称"阴井木"的命名道理。其他依此类推。

65. 标志医学数码源于"万物之始生"天体阴阳的"井荥输经合"排列有什么深层道理?

六十五难曰：经言所出为井，所入为合。其法奈何?

然：所出为井，井者，东方春也，万物之始生，故言所出为井也；所入为合，合者，北方冬也，阳气入藏，故言所入为合也。

六十五难 文意直说

作者发问说，前人已对肘膝以下五输穴的命名和排列顺序作出权威的法定的网络数码命名排列层面方面的严格规定，所谓"所出为井，所入为合"等，古人当时为什么要这样命名排列呢?

回答是：出入离合乃万物不变之定律。所出为井，井者，好比一年四季从春天开始，木者，意味着东方和春天到来，万物始生，所以说"所出为井"。所入为合，合者，好比一年四季的北方冬天到了，阳气入藏，所以说"所入为合"。

医学新观念评论

本篇以"所出为井，所入为合"为话题，论述了古人应用网络和医学数码技术对肘膝以下作出身体环形的和层面方面的五输穴的有序排列和科学命名的超前意识。

所谓"所出为井，所流为荥，所注为俞，所过为经，所入为合"句子描述并不重要，在此处作者重在说明它们寓意的普通含义跟世间任何事物都是相统一的。一个数码概念的确立，当然离不开普遍规律。从一到五，就寓意缩小了的一年四季从春到冬，以至于反复到无限。所以说医学数码概念，数之可十，推之可百，数之可千，推之可万，就是这个道理。

66. 标志医学数码的"井荥输经合"源于"脏输三焦之所行，气之所留止"有何道理？

六十六难曰：经言肺之原，出于太渊；心之原，出于大陵；肝之原，出于太冲；脾之原，出于太白；肾之原，出于太溪；少阴之原，出于兑骨；胆之原，出于丘墟；胃之原，出于冲阳；三焦之原，出于阳池；膀胱之原，出于京骨；大肠之原，出于合谷；小肠之原，出于腕骨。十二经皆以俞为原者，何也？

然：五藏俞者，三焦之所行，气之所留止也。

三焦所行之俞为原者，何也？

然：脐下肾间动气者，人之生命也，十二经之根本也，故名曰原。三焦者，原气之别使也，主通行三气，经历于五藏六府。原者，三焦之尊号也，故所止辄为原。五藏六府之有病者，皆取其原也。

六十六难　文意直说

作者发问说，古人明确规定说，肺之原，出于太渊；心之原，出于大陵；肝之原，出于太冲；脾之原，出于太白；肾之原，出于太溪；少阴之原，出于兑骨；胆之原，出于丘墟；胃之原，出于冲阳；三焦之原，出于阳池；膀胱之原，出于京骨；大肠之原，出于合谷；小肠之原，出于腕骨。十二经皆以输为原这是什么道理?

回答是：前面说过，五脏输这些反应经络穴位，是五脏之别使，是人体除了神经－体液调控系统之外人体又一调控系统。“三焦”这一名词成为这一调控系统之代表和代名词。“气之所留止”者，意思是都是反应内脏病变情况的腧穴。所以所有的“输”都可称之为“原”。

再问：“三焦所行之俞为原”是什么道理?

回答是：以前多次说过了，“三焦”这个脏器是虚拟的，好比“心包络”一样，都是虚拟出来一个脏器。心包络代表心脏这个君主之官。在藏象理论中代表了人体“神经－体液调控系统”这个“君主”的地位，“三焦”代表了人体“神经－体液调控系统”以外这个“臣使之官”的地位。因为它不是实质的脏器，所以称“脐下肾间动气”。所谓“脐下肾间动气”，关系着人体的生命，关系着十二经之根本，所以用“原”这个字眼来形容。所以古人再一次解释说，“三焦者，原气之别使也，主通行三气，经历于五脏六腑”，监理着和调控着人体五脏系统的整个功能。“原者，三焦之尊号也，故所止辄为原”。不论哪一个反应腧穴都有机会成为“原点”。所以《黄帝内经》指出，“五脏六腑之有病者，皆取其原”。

医学新观念评论

本篇以“肺之原，出于太渊；心之原，出于大陵；肝之原，出于太冲；脾之原，出于太白；肾之原，出于太溪；少阴之原，出于兑骨；胆之原，出于丘墟；胃之原，出于冲阳；三焦之原，出于阳池；膀胱之原，出于京骨；大肠之原，出于合谷；小肠之原，出于腕骨”为话题，解释了“三焦”这个脏器是“虚拟”的本来面目，它同“心包络”一样，都是虚拟出来一个脏器。心包络代表心脏这个君主之官，在藏象理论中代表了人体“神经－体液调控系统”这个“君主”的地位。“三焦”代表了人体

"神经-体液调控系统"以外这个"臣使之官"的地位。因为"三焦"这个脏器不是实质的脏器，所以称"脐下肾间动气"。作者并再一次揭示了"三焦"这个所谓的"脐下肾间动气"，它关系着人体的生命，关系着十二经之根本的重要作用，所以用"原"这个字眼来形容。"三焦者，原气之别使也，主通行三气，经历于五脏六腑"。监理着和调控着人体五脏系统的整个功能。"原者，三焦之尊号也，故所止辄为原"。不论哪一个反应腧穴都有机会成为"原点"。所以《灵枢·九针十二原》指出，"五脏六腑之有疾病者，皆取其原"。

67. 说明藏象经络反应规律又一补充理论"五脏募皆在阴俞皆在阳"的道理是什么？

六十七难曰：五藏募皆在阴，而俞皆在阳者，何谓也？

然：阴病行阳，阳病行阴。故令募在阴，俞在阳。

六十七难　文意直说

作者提问说，在藏象理论中，经络穴位是理论框架，它规定了许多概念，其中有一条，"五脏募皆在阴，而俞皆在阳"是什么道理？

回答是：前人从最简单的临床实践中发现，属于阴的脏病往往反应腧穴恰恰在属于阳的背部和阳经穴位上，属于阳的腑病往往反应腧穴恰恰在属于阴的腹部和阴经穴位上。根据这一规律，在设置理论框架时，就规定"募穴"设在"阴"而"俞穴"设在"阳"。

医学新观念评论

本篇以"五脏募皆在阴，而俞皆在阳"为话题，来说明"募穴"设在"阴"而"俞穴"设在"阳"这一涉及藏象理论和经络穴位理论框架的问题。因为属于阴的脏病往往反应腧穴恰恰在属于阳的背部和阳经穴位上，属于阳的腑病往往反应腧穴恰恰在属于阴的腹部和阴经穴位上。所以规定“募穴”设在“阴”而“俞穴”设在“阳”。

“募穴”设在“阴”而“俞穴”设在“阳”这篇文章用一个比较简单的例子说明的经络腧穴理论形成的基本原则就是实践基础，所以经络成为藏象理论的基本框架和说理工具，这一点必须明确。

68. 说明藏象经络反应中五脏六腑“井荥输经合”所主病有哪些环形的规律？

六十八难曰：五藏六府，皆有井荥俞经合，皆何所主？

然：经言所出为井，所流为荥，所注为俞，所行为经，所入为合。井主心下满，荥主身热，俞主体重节痛，经主喘咳寒热，合主逆气而泄。此五藏六府井、荥、俞、经、合所主病也。

六十八难 文意直说

作者提问说，前人给五脏六腑腧穴反应系统皆安排了“井荥输经合”体环纵横网络层面规定，它们在主治方面有一个什么样的普遍规律？

回答是：五输穴理论中的“所出为井，所流为荥，所注为输，所行为经，所入为合”，介绍和揭示了人体经络网络数码概念初具雏形前，古人已经在人体环形阶段性主治功能方面积累了大量丰富的经验。归纳起来，基本规律是：井穴主要反应心下这一部位一些胀满的病变，荥穴主要反应身体各部位发热这一些病变，输穴主要反应身体各部位沉重疼痛这一些病变，经穴主要反应喘咳寒热这一些病变，合穴主要反应气机逆乱以及肠炎泄泻这一些病变。

以上是古人在实践中逐渐完善和总结出来的有关五脏六腑

“井荥输经合”环形特征的疾病反应的一些规律。

医学新观念评论

本篇以“井荥输经合”来说明身体环形和纵横层面方面“所出为井，所流为荥，所注为输，所行为经，所入为合”以及在主治和身体疾病环形反应特征方面的一些规律。

“井荥输经合”环形特征的疾病反应规律又称“体环”纵横网络层面规律，是藏象经络网络数码符号编排的重要情报资料，希望学者认真阅读领会。

69. 对针刺虚实补泻常遇到的三种情况和“虚者补其母、实者泻其子”的解释是什么？

六十九难曰：经言虚者补之；实者泻之；不实不虚，以经取之。何谓也？

然：虚者补其母，实者泻其子，当先补之，然后泻之。不实不虚，以经取之者，是正经自生病，不中他邪也，当自取其经，故言以经取之。

六十九难　文意直说

作者发问说，古人总结说，“虚者补之，实者泻之，不实不虚，以经取之”，这是怎么回事？

回答是：一般情况下出现的病变特征跟反应穴位恰好是一个三角关系，反应虚的穴位多不是理想调节部位，而前一个五行的藏象符号所代表的反应部位才是该调节的部位。这种关系一般表述时就叫“虚者补其母”。同样也有某种情况下反应实的穴位不一定是理想调节部位，而后一个五行的藏象符号所代表的反应部位才是该调节的部位。这种关系一般表述时就叫“实者泻其子”。如果遇到的只是虚的反应穴位，没有实的反应穴位就应当先补之然后泻之。如果以上这些情况都不十分明显，经过检查没有发现很明显的反应部位，也就是“不实不虚”，就不要刻意去找“盛”和“虚”的部位去调节，可以直接在这个病变的部位上取穴治疗。这就是“以经取之”。当然这句话还有一层意思，就是说对正经自病，没有找到明显的病邪侵入造成的反应，就应当单独取本经相关穴位治疗。这就是所谓的“以经取之”。

医学新观念评论

本篇以“虚者补之，实者泻之，不实不虚，以经取之”为话题，来说明“虚者补之，实者泻之”就是按照中医查体检查发现的反应穴位来进行补和泻的调节。如果经过检查没有发现很明显的反应部位，也就是“不实不虚”，就不要刻意去找“盛”和“虚”的部位去调节，可以直接在这个病变的部位上取穴治疗。

这篇文章可以说明许多问题，一个是肯定了每次治疗都要立足调节不平衡部位，接下来就是要找到不平衡部位，就一定要详细地进行经络体征检查，通过检查发现反应腧穴。第二个是古人所谈治则治法都是建立在具有反应腧穴的前提下，如果不具备这样一些反应腧穴，自然不可以无端地去装模作样搞什么针刺手法。第三个是不管治则治法怎么说，“虚者补之，实者泻之，不实不虚，以经取之”，只要详细地做过检查，把握住依据反应腧穴体征这个纲，之后进行的治疗和调节就会都是符合经旨的。

70. 针刺补泻手法中必须把握住随体表阳气升降而改变针刺深浅手法的技术?

七十难曰：春夏刺浅，秋冬刺深者，何谓也?

然：春夏者，阳气在上，人气亦在上，故当浅取之；秋冬者，阳气在下，人气亦在下，故当深取之。

春夏各致一阴，秋冬各致一阳者，何谓也?

然：春夏温，必致一阴者，初下针，沉之至肾肝之部，得气，引持之阴也。秋冬寒，必致一阳者，初内针，浅而浮之至心肺之部，得气，推内之阳也。是谓春夏必致一阴，秋冬必致一阳。

七十难　文意直说

作者发问说，在历代有关针刺手法的论述中，经常讲到“春夏刺浅、秋冬刺深”，请问这是什么意思？

回答是：这个问题牵扯到一个人体生物钟规律和宇宙大磁场密切相关的复杂问题。地球自转到了春夏季节的时候，磁场的极象发生了变化，阳气在上，人气也相应的在上，针刺要随时把握住一个气场，所以还是同样的穴位就应当刺浅一点。地球自转到了秋冬季节的时候，磁场的极象同样发生了变化，阳气在下，人气也相应的在下。针刺同样要注意把握住一个气场，所以还是同样的穴位就应当刺深一点。

再问：在针刺操作诸多要领方面，还有一种说法，“春夏各致一阴、秋冬各致一阳”，这是什么意思？

回答是：在针刺操作方面，很讲究“得气”，调气是在施行补泻之先，虽然在春夏季节阳气在上应刺浅，但“必致一阴”要带一个泻的动作。初下针进入浅层，紧接着要深入到深层，有了“得气”感觉以后，必须很快将针起出；虽然在秋冬季节阳气在下应刺深，但“必致一阳者”要带一个补的动作，初下针应从浅层心肺之部开始，有了“得气”的感觉以后，必须再深入到肾肝之部，然后出针。

医学新观念评论

本篇以“春夏刺浅、秋冬刺深”为话题，来说明在刺法操作上，地球自转到了春夏季节的时候，磁场的极象发生了变化，阳气在上，人气也相应的在上，针刺要随时把握住一个气场，所以还是同样的穴位就应当刺浅一点。地球自转到了秋冬季节的时候，磁场的极象同样发生了变化，阳气在下，人气也相应的在下，针刺同样要注意把握住一个气场，所以还是同样的穴位就应当刺深一点。

针刺补泻很讲究手法快慢，虽然在春夏季节阳气在上应刺浅，但“必致一阴”要带一个泻的动作；虽然在秋冬季节阳气在下应刺深，但“必致一阳者”要带一个补的动作。

71. 古代的微型手术刺法关于“刺荣无伤卫、刺卫无伤荣”的具体手法操作是怎样的？

七十一难曰：经言刺荣无伤卫，刺卫无伤荣，何谓也？

然：针阳者，卧针而刺之；刺阴者，先以左手摄按所针荥俞之处，气散乃内针。是谓刺荣无伤卫，刺卫无伤荣。

七十一难 文意直说

作者提问说，过去刺法上讲，“刺荣无伤卫、刺卫无伤荣”，这是什么意思？

回答是：如果针刺病变过程中这个称之为“阳”的出现在皮肤表面的怒张的静脉血管，多采用横向卧针斜刺的方法。如果针刺病变过程中这个称之为“阴”的这个反应穴位中感觉传导最敏感的部位，操作前应先以左手摄按所针荥俞之处，待气散再进针。这种针对特殊情况设置的特殊手法就叫“刺荣无伤卫、刺卫无伤荣”。

医学新观念评论 本篇以“刺荣无伤卫、刺卫无伤荣”为话题，来说明在刺法操作上，如果针刺病变过程中这个出现在皮肤表面的怒张的静脉血管，多采用横向卧针斜刺的方法。如果针刺病变过程中这个反应穴位中感觉传导最敏感的部位，操作前应先以左手摄按所针荥输之处，待气散再进针。

“荣”与“营”通，在过去指的是在病变过程中出现在皮肤表面的怒张的静脉血管。“卫”就是“卫气”，在过去一般认为反应穴位中有一种感觉传导最敏感的物质。古代常常以为针刺过程中称“营”的皮肤表面怒张的静脉血管就是静脉，针刺过程中的敏感反应穴位中感觉传导最敏感的称“卫”的物质就是神经，错误地将营与卫跟当今医学界所称的动脉与静脉相提并论。其实针刺过程中的营与卫和当今医学界所称的动脉和静脉根本不是一回事。在针刺中凸现的怒张的静脉血管或许以前就没有而是当时突然出现的，或许以前有并不怒张。在针刺中发现的敏感反应穴位中感觉传导最敏感的或许以前就没有而是当时突然出现的，或许敏感点就在神经传导分布部位上以前有并不敏感。这是值得注意的。

72. 古代的微型手术刺法按穴位体征“迎随”施术“必在阴阳”的手法操作是怎样的？

七十二难曰：经言能知迎随之气，可令调之；调气之方，必在阴阳，何谓也？

然：所谓迎随者，知荣卫之流行，经脉之往来也。随其逆顺而取之，故曰迎随。调气之方，必在阴阳者，知其内外表里，随其阴阳而调之，故曰调气之方，必在阴阳。

七十二难　文意直说

作者发问说，刺法上说，“能知迎随之气，可令调之”；“调气之方，必在阴阳”，该如何理解呢？

回答是：所谓“能知迎随之气，可令调之”，就是说在刺法操作上，要了解人体存在“生物电”这个自身规律，把握好手法，才能取得最好的疗效。所谓“迎随”者，就是掌握住人体磁场有一定方向性这个规律，针对病邪反映出来的阴阳体征和逆顺关系而采取相应的治疗方法。这就是所谓的“迎随”。所谓

"调气之方、必在阴阳"者，就是要十分了解和掌握好反应穴位上的"内外阴阳"、"表里阴阳"之间的阴阳变化，随其阴阳而调之。这就是"调气之方、必在阴阳"的含义。

医学新观念评论

本篇以"能知迎随之气，可令调之"、"调气之方，必在阴阳"为话题，来说明在刺法操作上，要了解人体存在"生物电"这个自身规律，把握好手法，才能取得好的疗效。所谓"迎随"者，就是掌握住人体磁场有一定方向性这个规律，针对病邪反映出来的阴阳体征和逆顺关系而采取相应的治疗方法。

"迎随补泻"一个来自血管中血液流行循环的走向，一个来自病变过程中反应穴位极其敏感的时候穴位局部表现出的有磁场效应的左右旋转方向的不同。所以，也可理解为顺势刺法，临床上具有重要参考价值。

73. 古代微型手术刺法按穴位反应"联网"施术"刺井以荥泻"的手法操作是怎样的?

七十三难曰：诸井者，肌肉浅薄，气少，不足使也，刺之奈何?

然：诸井者，木也；荥者，火也。火者，木之子，当刺井者，以荥泻之，故经言补者不可以为泻，泻者不可以为补。此之谓也。

七十三难 文意直说

作者发问说，在针刺操作中，遇到刺井穴的时候，肌肉浅薄，气少，有时感觉刺的力量很小，达不到强烈的感觉，还有什么补充的办法吗?

回答是：按古人的话说，诸井者，木也，荥者，火也；火者，木之子，当刺井者，以荥泻之。也就是说还可以借数码网络五行层面的关系加以操作弥补。但一定要记住，如果是需要补就不可以为泻，如果是需要泻就不可以为补，这个大原则不能变。

医学新观念评论

本篇以“当刺井者，以荥泻之”为话题，来说明针刺手法方面的一些独特技术。本文交代了一个值得思考的问题，如果说懂得经气分布有节段规律，万一遇到局部针刺条件不够，还可以另设一套办法，选择相临近的五行规律中相关联的穴位代替治疗。

74. 微型手术刺法按穴位反应“联网”掌握五脏“系于春夏秋冬”的手法操作是怎样的？

七十四难曰：经言春刺井，夏刺荥，季夏刺俞，秋刺经，冬刺合者，何谓也？

然：春刺井者，邪在肝；夏刺荥者，邪在心；季夏刺俞者，邪在脾；秋刺经者，邪在肺；冬刺合者，邪在肾。

其肝、心、脾、肺、肾，而系于春、夏、秋、冬者，何也？

然：五藏一病，辄有五也。假令肝病，色青者肝也，臊臭者肝也，喜酸者肝也，喜呼者肝也，喜泣者肝也。其病众多，不可尽言也。四时有数，而并系于春、夏、秋、冬者也。针之要妙，在于秋毫者也。

七十四难　文意直说

作者发问说，刺法上说，“春刺井，夏刺荥，季夏刺俞，秋刺经，冬刺合”，这是怎么回事？

回答是：春天刺井穴者，意味着病邪反应到肝的反应穴位；夏天刺荥穴者，意味着病邪反应到心的反应穴位；刺者季夏刺输穴者，意味着病邪反应到脾的反应穴位；秋天刺经穴者，意味着病邪反应到肺的反应穴位；冬天刺合穴者，意味着病邪反应到肾的反应穴位。在春夏秋冬四季随着阳气变化针刺部位也要随着变化。因为这是穴位反应规律中的一般规律。

再问：其“肝、心、脾、肺、肾”而系于“春、夏、秋、冬”者，都有哪些表现?

回答是：每一个脏器五当患病以后，一定会有“色臭味声液”多方面特征表现出来。举例说，对于肝病的判断：可以从“色青者肝，臊臭者肝，喜酸者肝，喜呼者肝，喜泣者肝”等等几方面作出判断。当然类似的病状还很多，不能一一陈述。四时变化是有大数的，表现为跟春夏秋冬四季变化密切相关。针刺方法只要掌握住反应点这些各式各样的临床反应规律，按法施治，疗效就会非常好。所以说“针之要妙，在于秋毫”，在于把握住反应点这些各式各样的临床反应规律就可以了。

医学新观念评论

本篇以“春刺井，夏刺荥，季夏刺俞，秋刺经，冬刺合”为话题，来说明针刺手法方面的一些原则。春天刺井穴者，意味着病邪反应到肝的反应穴位；夏天刺荥穴者，意味着病邪反应到心的反应穴位；季夏刺输穴者，意味着病邪反应到脾的反应穴位；秋天刺经穴者，意味着病邪反应到肺的反应穴位；冬天刺合穴者，意味着病邪反应到肾的反应穴位。在春夏秋冬四季随着阳气变化针刺部位也要随着变化。

这段教诲其实交代了一个非常简单的道理，针刺方法只要掌握住反应点这些各式各样的临床反应规律，按法施治，疗效就会非常好。“春刺井，夏刺荥，季夏刺俞，秋刺经，冬刺合”，春夏秋冬四季随着阳气变化针刺部位也要随着变化，“针之要妙，在于秋毫”，在于把握住反应点这些各式各样的临床反应规律就可以了。

75. 微型手术刺法按照穴位反应掌握五行虚实“泻南补北”的手法操作要领是什么?

七十五难曰：经言东方实，西方虚，泻南方，补北方，何谓也?

然：金、木、水、火、土，当更相平。东方木也，西方金也。木欲实，金当平之；火欲实，水当平之；土欲实，木当平之；金欲实，火当平之；水欲实，土当平之。东方肝也，则知肝实；西方肺也，则知肺虚。泻南方火，补北方水。南方火，火者，木之子也；北方水，水者，木之母也。水胜火，子能令母实，母能令子虚，故泻火补水，欲令金得平木也。经曰：不能治其虚，何问其余。此之谓也。

七十五难　文意直说

作者提问说，刺法上经常说，“东方实，西方虚，泻南方，补北方”，这是什么意思?

回答是：这里是要交代一个很重要的基础理论问题。所谓“金木水火土”，它们都是独立的符号，代表了五脏在体表的反应经络穴位这些在网络密集状态下相互反应相互调节的演算符号。在它们之间没有高低贵贱之分。它们之间必须相互保持一个平衡才对。比如“东方木与西方金”的处理关系，木如果要实，就要从金这个方面进行调整，才能保持平衡。依此类推，火欲实，水当平之。要从水这个方面进行调整，才能保持平衡。土欲实，木当平之。要从木这个方面进行调整，才能保持平衡。金欲实，火当平之。要从火这个方面进行调整，才能保持平衡。水欲实，当平之。要从土这个方面进行调整，才能保持平衡。在五行之间，如果首先发现了东方肝木这个方位的反应点，就可以推测知道其反应的符号代表“肝实”。接下来再进一步分析西方肺金，结论必然是肺金虚。再接下来，到决定处置方法的时候了，按法就应当泻南方心火，补北方肾水。要对这样一个推算方法的道理加以说明，完全借用了先人“阴阳五行”数码医学推算规律。南方火，火者，木之子也；北方水，水者，木之母也。水胜火，子能令母实，母能令子虚，故泻火补水，最后才能从金达到补充木的目的。所以过去曾留有一句名言："不能治其虚，何问其余。"一个医生连治虚的简单道理都不懂，还谈得上治其他更严重的病！

医学新观念评论

本篇以"东方实，西方虚，泻南方，补北方"为话题，来说明针刺手法方面的一些原则。"木如果要实，就要从金这个方面进行调整，才能保持平衡"。并依此类推，"火欲实，水当平之。要从水这个方面进行调整，才能保持平衡。土欲实，木当平之。要从木这个方面进行调整，才能保持平衡。金欲实，火当平之。要从火这个方面进行调整，才能保持平衡。水欲实，当平之。要从土这个方面进行调整，才能保持平衡"。

很多经典著作谈论到"东方实、西方虚，泻南方、补北方"这个概念，其实这是最基本的五行推算规律，因为只要确立了一个肝木实的线索，其余的就可以推算出来。在五行之间，如果首先发现了东方肝木这个方位的反应点，就可以推测知道其反应的符号代表"肝实"。接下来再进一步分析西方肺金，结论必然是肺金虚。再接下来，到决定处置方法的时候了，按法就应当泻南方心火，补北方肾水。道理就是：南方火，火者，木之子也；北方水，水者，木之母也。水胜火，子能令母实，母能令子虚，故泻火补水，最后才能从金达到补充木的目的。如果要对这样一个推算方法加以说明，道理在于操作者完全借用了先人"阴阳五行"数码医学推算规律，才有如此科学的诊断治疗方法。

76. 微型手术刺法掌握穴位浅深层次规律"疏通"阴阳表里有哪些原则性的手法操作？

七十六难曰：何谓补泻？当补之时，何所取气，当泻时，何所置气？

然：当补之时，从卫取气；当泻之时，从荣置气。其阳气不足，阴气有余，当先补其阳，而后泻其阴；阴气不足，阳气有余，当先补其阴，而后泻其阳。荣卫通行，此其要也。

七十六难　文意直说

作者发问说，什么叫补泻？当补之时，从哪里候气？当泻时，从哪里置气？

回答是：按照经络反应规律，遇到当补之时，应从卫部浅层取气，让它得气；遇到当泻之时，应从荣深层置气，让它得气。也就是说，前者，其阳气不足，阴气有余，当先补其阳，而后泻其阴；后者，阴气不足，阳气有余，当先补其阴，而后泻其阳。要让表里内外荣卫之气得到疏通，这就是最基本的要求。

医学新观念评论

本篇以针法“补泻”为话题来说明“当补之时，应从卫部浅层取气，让它得气；当泻之时，应从营部深层置气，让它得气”作出的原则性要求。

什么叫补泻？补泻就是能使反应腧穴表里内外荣卫之气得到疏通的技术方法。具体来讲，按照经络反应规律，遇到当补之时，应从卫部浅层取气，让它得气；遇到当泻之时，应从荣深层置气，让它得气。也就是说，前者，其阳气不足，阴气有余，当先补其阳，而后泻其阴；后者，阴气不足，阳气有余，当先补其阴，而后泻其阳。要让表里内外荣卫之气得到疏通，这就是最基本的要求。

77. 怎样解释“上工治未病、中工治已病”，见肝之病、不晓相传，一心治肝的道理？

七十七难曰：经言上工治未病，中工治已病者，何谓也？

然：所谓治未病者，见肝之病，则知肝当传之于脾，故先实其脾气，无令得受肝之邪，故曰治未病焉。中工者，见肝之病，不晓相传，但一心治肝，故曰治已病也。

七十七难 文意直说

作者发问说，前人曾说“上工治未病、中工治已病”，这是什么意思？

回答是：所谓上工，就是技术高超的医生。所谓“治未病”，就是说通过脉诊检查发现了属于肝的脉象（包括虚的反应腧穴），这就是“见肝之病”。如果是一个很有经验的医生，自然就会想到用补脾的药物治疗。因为查体时往往也能发现这样一些现象，如果出现了肝的脉象经检查发现反应点一定会在脾经或脾的反应部位上，治疗就应当立即取脾的反应腧穴进行。这就称之“当传之于脾”。前人之所以这样做，是基于长期的实践经验积累，并从中找到了这样一个称之为“相传”的理论。临床实践发现，当脾穴补实以后，肝的脉象就会随之改变。这种关系就叫“无令得受肝之邪”，一般称之为“治未病”。中工者，技术差的医生，看见肝的脉象，不晓相传，以为应当用肝经药，一心治肝，结果效果不好。对这种做法一般也就称之为“治已病”。

医学新观念评论

本篇以“上工治未病、中工治已病”为话题来说明“中工”看见肝的脉象，不晓相传，以为应当用肝经药，一心治肝，结果效果不好。“上工治未病”，看见肝的脉象，知晓相传，就用脾经药“实脾气”，这样才会取得满意疗效。“治未病”有多层含义，但此处是在讲脉象理论和穴位反应规律的，以往有许多理解上的错误。作者本意是说明像中工这样的技术差的医生，看见肝的脉象，不晓相传，以为应当用肝经药，一心治肝，结果效果不好。但更重要的是，在脉诊过程中所有的治则治法中涉及到脉象的都要记住“相传”这个教训。

78. 怎样解释“针有补泻”两手配合“非必呼吸出内针”的道理？

七十八难曰：针有补泻，何谓也？

然：补泻之法，非必呼吸出内针也。知为针者，信其左；不知为针者，信其右。当刺之时，先以左手厌按所针荥俞之处，弹而努之，爪而下之，其气之来，如动脉之状，顺针而刺之。得气，因推而内之，是谓补；动而伸之，是谓泻。不得气，乃与男外女内；不得气，是为十死不治也。

七十八难　文意直说

作者提问说，你能说说“针有补泻”是什么意思？

回答是：针刺的补泻不是一个独立的概念，补泻的方法和得到的后期效果是多方面的。所以常说“非必呼吸出内针也”。大概在操作上需要两手密切配合，通过施治前的各项准备工作才能使针刺发挥最佳的疗效。所以有一句话说得好：“知为针者信其左，不知为针者信其右。”所以要求针刺之前，先以左手循扪按压所针荥输之处，弹而努之，爪而下之，其气之来，如动脉之状，顺势针刺之。当针刺快结束了，随着得气感觉的出现，赶快向内推而按之一下，这就是“补”；随着得气感觉的出现，赶快向外动一下，这就是“泻”。如果始终感觉不到得气感觉，还可以按普通处置方法，男的赶快向外动一下，女的赶快向内推而按之一下，意味着“男泻女补”。事实上如果反复针刺操作仍不得气，恐怕说明病情较重应谨慎处置。

医学新观念评论

本篇以“针有补泻”为话题来说明针刺手法操作上需要两手密切配合而作出的谆谆教诲。否认针刺补泻和炫耀针刺补泻都不大合适，因为在反应穴位上必须借助手法爪切弹扪循才能促进实现针刺补泻的愿望。这是历代医家不传之秘。

79. 手术刺法按照穴位反应“实与虚，牢濡之意”的虚实补泻怎样操作？

七十九难曰：经言迎而夺之，安得无虚？随而济之，安得无实？虚之与实，若得若失；实之与虚，若有若无。何谓也？

然：迎而夺之者，泻其子也；随而济之者，补其母也。假令心病，泻手心主俞，是谓迎而夺之者也；补手心主井，是谓随而济之者也。所谓实之与虚者，牢濡之意也。气来实牢者为得，濡虚者为失，故曰若得若失也。

七十九难　文意直说

作者提问说，刺法上说，“迎而夺之，安得无虚，随而济之，安得无实。虚之与实，若得若失；实之与虚，若有若无”，你能作出解释吗？

回答是：古人文字中的“迎”与“随”，主要是想说明按照经络“网络数码”五行“子母补泻”关系取穴治疗（虚则补其母，实则泻其子）可以取得“若得”、“若失”的治疗效果。所谓“迎而夺之”者，泻其子也；“随而济之”者，补其母也。举例来说，比如心病，取大陵穴泻手心主的“输穴”，就是“迎而夺之”；取中冲穴补手心主的“井穴”，就是“随而济之”。为了在临床上让人们切实理解补与泻的含义，古人明确提出了“所谓实之与虚”者，也就是“牢”和“濡”的意思。如果操作时针刺手法和取穴得当，补的时候就会有“气来实牢”的感觉，这就叫“得”；泻的时候就会有“气来濡虚”的感觉，这就叫“失”。正因这样，所以才有“若得”、“若失”的感觉。

医学新观念评论

本篇是为了说明迎随补泻的含义所作的谆谆教诲。古人文字中的“迎”与“随”，主要是想说明按照经络“网络数码”五行“子母补泻”关系取穴治疗（虚则补其母，实则泻其子）可以取得“若得”、“若失”的治疗效果。补的时候就会有“气来实牢”的感觉，这就叫“得”；泻的时候就会有“气来濡虚”的感觉，这就叫“失”。所以取穴得当和掌握了适当的针刺手法，针刺后就会有“若得”、“若失”这样的感觉。

80. 手术刺法按照穴位反应“实与虚”的补泻标志两手配合操作的论述是怎样的?

八十难曰：经言有见如入，有见如出者，何谓也?

然：所谓有见如入、有见如出者，谓左手见气来至，乃内针，针入见气尽，乃出针。是谓有见如入，有见如出也。

八十难　文意直说

作者发问说，刺法上讲，“有见如入，有见如出”者，是什么意思?

回答是：刺法在古代深受重视，手法演练，十分精良。所谓“有见如入”，是说通过切掐循扪按，左手配合右手，当感觉到有气来至时，再开始针刺；所谓“有见如出”，是说左手配合右手，当针下气至或有轻松的感觉时，才能出针。这就是所谓的“有见如入，有见如出”。

医学新观念评论

本篇是为了强调针刺手法训练必须精良所作的谆谆教诲。针刺治病是高级治病方法，不是草率地随意扎下去，一针了事。刺法在古代深受重视，手法演练，十分精良。所谓“有见如入”，是说通过切掐循扪按，左手配合右手，当感觉到有气来至时，再开始针刺；所谓“有见如出”，是说左手配合右手，当针下气至或有轻松的感觉时，才能出针。这就是所谓的“有见如入，有见如出”。

81. 强调手术刺法补泻按照穴位反应“实与虚”的标志必须严格掌握都有哪些教训？

八十一难曰：经言无实实，无虚虚，损不足而益有余。是寸口脉耶？将病自有虚实耶？其损益奈何？

然：是病，非谓寸口脉也。谓病自有虚实也。假令肝实而肺虚，肝者木也，肺者金也，金木当更相平，当知金平木。假令肺实而肝虚，微少气，用针不补其肝，而反重实其肺，故曰实实虚虚，损不足而益有余。此者中工之所害也。

八十一难　文意直说

作者发问说，刺法上经常讲，“无实实虚虚，损不足而益有余”。这是针对“寸口脉”还是针对检查发现的反应穴位？另外还问：这种“损益”意味着什么？

回答是：这是针对检查发现的反应穴位这个“病”，而不是针对“寸口脉”。也就是说，在疾病中出现的反应穴位本身就有这种“虚实”的表现。举例来说，如果是一个“肝实而肺虚”的病人，肝者木也，肺者金也，“金木当更相平”，需要通过补“金”来“平调”这个“木”。如果说“肺实而肝虚”，肺可能只是“微微少气”，用针者不补其“肝”，反而“重实其肺”补肺。这就叫“实实虚虚”，使实的更实，虚的更虚。也就是“损不足而益有余”，让不足的更不足，有余的更有余。这些都是由于技术过差导致的。

医学新观念评论

本篇是阐述脉象用于监控腧穴反应的最重要的篇章。针对针刺手法失当作者立文揭示了穴位与脉象的密切关系。

脉象与反应穴位诊断自古是连在一起的，合起来叫中医查体。但往往有人会独取寸口而遗弃反应穴位检查诊断。本章节以简单的道理单从反应穴位上让人一目了然地看到对“肺实而肝虚”处置的失误和教训。用针者不补其“肝”反“重实其肺”补肺，使肺实的更实，肝虚的更虚。这就是所谓的“损不足而益有余”。让不足的更不足，有余的更有余。这些都是由于技术过差导致的。

第二编 《难经》学习与中医创新

为什么初学中医要从《难经》开始学习？因为最早的中医教材就是《黄帝内经》，然而《黄帝内经》一书中有许多篇章又非常深奥，所以后人设想撰著一篇专门推荐《黄帝内经》医学思想和深层含义的文章，以便学习和理解《黄帝内经》的深刻寓意。这就是《难经》一书成书的时代背景。在现存医学古籍中《难经》是保存最完整的经典著作之一。《难经》设问答之词，答疑解惑，深刻揭示了中医用药用穴位治病的机理。在对疾病本质认识方面，充分展示出了古代中国人的智慧。就目前来说，医疗技术越来越显得珍贵，中西医都需要向对方学习。学习古籍，挖掘中医深层原理，弘扬中医之学，就国家发展来说，不但对中医人员重要，对西医人员也同样重要。

有人说，现在西医的医疗技术已非常先进，还用得着读古人的书吗？事实上，在医学和生命科学这个殿堂中，统一的病情几乎没有。古代的中医，个性化服务，望闻问切，全面诊察，可以通过事先设计好的经络数码理论知识，预测预报和事先判断生死吉凶。另外医学是强调整体功能整合的，要注意后果。如果见一个病，立一个法，分一个科，零敲碎打，生命是不会长久的。《难经》作者教诲后人，除了要不断提高临床疗效外，更重要的是要更安全而有效。

现在大部分人凭借手里掌握着现代科学技术方面一些高超的诊断仪器，就认为医疗水平至高无上，能解决一切问题。其实，西医多数检查只能发现暂时的已经形成的疾病的病灶，而病情是在不断变化发展中。小觑中医脉诊检查，难以通过反应穴位监控病情。特别是诊断结果不能提供怎么治的问题，不能为临床特别是中医临床提供如何辨证论治的问题。关键的时候会让医生迷失方向。

在《扁鹊医道》一书中，有这样一段话："某些单一穴位与某些单一中药在治病规律方面是可以相通的。一组穴位与一组中药在治病规律方面也是相通的。这就是使用中药要掌握'归经、七情合和'的道理。"这段话主要讲述了中医发源于人们对腧穴经络的高度认识，也讲了开展《难经》学习与中医改革的必要性和重要性。

在人们普遍的印象中，药物才是治病的主体，对穴位治疗不感兴趣。但由于后世很少留意对于《黄帝内经》《难经》这些经典的学习，在研究用药规律上后世逐渐改变了古人的用药原则。抄方治病的经验论的"方治"思想逐渐占了上风，逐渐替代了处方用药以病变中的经络穴位反应体征为依据分经用药的经典做法。

《扁鹊医道》作者经过几十年潜心钻研《黄帝内经》《难经》等古典医籍，破解了神秘几千年的"扁鹊医术"，总结出一套通过脉诊查体实现中医现代化和中西医完美结合的方案。

文章说，学习掌握了该项技术，初学针灸，无须记诵穴位处方，凭借脉象寻找体表反应经络穴位可以替代古书记载的穴位治病效果；初学中医入门，依据穴位反应阴阳体征配伍组方可以替代各家传承的经方的治病效果。这就是学习《难经》等古典医籍的收获。

中医最早是从研究人体皮肤器官和编程为经络数码的人体气象医学理论开始的，以疾病过程中的反应腧穴为"解剖"对象，以反应腧穴阴阳五行规律为理论基础。这一观点表明中医、西医同属医学的范畴，是不同角度医学观察的两种形式。所以说医学的概念就应该既包括侧重于解剖医学研究方面的西医，也包括侧重于藏象医学研究方面的中医。“基因、细胞、组织、器官”等微观研究，大概属于医学第一实验研究方面的主要工作方向。“原点、腧穴、经络反应点体征”等微观研究，大概属于医学第二实验研究方面的主要工作方向。在临床诊疗中，以解剖医学理论为主的辨病治疗，大多属于医学第一程序的工作；以藏象医学理论为主的辨证治疗，大多属于医学第二程序的工作。在大多数情况下医学第一程序基本上只能解决疾病诊断方面的一些问题。比如感冒、高血压、冠心病、糖尿病、恶性肿瘤等，真正要达到根治效果，还是要靠藏象医学第二程序医学的内外治结合方法。在民族复兴和建设现代化中国的重要战略机遇期，中国医学发展应当有两种并举的医学模式，就是要把中国解剖医学与中国藏象医学放在同等重要的位置发展。

《难经》阐发《黄帝内经》医学思想，通过八十一难解答，教导后人遇到疾病，先诊察寸口脉象，了解整体状态，再深入检查各经络穴位。在治疗中，在药物进入人体后，始终用穴位剖析脉象，用脉象监控穴位，判断疗效，预测死生吉凶。

学习《难经》好比学习《孙子兵法》一样，思想境界会有一个提高。其看待疾病，就不会只看到局部，而是看到整体，眼界宽，目光深。人类进入 21 世纪，当然科学技术比起以前轩辕黄帝时期发达多了。西方医学文化复兴后，解剖医学有了长足的发展。医学吸收了大量现代科学技术，在检测诊断技术方面可以说突飞猛进，先进程度，前所未有。但更值得探索和钻研的前沿技术，则是脉诊穴位诊断那种跟“天地人”合而为一的整体医疗和辨证施治。

举例来说，恶性肿瘤很不容易治疗。《难经》所记载的积症、肿瘤之类疾病的预测技术，高超绝伦。还有《难经》记载的中国三千多年前盛行的中药归经用药方法、小针手术、灸灼免疫，比起现行的许多疗法具有更可靠的疗效和优势。其深刻道理就是，该方法能巧妙地利用人体自身携带的经络腧穴这样一个调控系统，很轻松地调节好在别人眼里似乎不治的大部分病痛。

生命诞生是一次性的，疾病治疗不应该跟修理机器一样，坏一件，修一件。整体地应用反应穴位原理通过穴位系统中药调理等，应当成为21世纪医学发展的方向。

在轩辕黄帝时代，有史书记载的扁鹊等医学界先驱，开辟和创造了既有解剖概念的（以研究解剖概念的内脏病变为主的）解剖医学，又有人体气象分析方面的（以研究经络病候穴位病变为主的）藏象医学，在人类医学史上创造了最完美的“藏象医学”完整体系。学习《难经》首先要结合现行的中医教材，转化观念，摒弃旧习，以腧穴研究为突破口，以脉诊和反应穴位检查带动各科学术进步。明确藏象医学与解剖医学的概念，自觉地投入到中国藏象医学查体医疗的活动之中。相信《难经》的学习会为您的医学技术进步产生巨大的影响！

一、学习吸收《难经》医学精华　寻找中医创新之路

藏象医学是联系内脏而重点在于开展体表皮肤表面的气象分析建立起来的一门科学，藏象医学既有解剖医学概念又有气象医学特点，是非常完美的一种古典医学模式。《难经》赋予藏象医学最神奇的地方是脉象经络阴阳五行理论。

多年的业内考察和临床实践观察证实，人体本来存在既有属于“内脏”方面的也有属于“外象”方面的这样表里两路调控系统，古籍中已经有所透露。神经－体液调控系统属于人体第一调控系统，经络腧穴调控系统属于人体第二调控系统，而且经络腧穴调控系统是生命诞生之初机体自身设置的维护生命整体结构的更重要的调控程序。所以强调，医学的概念应当包括“解剖概念”的医学和“气象概念”的医学两种医学模式，不能称为中

医、西医。

皮肤器官是中医开展实验研究的客观物质基础。人体内脏组织非常丰富，如何化简和建立一个纲领性的系统来指导临床诊断和治疗，古代的中国医生提出来了让今天的人们也感到惊奇的更合理的思路。

疾病传播中，内脏与皮肤对于疾病传播、形成和治疗哪个重要？古人认为大部分疾病传变是通过皮肤这个器官通过经络穴位传播的。加强皮肤这个防线，就会减少许多病变的发生。现代手术不断更新，可以随意采用人工手段置换一个又一个内脏，这样对人体健康、对疾病传播会有什么影响？又如何跟古代的藏象医学理论接轨？面对错综复杂的病变过程，动辄置换内脏，它们跟藏象医学从长远考虑从皮肤器官开始调理，到底这两种方法和思路哪个属于医学前沿？

实现长生不老是中国自古以来上层人士甚至整个人类的期盼，生命经过这样反复手术最终能长生不老吗？古代的手术是针对穴位反应点的，导引按跷、经络调理的各种变相“手术”早已攀登上人类医学科学的制高点！

生男生女是人类可以控制的吗？怎样的婚配最完美，怎样的婚配之后生育的儿女最聪明？

时行瘟疫和流行性疾病时刻威胁着人类健康与生存，运气学说和通过体表经络反应腧穴运算得出的天体运行规律和疾病流行规律是古人总结的预防疾病的主要方法。藏象医学的最简单的免疫学理念是从皮肤灸焫开始的。疾病预防是从自身免疫功能抓起好呢还是还是靠疫苗接种好呢？哪一个站在医学前沿？

癌症、艾滋病等西方医学还没有十分有效的治病方法，相类似的疾病古代医生运用内外治结合的方法几乎可以完全控制住病情，甚至治愈。相比之下是谁站在了医学的制高点？

上古时期中国人发明了皮肤经穴灸刺治病的方法，70% 以上的病痛可以靠穴位调理解决健康问题。食品药品自古称之为药食同源，以上中下三品定格限制人们远离毒品。西药越来越重视发展生产生物制品，越来越开发出众多诸如拥有严重不良反应的化学药品。而且朝着无边无尽地研究天价的西药、抗生素药。试问人类疾病永远会遵循这样的规律发展医疗吗？

学习《难经》以后，发现《难经》对医学生命科学有许多超前的见解。书中明确昭示后人，身体健康和生命延续与这个称为“臣使之官”的皮肤器官非常密切。数千年以后当我们再一次通过大量事实、通过大量临床病例作了相应的对比之后，才明白古人为什么对待健康问题如此称道穴位经络。药物不能治百病，穴位也不能治百病，只有内外治结合，才能攻克一切疑难病。任何药物都会有不良反应，远离药物，锁定了从皮表皮层下深入研究人类健康问题，才是一个最有远见医学工作者。

二、第一个开辟“医学数码技术”的国家主流医学

西方医学认为只有看得见、摸得着的东西才会是真的，通过透视化验确定的病灶、病位和病性才能站住脚。所以历年来不断攀升的购买医疗仪器的风气越刮越烈。另外通过大量的医疗器械生产和做生意，医院和商家都可以赚很多钱。大小医院要发展，无论如何都要购买价钱昂贵的医疗器械。六十年来从无到有，从少到多，无限信赖仪器和凭借医疗器械诊断逐渐发展成了完全依赖仪器和医疗器械无法轻易改变。《难经》则提出了另外一条认识疾病的思路。

“五输穴”理论是藏象医学理论中最重要和最关键的一部分，这是早在五千年以前中国人的祖先在研究人体疾病规律方面首先开辟出来的医学网络数码技术和理论。首先我们已经做过实验，只要人体有病，就会在体表反应出来许多反应腧穴。如果将这些反应腧穴归纳一下，就会发现在人体体表天然地存在一个网

络系统。这个网络系统中间有一个好像线路一样的条纲，它可以将人体划分为十二个区域，这就是九脏、九宫、九野概念的最初认识。

人体网络结构本来是天然的。这是从一个个反应腧穴的复杂结构中发现的。《难经》解释《黄帝内经》在“六十四难”用了《十变》这本书上记载的一些资料作了说明。“阴井木，阳井金；阴荥火，阳荥水；阴俞土，阳俞木；阴经金，阳经火；阴合水，阳合土。”它们来源自实践，但却是一个经得起实践验证的科学原理。

“木火土金水”本来代表天地间东南中西北五个方位，后来它与白天和黑夜悟出来的阴和阳联系起来，产生了六和五的两个数字公式。天体运转由东到西，用六这个数去计算，产生了十二年和六十年这样几个数字。所以经络大概也应该是十二条。地球运转白天黑夜，从早到晚，五个方位，在与天体共同协调运转下，五年是一个变化周期。所谓土运、金运、水运、木运、火运，周而复始。五这个数字为中，五五二十五，所以网络理论借用了这一规律，创立了五脏系统的藏象医学理论。

在人体皮肤这个器官的反应规律中，横向要用六这个数字去归纳，纵向要用五这个数字去归纳。故《难经》就产生了五输穴这个理论。从解剖学方面已经很难对一些病机复杂的病变作出合理的解释，很难找到一种理想的治病方法。反应疾病的腧穴有规律可循，从网络数码编排程序上可见一斑。从《难经》记载的阴阳经五行符号排列的顺序看，古人从这一方面确实是深刻地阐述了藏象医学网络结构中蕴含的医学数码方面的一些道理。“六十三难”引用《十变》“五脏六腑荥合为何皆以井为始”这个话题，讲到了一个鲜为人知的科学道理。五脏六腑荥合，皆以井为始者，何也？然：井者，东方春也，万物之始生。诸蚑行喘息，蜎飞蠕动，当生之物，莫不以春生。故岁数始于春，日数始于甲，故以井为始也。

这段话的意思是，“五输穴”不是一个简单的十二条经络的五个穴位，而是代表了经络理论体系中从竖的和横的排列的一个一个节的五行符号。网络数码“木火土金水”本身在设计时就跟经络概念融为一体。

古人推出颈部肩部腧穴的经络排列位置，在颈部，绕一圈总共是十二条经络。项部经脉符号编排从1到6，缺盆之中，任脉也，名曰天突。一次任脉侧之动脉，足阳明也，名曰人迎。二次脉手阳明也，名曰扶突。三次脉手太阳也，名曰天窗。四次脉足少阳也，名曰天容。五次脉手少阳也，名曰天牖。六次脉足太阳也，名曰天柱。七次脉颈中央之脉，督脉也，名曰风府。颈部经脉符号编排从1到6，

足阳明一，挟喉之动脉也，其腧在膺中。手阳明二，次在其腧外，不至曲颊一寸。手太阳三，次当曲颊。足少阳四，次在耳下曲颊之后。手少阳五，次出耳后，上加完骨之上。足太阳六，次挟项大筋之中发际。折量点分别用天突、人迎、扶突、天窗、天容、天牖、天柱、风府作标志。在四末，分别以肘膝以下到指址末端六十六个穴位作为五个标准的定位标志。此处解释了“阳井庚，庚者，乙之刚也，庚为金”，所以称“阳井金”、“阴井乙，乙者，庚之柔也，乙为木”，所以称“阴井木”的命名道理。其他依此类推。

从以上文字可以看出，古人设立阴阳腧穴反应点相互表里关系最有趣的就是配对时始终保持着“刚柔相济”表里相互结合的原则。看起来阴阳概念是对立的，其实是统一的，阳中有阴，阴中有阳。在相生关系中一般人可能认为它们相互济助，其实它们之间却反而存在着一种一方抵消另一方的关系。在相克相反关系中一般人可能认为它们一定是相互克伐，其实它们之间却反而存在着一种相互资助补充的关系。“六十五难”针对前人对肘膝

以下五输穴的命名和排列顺序做出权威的法定的网络数码命名和排列层面方面的严格规定这些问题，作了这样的回答：出入离合乃万物不变之定律。所出为井，井者，好比一年四季从春天开始；木者，意味着东方和春天到来，万物始生。所入为合，合者，好比一年四季的北方冬天到了，阳气入藏。其本质是借用五输穴的有序排列和科学命名的超前思想，从肘膝以下五输穴的有序排列说明身体环形和纵横层面方面的深层科学奥秘。

古人在应用网络和医学数码技术做出身体环形的和层面方面的设计之后，并原则地给五脏六腑腧穴反应系统确定了“井荥输经合”体环上下左右纵横网络层面的规定。在“六十八难”这篇文章中还再一次就“井荥输经合”来说明身体环形和纵横层面方面“所出为井，所流为荥，所注为输，所行为经，所入为合”以及在主治和身体疾病环形反应特征方面的一些规律。文章虽然是在说明经络五行阴阳之间在主治方面有一个普遍规律，井穴主要反应心下这一部位一些胀满的病变，荥穴主要反应身体各部位发热这一些病变，输穴主要反应身体各部位沉重疼痛这一些病变，经穴主要反应喘咳寒热这一些病变，合穴主要反应气机逆乱以及肠炎泄泻这一些病变。其实就人体整个疾病规律来说，已经寓意着全身所有反应腧穴所具有的环形和节段性的基本相同的主治功能。

疾病过程中所有的反应穴位都是联网的，它们之间存在着紧密的网络关系。大量临床实践可以证实，针刺临床中，如果对甲穴位施行补泻，之后乙穴位和丙穴位都会跟着发生变化。“七十九难”在谈到刺法时说：“迎而夺之，安得无虚，随而济之，安得无实。虚之与实，若得若失；实之与虚，若有若无。”“迎”与“随”主要是想说明按照经络“网络数码”五行“子母补泻”关系取穴治疗（虚则补其母，实则泻其子）可以取得“若得”、“若失”的治疗效果。所谓“迎而夺之”者，泻其子也；“随而济之”者，补其母也。比如心病，取大陵穴泻手心主的“输穴”，就是“迎而夺之”；取中冲穴补手心主的“井穴”，就是“随而济之”。如果操作时针刺手法和取穴得当，补的时候就会有“气来实牢”的感觉，这就叫“得”；泻的时候就会有“气来濡虚”的感觉，这就叫“失”。

中医的思维方法跟西医的思维方法不一样，不管是什么病，中医总是从病证反应到体表的各种阴阳反应来分析病情。包括病变的病位和病性。西医则不是这样，只是想到这个病从实验室得到了什么，化验透视发现了什么。

“数码医学”时代是人类医学的最好发展时期，殷商到西周这一时期，以“数码医学”模式端络出来的“经脉”，所以能“决死生，处百病，调虚实，不可不通”。什么是中医原理？就是在接触每一位患者时，始终都要首先考虑该患者体表有没有反应穴位。反应穴位在哪条经络穴位上，虚实情况怎样。

比如说脚踝扭伤，透视出来皮下有瘀血，在骨头没问题时西医就只考虑局部消肿止痛等。但这样做，可能消肿止痛的药物又会刺激胃肠、损怀肝肾功能。而中医呢，就会从全身去检查，发现该病变的体表反应穴位去治疗。两种思路，会取得两种不同的效果。

不懂得中医原理的一般的中医，只是治疗手段用的是中医的，比如遇到一些需要治疗的病例，中药、针刺、按摩、拔罐、贴膏药，往往徒劳，得不到好的疗效。原因是没有整体观念，没有把握住该患者治疗最有效的反应穴位。

古典的数码医学模式经过了数千年的时间推移，已经基本失传。偶尔看到有人采用五输穴理论创造了子午流注针刺方法，但应当说明的一点，该针法虽取法于数码理论，却完全违背了数码医学创制的初衷，演变成一种单纯的治病方法。在医改这一重要时刻，重新整理和发挥数码定位诊断理论，“数码医学”的医学新时代一定会到来!

三、皮肤器官"三焦"为"臣使之官"的深层含义

皮肤在一般看来是可以随意割拉的，并无什么大不了的。所以一些机构美容美体、外科手术，他们丝毫没有考虑到无端的手术会对皮肤造成多大的伤害，会对日后健康造成多大影响。中国的先贤们在他们的实践中当年是把皮肤看得比内脏还要重的。这一点对世界各国的医疗模式和技术改革提出了警告!

"臣使之官"用今天的话说就是国与国交往上的外交大使。人体靠什么跟大自然打交道?靠的就是发生在疾病过程中出现在体表的"反应腧穴"。由于反应腧穴具有一定的形态结构，而且担负着外交使节的神圣使命，所以古人就给它冠以"臣使之官"的美名，把它跟体内的心脏、肺脏、肝脏等相提并论而称之"器官"，因为它有名而无形，联系到它上下连贯上中下三焦的巨大功能，就取名曰"三焦"。

皮肤器官是在脑髓产生之后最早诞生的生命重要器官。人始生，先成精，精成而脑髓生。皮肤坚而毛发长。取名"三焦"的这个"皮肤器官"是人体有生以来自身所携带的调控系统，是神经-体液等生命调控系统以外又派生出来的"臣使之官"。内跟五脏六腑紧密相连，外跟宇宙大自然息息相关。

中医立于不败之地的阴阳五行理论都起源于皮肤器官这个科研平台。中医开药必须依据反应经络腧穴体征辨证开药；中医急救，必须紧紧依靠反应腧穴寒热虚实审证求因。中医一切外治，必须凭借反应腧穴寒热虚实补泻调理治疗。

据考证，《难经》直接或者间接地称"三焦"为"臣使之官"的篇幅多达六处，并积极地一再向人们推荐人体皮肤这个"器官"的神秘功能和许多重要见解。

"八难"讲到，寸口脉平而死者，何谓也?然：诸十二经脉

者，皆系于生气之原。所谓生气之原者，谓十二经之根本也，谓肾间动气也。此五脏六腑之本，十二经脉之根，呼吸之门，三焦之原。一名守邪之神。故气者，人之根本也，根绝则茎叶枯矣。寸口脉平而死者，生气独绝于内也。所谓“十二经脉者，皆系于生气之原”，就指的是人体皮肤这个器官。所以更深入一层地解释说，“所谓生气之原者，谓十二经之根本”，所谓“三焦之原”又被称之为“守邪之神”。这是人体靠遗传基因携带的天然的调控系统。在这篇文章中，作者第一次就疾病过程的体表反应腧穴作出“系于生气之原”的解释。作者特别阐明了一种观点：人生下来，就依托着自然界。皮肤上有一层储备生命信息的网络结构，产生的生生之气对抗着各种病变所产生的邪气。防卫机体的这种气叫卫气，供给运送营养物质循环于血脉之中的叫营气。营卫二气又都受制于一种调控全身神经体液代谢的“三焦之气”。这“三焦之气”漫布全身十二条经络。十二条经络之气发源于三百六十五个每一个腧穴“原点”。有原气才有经气，有经气才有生命。脑髓、五脏六腑无论哪一个系统都靠这一调控系统协调，靠它跟外界取得联系。如果经气枯竭，原气不存，好比说根绝茎叶枯萎。在这种情况下，虽然遇到一个患者没有出现异常脉象，寸口脉平而死者，是它的生气早已断绝的缘故。

“二十五难”还讲到，人有十二经，五脏六腑十一耳，其一经者，何等经也？然：一经者，手少阴与心主别脉也。心主与三焦为表里，俱有名而无形。这段论述是继《黄帝内经》之后《难经》再一次阐明古人将经络反应系统的“腧穴原点”当作一个器官对待的证据。自经脉理论诞生以来在脏腑经络理论框架形成前，首先出于临床的实用，在经络排列上人们给心脏这个号称君主的内脏多加了一条，就是心包络，就是给心主另外再派出一条别脉。心包代心行使职权，三焦代命门相火行使职权。前面说过，《难经》当时之所以称“三焦”为“原”者，是说腧穴系统所在的皮肤是生命诞生以来人体自身设置的又一天然屏障和调控系统。所以作者在文中昭示后人：心主与三焦俱有名而无形。

“三十一难”接着讲到，三焦者，何禀何生，何始何终？又一次在重点强调反应腧穴这个人体的特别“器官”。藏象医学理论的创立完全是以反应经络腧穴阴阳反应为基础，为临床实际应用而设，“三焦”这个脏器，实际上包含整个消化系统的功能。代表了经络腧穴这个有生以来随生而来的这一天然调控系统。本篇是继《黄帝内经》之后《难经》再一次对“三焦”这个人体的特别“器官”作出的本质方面的比较完整的介绍。

“三十八难”讲“脏唯有五，腑独有六者，何也”？又是一次重点强调反应腧穴这个人体的特别“器官”。回答是：然，所以腑有六者，谓三焦也。有原气之别焉，主持诸气，有名而无形，其经属手少阳。在这一章节，“三焦”被号称为“原气之别使”。其意义就是，三焦是原气的主持，代君主心包络行事，行于诸阳经脉之间。在《难经》成书年代，之所以古人另列出一个“俞”别称曰“原”，用现代的话说，就是特别增加了“三焦”这个除了神经－体液调控系统之外的人体第二调控系统“原气之别使”，让这个“原气之别使”来主管一身之气。

“六十二难”讲到，三焦行于诸阳，故置一俞，名曰原。讲到，腑者，阳也。腑有六者，亦与三焦共一气也。又一次强调了对这个代表人体皮肤“三焦”这个器官的高视。肺主皮毛，主管一身之气。“三焦”等同于肺，号称“原气之别使”，代君主心包络行事，行于诸阳经脉之间。“三焦”这个“原气之别使”，“臣使之官”实际上代表了除神经－体液调控系统之外的另一人体第二调控系统。所以反复称“三焦”为“原气之别使”。

“六十六难”又一次利用“三焦所行之俞为原”解释了“三焦”这个脏器是“虚拟”出来的一个脏器的本来面目。所以回答说，然：齐下肾间动气者，人之生命也，十二经之根本也，故名曰原。三焦者，原气之别使也，主通行三气，经历于五脏六腑。原者，三焦之尊号也，故所止辄为原。五脏六腑之有病者，皆取其原也。经言“肺之原，出于太渊；心之原，出于大陵；肝之原，出于太冲；脾之原，出于太白；肾之原，出于太溪；少阴之原，出于兑骨；胆之原，出于丘墟；胃之原，出于冲阳；三焦之原，出于阳池；膀胱之原，出于京骨；大肠之原，出于合谷；小肠之原，出于腕骨”。心包络代表心脏这个君主之官，在藏象理论中代表了人体“神经－体液调控系统”这个“君主”的地位。“三焦”代表了人体“神经－体液调控系统”以外这个“臣使之官”的地位。因为“三焦”这个脏器又不是实质的脏器，所以称“脐下肾间动气”。在这篇文章中作者并再一次揭示了“三焦”这个所谓的“脐下肾间动气”，它关系着人体的生命，关系着十二经之根本的重要作用，所以用“原”这个字眼来形容。“三焦者，原气之别使也，主通行三气，经历于五脏六腑”。监理着和调控着人体五脏系统的整个功能。“原者，三焦之尊号也，故所止辄为原”。不论哪一个反应腧穴都有机会成为“原点”。所以《黄帝内经·灵枢·九针十二原》指出：“五藏六府之有疾病者，皆取其原。”

健康如何评价？透视、化验、CT、磁共振这些西方的高科技能确定病人死生吗？能帮助中国人恢复健康吗？高官、明星、财团老板，为国家民族作出卓越贡献的著名科学家不少英年早逝，都是没有及时做以上检查吗？中医评价健康只要两个字，阴阳“平衡”就是没有疾病。难道东西文化比较，藏象医学不是很高科技吗？

四、脉诊查体医疗世界医学史上无与伦比的全科诊断方法

《难经》是继《黄帝内经》之后强调脉象与腧穴联合诊察

的重要论著。所谓“知一为下工，知二为中工，知三为上工。上工治病十全九，中工治病十全七，下工治病十全六”。《难经》脉法提倡四诊合参的脉诊方法，在许多处的字里行间流露出对个别人炫耀“独取寸口”做法提出严厉批评。“色之与脉当参相应”：“面色青，其脉当弦而急；面色赤，其脉当浮大而散；面色黄，其脉当缓而大；面色白，其脉当浮涩而短；面色黑，其脉当沉濡而滑”。

千百年来的《难经》翻译注释者以讹传讹，盲目偏信名家注释，使《难经》遭遇了千余年以来的误解和冷落。在《黄帝内经》时代，“三焦皮部”是古人端络出来的“皮肤这个器官”的代表，尺肤代表了全身的穴位反应。所以古人一再强调：“脉数，尺之皮肤亦数；脉急，尺之皮肤亦急；脉缓，尺之皮肤亦缓；脉涩，尺之皮肤亦涩；脉滑，尺之皮肤亦滑。”

“六十一难”以“望而知之谓之神，闻而知之谓之圣，问而知之谓之工，切脉而知之谓之巧”为话题，强调了除脉诊之外，望诊观察全身反应经络穴位变化的重要。提示单独凭借某一种单一方法或者说单靠寸口脉诊难以对各种临床疾病作出正确诊断。过去人们多数有片面理解“望而知之是谓神”一句的含义的，只是理解望是望面部气色，实际上古人在这里是想反复强调全身性的经络穴位阴阳反应检查的重要。这个色就是经络穴位上的微细色泽变化。作者有意批评一些人不要片面地炫耀“独取寸口”的神秘。这种观点是很明智的。

古代的疾病诊断方法很多，但必须全面掌握。对中医脉诊理论中一些人片面地理解“独取寸口”的做法，《难经》用一个浅显的道理作了说明。“十四难”称，上部有脉，下部无脉，其人当吐，不吐者死。上部无脉，下部有脉，虽困无能为害。所以然者，人之有尺，譬如树之有根，枝叶虽枯槁，根本将自生。脉有根本，人有元气，故知不死。古人再一次强调，人之有尺，譬如树之有根，枝叶虽枯槁，根本将自生。脉有根本，人有元气，故知不死。强调“脉有根本，人有元气”，提示全身的反应腧穴是判断生死的关键。中医脉诊查体医疗是世界医学史上无与伦比的脉诊方法，临床上必须“脉象与腧穴”联合诊察，详细地进行全身各部的经络穴位检查。只有脉诊查体、联合诊察，方可称得上好医生。

《难经》是继《黄帝内经》之后又一次重申脉象与腧穴联合诊察的经典。脉诊查体医疗是世界医学史上无与伦比的全科诊断方法。“十六难”讲到，脉有三部九候，有阴阳，有轻重，有六十首，一脉变为四时，离圣久远，各自是其法，何以别之。脉象参合穴位反应点以及“声、色、臭、味”全方位的检查才会是一个“上工”高级医生。如果坚持“独取寸口”脉诊的医生只能算得上“下工”普通医生。《难经》曾详细列举五脏脉象证候参合望闻问切、相互验证、色脉参合的许多具有现实参考价值的实验方法，向后人再一次介绍了先人应用中医藏象医学理论，临床上坚持科学分析认证，最后提出诊断的正统思想。特别批评了后世“离圣久远、各自是其法”的混乱做法和倾向。

五、《难经》再一次重申“脉象与腧穴联合辨经诊法”

脉诊理论的形成主要是为了从操作程序和方法上讲解如何应用寸口脉诊探寻体表反应经络穴位。“八十一难”讲到一个不结合脉象盲目使用补泻手法使反应穴位实的更实、虚的更虚的严重教训。反复告诫“无实实虚虚”，不要“损不足而益有余”。比如遇到一个“肝实而肺虚”的病人，肝者木也，肺者金也，“金木当更相平”，需要通过补“金”来“平调”这个“木”。如果说“肺实而肝虚”，肺可能只是“微微少气”，用针者不补其“肝”，反而“重实其肺”补肺。这就叫“实实虚虚”。

寸口脉能集中观察全身的病变情况，这是《难经·二十三难》继《黄帝内经》之后又一次重申脉象与腧穴联合诊察以及寸口脉能集中观察全身的病变情况的篇幅。其中有一段文字，“皆因其原，如环无瑞，转相灌溉，朝于寸口、人迎，以处百病，而决死生”。十二经脉朝于寸口人迎，以处百病而决死生一句说明脉和反应穴位从来都是连在一起的，跟中枢神经系统的调节息息相关。

脉象与反应穴位诊断自古是连在一起的，合起来叫中医查体。但往往有人会独取寸口而遗弃反应穴位检查诊断。读了《难经》这本书，有许多人人会以为《难经》在提倡“独取寸口以决五脏六腑生死”之法，其实《难经》作者是在否定这种“独取寸口”的简单做法。在“十二难”这篇文章中，作者引用经典的观点讲了一个有趣的故事。比如针刺时，五脏脉在沉候摸不到脉，用针者采用了补阳的手法治疗；五脏脉在浮候摸不到脉，用针者采用了泻阴的手法治疗，后来患者的病情出现了危急现象。造成这样的原因到底在哪里呢？作者借此强调了脉象跟反应穴位这种深层的关系，强调了穴位治疗的重要。这个人五脏脉已绝于内者，肾肝气已绝于内也，而医反补其心肺；五脏脉已绝于外者，心肺气已绝于外也，而医反补其肾肝。阳绝补阴，是谓实的体征用了补法，阴绝补阳，是谓虚的体征用了泻法，泻了不足，补了有余。在这种情况下病人出现了危象，完全属于技术操作上的错误。

“色之与脉当参相应”，这是什么意思呢？“十三难”曾就脉诊法则中“见其色而不得其脉反得相胜之脉者即死，见其色而不得其脉反得相生之脉者病即自已”作了回答。前人经过长期反复观察发现，面色一般都会与寸口脉象、尺肤部位皮肤色泽相一致。所以在古代的中医查体医疗中，还强调五脏各自的“声、色、臭、味”当与寸口、尺内皮肤相参合诊断的诊疗程序。如果出现不协调现象，就说明有病变存在。假如色青，其脉应当浮涩而短，假若出现大而缓的脉象，就称为“相胜”；假若出现浮大而散的脉象，就称为“相反”；假若出现小而滑的脉象，就称为“相生”。五脏有五色皆呈现于面部，正是基于这一原理，所以《难经》脉诊理论中才反复强调要脉象与腧穴联合观察通过辨别反应经络进行辨证施治。通过脉象来监测穴位反应点变化是源自古人的发明创造。在大多数危重疾病中，密切注视脉象和穴位变化，适时地有效地调节才不会出现事故。也是研究脉诊的初衷。

六、把握住一个“气场”的针刺腧穴调节和补泻理论

针刺治病让外国人感到很神秘，怎么在皮肤上浅浅地刺一下就能治病。许多医生和病人遇到普通的病也甘愿拉开肚皮，打开胸膛做一些十分惊险的手术。医疗改革，会不会让国内国外专家想到用一种微小的针具，点刺一下有关反应腧穴，马上解除病痛，而不用每每花钱受罪、冒这个太大的风险呢？

“六十九难”讲到，经言虚者补之，实者泻之，不实不虚，以经取之。何谓也？然：虚者补其母，实者泻其子，当先补之，然后泻之。不实不虚，以经取之者，是正经自生病，不中他邪也，当自取其经，故言以经取之。本篇以“虚者补之，实者泻之，不实不虚，以经取之”为话题，来说明“虚者补之，实者泻之”就是按照中医查体检查发现的反应穴位来进行补和泻的调节。如果经过检查没有发现很明显的反应部位，也就是“不实不虚”，就不要刻意去找“盛”和“虚”的部位去调节，就可以直接在这个病变的部位上取穴治疗就是了。

“七十难”讲到，在历代有关针刺手法的论述中，经常讲到“春夏刺浅，秋冬刺深”，请问这是什么意思？回答是：这个问题牵扯到一个人体生物钟规律和宇宙大磁场密切相关的复杂问题。地球自转到了春夏季节的时候，磁场的极象发生了变化，阳气在上，人气也相应的在上，针刺要随时把握住一个气场，所以

还是同样的穴位就应当刺浅一点。地球自转到了秋冬季节的时候，磁场的极象同样发生了变化，阳气在下，人气也相应的在下，针刺同样要注意把握住一个气场，所以还是同样的穴位就应当刺深一点。

《难经》再次提问：在针刺操作诸多要领方面，还有一种说法，“春夏各致一阴、秋冬各致一阳”，这是什么意思？回答是：在针刺操作方面，很讲究“得气”，调气是在施行补泻之先，虽然在春夏季节阳气在上应刺浅，但“必致一阴”要带一个泻的动作。初下针进入浅层，紧接着要深入到深层，有了“得气”感觉以后，必须很快将针起出；虽然在秋冬季节阳气在下应刺深，但“必致一阳者”要带一个补的动作，初下针应从浅层心肺之部开始，有了“得气”的感觉以后，必须再深入到肾肝之部，然后出针。

“七十二难”讲到，经言能知迎随之气，可令调之；调气之方，必在阴阳，何谓也？然：所谓迎随者，知荣卫之流行，经脉之往来也。随其逆顺而取之，故曰迎随。调气之方，必在阴阳者，知其内外表里，随其阴阳而调之，故曰调气之方，必在阴阳。本篇以“能知迎随之气，可令调之”、“调气之方，必在阴阳”为话题，来说明在刺法操作上，要了解人体存在“生物电”这个自身规律，把握好手法，才能取得最好的疗效。所谓“迎随”者，就是掌握住人体磁场有一定方向性这个规律，针对病邪反应出来的阴阳体征和逆顺关系而采取相应的治疗方法。

“七十五难”讲到，刺法上经常说，“东方实，西方虚，泻南方，补北方”，这是什么意思？回答是：这里是要交代一个很重要的基础理论问题。所谓“金木水火土”，它们都是独立的符号，代表了五脏在体表的反应经络穴位这些在网络密集状态下相互反应相互调节的演算符号。在它们之间没有高低贵贱之分。它们之间必须相互保持一个平衡才对。比如“东方木与西方金”

的处理关系，木如果要实，就要从金这个方面进行调整，才能保持平衡。本篇以“东方实，西方虚，泻南方，补北方”为话题，来说明针刺手法方面的一些原则。“木如果要实，就要从金这个方面进行调整，才能保持平衡”。并依此类推，“火欲实，水当平之。要从水这个方面进行调整，才能保持平衡。土欲实，木当平之。要从木这个方面进行调整，才能保持平衡。金欲实，火当平之。要从火这个方面进行调整，才能保持平衡。水欲实，当平之。要从土这个方面进行调整，才能保持平衡”。

“七十六难”讲到，什么叫补泻？当补之时，从哪里候气，当泻时，从哪里置气？回答是：按照经络反应规律，遇到当补之时，应从卫部浅层取气，让它得气；遇到当泻之时，应从荣深层置气，让它得气。也就是说，前者，其阳气不足，阴气有余，当先补其阳，而后泻其阴；后者，阴气不足，阳气有余，当先补其阴，而后泻其阳。要让表里内外荣卫之气得到疏通，这就是最基本的要求。什么叫补泻？具体来讲，就是能使反应腧穴表里内外荣卫之气得到疏通的技术方法。按照经络反应规律，遇到当补之时，应从卫部浅层取气，让它得气；遇到当泻之时，应从荣深层置气，让它得气。也就是说，前者，其阳气不足，阴气有余，当先补其阳，而后泻其阴；后者，阴气不足，阳气有余，当先补其阴，而后泻其阳。要让表里内外荣卫之气得到疏通，这就是最基本的要求。

七、“不治未病治已病”不知晓“相传”的含义

在古典医籍中所提到的“治未病”的“病”指的不是当今人们所称的什么糖尿病、高血压、冠心病这一些病，而是疾病中反应到体表的经络“所生病”的病。监测人体是否生病和病痛严重程度，古人全凭借的是经络腧穴阴阳反应。许多严重威胁人类健康的疾病，发病前体表已经呈现出了不同状态的疾病反应体

征。如果早期检查，早期体检，就会预防这些疾病给人身造成的伤害。医改正好遇到需要尽快考虑纠正的这些“不治未病治已病”的做法。

《难经·七十七难》以“上工治未病，中工治已病”为话题来说明“中工”看见肝的脉象，不晓相传，就以为应当用肝经药，一心治肝，结果效果不好。“上工治未病”，看见肝的脉象，知晓相传，就用脾经药“实脾气”，这样才会取得满意疗效。

前人曾说“上工治未病，中工治已病”，这是什么意思？回答是：所谓上工，就是技术高超的医生。所谓“治未病”，就是说通过脉诊检查发现了属于肝的脉象（包括虚的反应腧穴），这就是“见肝之病”。如果是一个很有经验的人，自然就会想到用补脾的药物治疗。因为查体时往往也能发现这样一些现象，如果出现了肝的脉象经检查发现反应点一定会在脾经或脾的反应部位上，治疗就应当立即取脾的反应腧穴进行治疗。这就称之“当传之于脾”。

《难经》之所以这样严肃批评“不治未病治已病”不知晓相传的做法，就是基于长期的实践经验积累，并从中找到了这样一个称之为“相传”的理论。临床实践发现，当脾穴补实以后，肝的脉象就会随之改变。这种关系就叫“无令得受肝之邪”，一般称之为“治未病”。中工者，技术差的医生，看见肝的脉象，不晓相传，就以为应当用肝经药，一心治肝，结果效果不好。对这种做法一般也就称之为“治已病”。“治未病”有多层含义，但此处是在讲脉象理论和穴位反应规律的，以往有许多理解上的错误。作者本意是提醒像中工这样的技术差的医生，看见肝的脉象，不晓相传，就以为应当用肝经药，一心治肝，结果效果不好。但更重要的是，在脉诊过程中所有的治则治法中涉及到脉象的都要记住“相传”这个教训。

八、编程为“医学数码”的中国藏象医学经络理论

《黄帝内经》时期建立的“五脏脉论”医学思想，具有和谐医学、人性化、个性化等特点。首先将人体同天体结合在一体，对所有的凡是与生命活动有关的病理生理现象都归纳成为“五行”和“阴阳”的概念。“天以六为节，地以五为制”取之于自然界的六五之数，所设置的特定符号阴阳五行从此成为纵横全面观察人体疾病的特定定位标志。经过数千年的演变和研究进展，数码阴阳五行的网络关系最终演变成竟让全世界称奇的经络“藏象学说”，成为世界上第一个通过体表反应腧穴研究疾病的医学思维模式。

中医基础理论跟西医基础理论谁优、谁胜？谁更先进？怎样来对比、对照和比较呢？在医学与生命科学领域，东方文化和西方文化比较，五千年前的中国人创造的文化更有科学道理。在一棵树上，树枝与树叶能没有联系吗？在眼睛上做手术，不会影响鼻子、耳朵乃至全身各个部位吗？医改将向那个文化领域改革？医改将向哪个科学领域进军？《难经》学习之后可能不单是中国人，就连外国人也会把健康的理念回归到中国中医上来。

“天地之动静神明为之纪”。在一些动物和植物的皮肤外表往往会呈现出不同的斑纹，特别是乌龟背甲那些十分有意义的图案，启发了古人的思维。在《难经》成书的三千多年前《黄帝内经》时代，人们由此受到启发开始在人体观察像动植物一样的纵横交错的经纬线。《黄帝内经》曾讲到，“余闻上古圣人，论理人形，列别脏腑，端络经脉。会通六合，各从其经。分部逆从，各有条理。四时阴阳，尽有经纪。外内之应，皆有表里。”上古圣人为了疾病的诊断治疗，设计了一个“令合天道，必有终始，上应天光星辰历纪，下副四时五行”的经络系统。在世界医学史上中国人首次发明创造了藏象医学理论，发明创造了“会通

六合”的经络脏腑阴阳五行网络定位基本标志。

《黄帝内经》时代采用经络穴位外治的治病方法宽泛到占了整个人类疾病的70%左右，剩余的30%左右才是药物治病的机会。三千多年前创制的脏腑经络阴阳五行数码网络诊断技术已经完善到炉火纯青的地步。“脉有经纪，筋有结络，骨有度量，皮部以经脉为纪”。《难经·二十七难》讲，脉有奇经八脉者，不拘于十二经。奇与正，“奇”指的“奇经八脉”，“正”指的手足三阴三阳十二经脉。提到“六经”和“五行”的概念，张仲景从一个圆的六个角度看待反应于体表的各种疾病反应点体征进行辨证。这就是后来形成的《伤寒杂病论》“六经辨证”。在《黄帝内经》之后《难经》作者适时地对“圣人之起度数，必应于天地”和按照数学规律所创制的“天有宿度，地有经水，人有经脉”等再一次作了全面解释。

“数码医学”始于脉象、反应腧穴的研究，《黄帝内经》在论述脉象原理时，经常用到“始于一、终于九”这个概念，脉象“浮中沉、寸关尺”九个部位，将人体也划分为九个区域，又称为“九宫”。观察人体的疾病反应，如果集中到一点，是一个“寸口脉”，放大到全身（九个区域、九州），就是一个整体的全身性的经络穴位反应系统。穴位治病在药物治病之先，惯于采用反应穴位治病的神手才能称为“巫”。后世对巫医的诽谤缘于巫医长期对穴位治病原理的封锁。

《难经》在《黄帝内经》之后，更加深刻地刻意阐述了“端络”经络系统即经脉的深刻含义和网络框架作用。按照《黄帝内经》的叫法，反应穴位叫“腧穴”。腧穴有特异性，各有不同形态特征，所以惯叫它“象数体征”。象数各有一定形态，各带有一定的数字概念。如“五输穴”中的“井、荥、输、经、合”一样，都当作数字看待，都有一个特殊的编码，好比A、B、C、D、E，运算起来比较方便。“木、火、土、金、水”来源于地球自转。从早到午，木能生火；从午到下午，火能生金；从下午到晚上，金能生水。“木、火、土、金、水”都是数字，不是什么抽象的东西，更不是迷信。

医学发展到“数码”的高度意味着医学发展已经到了一个极致阶段，也可以说是医学发展的最高境界。《黄帝内经》最早提出的“医学数码”是什么？就是疾病过程中在体表发现的一个个被称为疾病反应点的小点点。这些小点点在《黄帝内经》时代也称为“原点”。这样一个个原点构成了腧穴，一个个腧穴构成了经脉，经脉再派生出来众多的络脉，最后构成一个如环无端的完整的经络系统这样一种理论。古人认为，凡是经络系统每一个小点点都要圈定一个符号。即“六经符号”和“五行符号”。中医的“天以六为节、地以五为制”就是从这里说起的。

在《难经》一书中我们可以看到《难经》作者从“数码医学”的角度出发首先围绕“尺寸者，脉之大要会也”作出了一个比较圆满的解答：因为寸口脉能集中观察全身十二经脉五脏六腑的虚实情况。就寸口脉诊部位的各部位名称、长度二难作者作出了硬性规定。属于阴的“尺内”占的长度是“一寸”，属于阳的“寸内”占的长度是“九分”，尺寸部位这个候诊点的总长度就规定为“一寸九分”。所谓“尺寸者，脉之大要会也；从关至尺是尺内，阴之所治也；从关至鱼际是寸内，阳之所治也。故分寸为尺，分尺为寸。故阴得尺内一寸，阳得寸内九分，尺寸终始一寸九分，故曰尺寸也”。这是《难经》作者第一次就《黄帝内经》未曾提出的“尺寸终始一寸九分”等技术规范方面的问题向后人作了解答。

“十八难”讲到，“手有太阴、阳明为上部，足有太阳、少阴为下部”，这“寸关尺”三部分候各脏腑的理论是人为想象的还是有它本身的科学道理的？回答是：完全是根据人体科学规律和生物反应原理制定出来的。比如说寸关尺分配各脏腑部位，手太阴、阳明金也，生足少阴、太阳水也，金生水，水流下行而不能上，故在下部也。足厥阴、少阳木也，生手太阳、少阴火，火炎上而不能下，故为上部。手心主、少阳火，生足太阴、阳明土，土主中宫，故在中部也。本篇是《难经》作者继《黄帝内经》之后首先从人体数码医学的角度阐述经络网络结构定位中五行子母相生关系的排列顺序。从此之后，寸口脉三部九候分配脏腑的定位和命名被首先确定下来。

关于“息数不应脉数”的解答。经言人形病，脉不病，曰生；脉病，形不病，曰死。从网络的角度，“二十一难”解答说，“人形病、脉不病，非有不病者也，谓息数不应脉数也”。“息数”指的脉象的跳动，“脉数”指的穴位的反应。作者提问说，在寸口脉的跳动跟反应穴位的反映情况不一致时如何理解脉诊的作用？对于临床上病人有痛苦，脉象却很正常该如何作出判断？回答是：在任何情况下这个“本”最终还是要落实到反应穴位上。如果在体表查不出反应穴位，证明这个人很健康。

谈到三部九候分配脏腑的定位和命名问题，《难经》从宏观的角度提出它们反应疾病的一些普遍规律。所谓三部者“寸、关、尺”也，九候者“浮、中、沉”也。对于寸关尺三部的综合主治功能，上部法天，与天相应，主胸以上至头之有疾也；中部法人，与地相应，主胸膈以下至肚脐之有疾也；下部法地，主肚脐以下至足之有疾也。从网络的角度，临床辨证施治时，通过脉象和网络关系查找到反应腧穴去针刺，效果才会更好。

关于男人和女人经脉在排列顺序上的解答。“十九难”从人体数码医学的角度就男人和女人经脉在排列顺序曾作出书面解答，结论是男人和女人经脉在排列顺序和运行时刻上正好相反。经言“脉有逆顺，男女有恒”。因为男女性别不同，男子的生命诞生时辰在寅时，寅时象木，为一个阳的时辰；女子的生命诞生时辰在申时，申时象金，为一个阴的时辰。脉象是一个接收了宇宙磁场“天外”信息而综合反应全身反应穴位变化的信息诊断场所。所以得出结论，阴阳两种性别的人都会有阴阳不同的两种脉象特征。

谈到“手足三阴三阳气已绝，何以为之”的解答。人身的整个反应穴位是联网的，跟宇宙大磁场也是联网的。“二十四难”在谈到“手足三阴三阳气已绝，何以为之”时，特意讲到了寸口脉诊不是唯一可靠的诊断方法的断言。危重疾病抢救应当想尽一切办法，脉诊预测固然重要，但在预测患者病情和生死方面唯一可以预知和靠得住的还是能反应到体外，出现在经络穴位上的征象而不是寸口脉诊。比如《难经》作者列举的“肉绝人中满”等许多例子就可足以说明。除了脉象诊察外，从网络的角度，关键掌握住了宇宙大磁场对于危重患者节气变迁时的冲撞，回避时间地点的转移和搬动患者的去向是否合适。

九、联系解剖概念的中国气象医学“藏象医学”理论体系

“气”在中医许多书籍里被描绘为一种具有非特异性形态结构的物质。如果将人体的皮肤理解为一个天然荧屏的话，这种“气”的物质结构可能就是通过天体发射的电磁波、电信信号。在皮肤下边，在皮下组织中，有关经络腧穴中各种寒热虚实的阴阳反应在各种病变中变幻成各式各样的经络图像。

藏象医学理论是在古人当时仅有的解剖知识的支撑之下建立起来的，藏象医学发展是在解剖医学比较深入以后进行的。古人早在五千年前左右对胃肠系统等作出的统计数字基本符合实际。比如“四十二难”对人肠胃长短，受水谷多少大概作出的一个基本的统计数字，“二十三难”用数学的概念解释针刺过程中的“经脉”的具体长度和跟全身的比例，讲解“手足三阴三阳，脉之度数”等。发明针刺疗法的理论基础“经脉”是诸多反应穴

位构成的，生物自身本能地携带的生物电磁特征的众多密集电位点构成了手足三阴三阳经脉。说明尊重知识的古人在阐述藏象医学规律，全面地从反应腧穴的角度作出比较合理解释的同时，没有忽视将一些解剖医学方面的知识从联系藏象的科学道理上作出必要的解答。

古人发现解剖医学跟藏象医学有许多共同的实验结论，古人如果不懂得人体生理解剖知识，就无法创造如此辉煌的藏象医学理论。“三十三难”采用更具科学内涵的话题向后世作了解答。肝青象木，肺白象金。肝得水而沉，木得水而浮；肺得水而浮，金得水而沉，生则“肝得水而沉，肺得水而浮”，熟则“肝得水而浮，肺得水而沉”道理是什么？原来藏象医学早就提出每一个体表反应腧穴都有两个相对立统一的基本元素，我中有他，他中有我。每一个肝的反应穴位，都不是一个单纯的属“木”的属性，而包含有“金”的属性。乙角的含义就是庚金的一部分。每一个肺的反应穴位，都不是一个单纯的“金”的属性，而包含有“火”的属性。辛商的含义就是丙火的一部分。近些年来人们逐渐产生了一个共识，发达的西方解剖医学如果想再进一步得到发展，必须回过头来向传统中医学习。对于中医人员来说，摒弃一切私心杂念和一切经验医学的东西，向古人看齐，从研究内脏解剖学开始，继而占据医学高科技领域，用大量高科技手段尽快将藏象与解剖医学关系理顺，相信中医会迅猛发展起来。

十、“治标”与“治本”的关键性技术概念“是动”与“所生病”

患者自己的痛苦只是自己能感觉到，医生却反复检查检查不出来，在临床上会常常碰到这种情况。而另一种也有自己还感觉不到某一部分的痛苦，连针刺甚至也感觉不到疼痛，而医生则可以检查出来，并作为治疗的依据。这就是“二十二难”提出的所谓“是动、所生病”的关键性技术概念。《黄帝内经·灵枢·经脉》在阐述完各经脉循行和病候之后都要反复提到“是动病”和“所生病”的脉象学概念。“二十二难”是《难经》作者认真学习领会《黄帝内经》经络证候学精神实质之后之后又一次就“是动病”和“所生病”的脉象学概念和疾病反应规律向后人作出的深入解答。经典所谓的“是动病”，是说病变只涉及到“气分”，还处在没有形成体表反应经络体征的阶段；所谓的“所生病”，是指病变已经影响到了“血分”，在体表已经形成了许多反应经络体征。人们常说的所谓在气分的痛苦，就是只是自己能感觉到，医生检查不出来；所谓在血分，就是自己一般还感觉不到自己某一部分有痛苦，连针刺甚至自己也感觉不到疼痛，而医生则可以检查出来。

标本根结是认识标病与本病的非常重要的技术性概念。在很早以前古人就已经能将临床病状的各种表现解析得非常清楚。过去一般认识上解释为，邪在气，气为是动，邪在血，血为所生病，没有跟经络反应腧穴联系在一起。事实上，能否正确理解是动病和所生病对急症处理、疾病抢救至关重要。比如说头痛、腰痛、腿痛之类，事实上现在不论中医西医处理病人时基本都是头痛医头，脚痛医脚。因为大多数人没有理解“是动病”与“所生病”的真实含义。这是脉诊查体医疗中应特别注意纠正的。神经传导受阻而感觉迟钝，常常自己并不感觉有很大痛苦。所谓“气留”是先有气滞不通造成的气机阻滞，会自己感觉气机不畅，所以疼痛不已；所谓“血壅”是后有气机受阻，是指病变已经影响到了“血分”，在体表已经形成了许多反应经络体征。所谓在气分的痛苦只是自己能感觉到的痛苦，医生检查不出来；所谓在血分自己一般还感觉不到，而医生则可以检查出来。所以在解释上常理解为先有气滞不通为“是动”，后有血壅气机阻滞神经传导受阻为“所生病”。

十一、依据“神气舍藏”理论和规律进行的疾病预测

“三十四难”曾提出一种独特的诊断方法，就是通过“人之神气所舍藏”这个规律创造的一种诊断方法。精神神经疾病相当难治，也难以定位诊断。《难经》在当时仅有的解剖知识的支撑之下，以尊重科学的态度，就“脏者人之神气所舍藏”揭示了一个深刻的道理。经言五脏有七神，各何所藏也？然：脏者，人之神气所舍藏也。故肝藏魂，肺藏魄，心藏神，脾藏意与智，肾藏精与志也。所谓“人之神气所舍藏”理论，反过来理解就是通过“神气舍藏”规律判断五脏病变部位的方法。“神藏”的概念，引申过来就是“神不藏、神不守舍”的意思。也就是五脏精气衰竭的表现。所以古人反复实践归纳出了“肝藏魂，肺藏魄，心藏神，脾藏意与智，肾藏精与志”的结论。如果该患者病变中反复出现了“精神魂魄意志”的不正常，精神恍惚，意识不清，神志错乱，那就要结合某脏所藏作出五脏定位的判断。

《难经》作者曾发问说，五脏之积，古代有哪些名称？古人又是如何推算出它们是何年何月发病的？然后很详细地作了解释。这些最早对心、肺、肝、脾肿瘤之类严重危害人类健康的疾病作出发病日期的科学分析论断，对当代医学临床研究和科学发展也具有一定参考价值。五脏之积，涉及到肺心病、肝硬化、脾肿大、胃癌、结肠癌及多种消化道肿瘤等。从临床症状上看“贲豚”的症状是喘咳逆气里急，全身肌肉消瘦萎缩，没有一点气力；“息贲”经常出现寒战高热，咳嗽喘满，肺部膨膨胀满；“痞气”患者感觉四肢困乏无力，甚或出现黄疸，全身异常消瘦；“伏梁”经常出现烦心、心悸、气短等症状；“肥气”患者经常发生咳嗽气逆，有痞块，出现寒热症状。“五十六难”在开展疾病预测方面通过举例的方式讲解了一些很重要的疾病规律。有经验的医生一定会认出它们在现在临床上应当是什么病了。判

断它的发病根源对于治疗用药应有很大启发。

另外一种就是“四十九难”利用“色、臭、味、声、液”这些太过的释放因子进而判断各种病理改变的病位和病性的方法。《十变》言，肝色青，其臭臊，其味酸，其声呼，其液泣；心色赤，其臭焦，其味苦，其声言，其液汗；脾色黄，其臭香，其味甘，其声歌，其液涎；肺色白，其臭腥，其味辛，其声哭，其液涕；肾色黑，其臭腐，其味咸，其声呻，其液唾。利用“色、臭、味、声、液”这些脏器功能障碍出现的病理改变诊断疾病，“四十九难”就曾讲过，“病有正经自病，有五邪所伤，何以别之?”所谓“正经自病”，指的就是五脏本身本能地容易遭受伤害的几种病，五脏“各有所爱，各有所恶，各有所伤”。“忧愁思虑则伤心，形寒饮冷则伤肺，恚怒气逆、上而不下则伤肝，饮食劳倦则伤脾，久坐湿地、强力入水则伤肾”。所谓“五邪所伤”，就是利用“色、臭、味、声、液”这些脏器功能障碍出现的病理改变诊断疾病。比如说病中看到患者身体穴位皮肤颜色色青就可判断病位在肝；病中闻到患者身体表面有臭臊气味就可判断病位在肝；病中闻到体内排泄物有过多酸味就可判断病位在肝；病中患者不断有呼喊声就可判断病位在肝；病中患者眼泪过多就可判断病位在肝。

十二、运用“阴阳五行”数码理论规范辨证施治的创意

《难经》解释《黄帝内经》早在数千年前就创造了运用藏象医学知识，运用脉诊穴位反应点原理，运用“阴阳五行”定律“分经分脏腑”归纳法开展疾病辨证施治和预测的研究。脉息的跳动次数加快叫做“至脉”，跳动次数减慢叫做“损脉”。严重的损至脉会有生命危险。《难经》运用“阴阳五行”定律预测疾病预后的超前技术，对出现“损至脉”脉的危险，《难经》

介绍了“治损至脉”的一些常用法则。所谓“损其脉者，益其气；损其心者，调其荣卫；损其脾者，调其饮食，适其寒温；损其肝者，缓其中；损其肾者，益其精”。

长期以来由于缺乏对于脉象与腧穴的联合诊察，内科医生缺少对经络腧穴知识的全面了解，全科医学教育缺乏中西医学知识的连贯教学，针灸医生分门别类之后缺少深造，逐步让历代从事针灸的医生陷入针工的狭隘圈子之中。缺乏对穴位经络深层的认识。

《黄帝内经》时期建立的“五脏脉论”的医学思想，具有和谐医学人性化、个性化等特点。首先将人体同天体结合在一体，对所有的凡是与生命活动有关的病理生理现象都归纳成为“五行”和“阴阳”的概念。“天以六为节，地以五为制”取之于自然界的六五之数，所设置的特定符号阴阳五行从此成为纵横全面观察人体疾病的特定定位标志。经过数千年的演变和研究进展，数码阴阳五行的网络关系最终演变成竟让全世界称奇的经络“藏象学说”，成为世界上第一个通过体表反应腧穴研究疾病的医学思维方式。

《黄帝内经》曾讲，“余闻上古圣人，论理人形，列别脏腑，端络经脉。会通六合，各从其经。分部逆从，各有条理。四时阴阳，尽有经纪。外内之应，皆有表里”。上古圣人为了疾病的预测和诊断治疗，设计了一个“令合天道，必有终始，上应天光星辰历纪，下副四时五行”的经络系统。

“天地之动静神明为之纪”。在一些动物和植物的皮肤外表往往会呈现出不同的斑纹，特别是乌龟背甲那些十分有意义的图案，启发了古人的思维。在《难经》成书的三千多年前《黄帝内经》时代，人们由此受到启发开始在人体观察像动植物一样的纵横交错的经纬线。在世界医学史上中国人首次发明创造了藏象医学理论，发明创造了“会通六合”的经络脏腑阴阳五行网络定位基本标志。

《黄帝内经》时代采用经络穴位外治的治病方法宽泛到占了整个人类疾病的70%左右，剩余的30%左右才是药物治病的机会。三千多年前创制的脏腑经络阴阳五行数码网络诊断技术已经完善到炉火纯青的地步。“脉有经纪，筋有结络，骨有度量，皮部以经脉为纪”。《难经·二十七难》讲，脉有奇经八脉者，不拘于十二经。奇与正，“奇”指的“奇经八脉”，“正”指的手足三阴三阳十二经脉。提到“六经”和“五行”的概念，张仲景从一个圆的六个角度看待反应于体表的各种疾病反应点体征进行辨证。这就是后来形成的《伤寒杂病论》“六经辨证”。在《黄帝内经》之后《难经》作者适时地对“圣人之起度数，必应于天地”和按照数学规律所创制的“天有宿度，地有经水，人有经脉”等再一次作了全面解释。

《难经》在《黄帝内经》之后，更加深刻地刻意阐述了“端络”经络系统即经脉的深刻含义和网络框架作用。按照《黄帝内经》的叫法，反应穴位叫“腧穴”。腧穴有特异性，各有不同形态特征，所以惯叫它“象数体征”。象数各有一定形态，各带有一定的数字概念。如“五输穴”中的“井、荥、输、经、合”一样，都当作数字看待。都有一个特殊的编码，好比A、B、C、D、E，运算起来比较方便。“木、火、土、金、水”来源于地球自转。从早到午，木能生火；从午到下午，火能生金；从下午到晚上，金能生水。“木、火、土、金、水”都是数字，不是什么抽象的东西，更不是迷信。

第三编　新编中医学基础

第一章　编写新的中医学基础的指导思想

什么是中医基础？中国藏象医学的实验基础怎样编写？这些关系到中医学的前途命运。对初学中医者来说，首先要明确先从哪儿开始学习，怎样学习才是捷径？实验中医学教材，要解决好学习内容和学习方向问题，要有让学习者有“看得见、摸得着”的标志性实验对象。特别是基础理论教材，编写必须参考《难经》《黄帝内经》当时编写教材教育学生的思路和经验。

中医理论是由体表经络穴位反应点体征研究形成的，腧穴基础成为中医基础中的基础。阴阳五行来源于对于腧穴的研究，是腧穴反应规律的总结。反过来阴阳五行成为操持腧穴反应规律的准绳。在辨证施治中它又成为一种临床遣方用药的公式定律。

编写新的中医基础教材，应当将经络框架系统首先交代明白。第一，经络以经脉循行路线为标志，形成人体划分反应腧穴具体方位的标杆和准绳。奇经八脉补充十二经脉，十五络脉再来一个络脉相互补充经脉的纵横关系。所以《灵枢经》所收载的“经脉”、“本输”、“终始”等篇章几乎都成为基础教材必备的内容。其中“经脉”每一段话、每一个字古人都作了仔细推敲，必须精读达到全部可以背诵。

药物的使用在《黄帝内经》时代是作为替代穴位治疗的替

代品。对人体自身本身属性的归纳在“阴阳二十五人”重点作过讲解。对药物、对经脉、对腧穴的阴阳归纳散在各篇，但不能忘记将“阴阳应象大论”完整地转载于中医基础理论课程之中。“五运行大论”、“至真要大论”都有中药学研究方面至关重要的学习内容。

脉诊经络查体是人类医学史上划时代的创举，填补了解剖医学查体无法实现的关于人体“所生病候”的诊断手段。没有数千年对于腧穴反应规律的总结，就没有经络的概念，就没有藏象医学的概念。寸口脉诊是腧穴反应点体征检查的开始，腧穴检查是脉诊理论形成的基础和技术支持。“平人气象论”、“诊要经终论”、“调经论”、“经脉别论”等有专篇内容可供参考。

学习古典医著，我们常常想到的是什么是科学、什么是科学进步。藏象医学就是人类医学科学的进步。历史上《孙子兵法》的思想进步不会停留在大刀长矛的战争交锋之中，《黄帝内经》《难经》的医学思想进步不会停留在“三个手指、一个枕头”上面。大规模的中医查体医疗将改变医学的面貌。

回顾过去，我们常常想到，现代西方医学的快速发展是借鉴了现代高科技的手段。但没有先进的医学思想武装最后会逐渐暴露出它的弱点。认真分析中西医认识疾病的思路，中医是丧失了科学进步的信心，跟现代的西方医学失误一样，其最大失误就是未能深入到与体内外环境息息相关的“气穴”研究中去。在疾病治疗方面，尽管现代医学已从大体解剖发展到分子水平的研究，但目前对许多常见的疾病，如心脑血管病、多发性关节炎，乃至普通的感冒，仍然没有一种理想的治疗方法。就心脑血管疾病来说，它是一种最常见和严重威胁人类生命和健康的疾病，至今没有理想的治疗方法。

手术治疗解决了许多一向被视为不治的疑难问题，脏器可以替换，组织可以移植，但在术后合并症、术后感染和术后判断几方面许多情况下仍然令人费解。术前一切生命指征正常，但术后严重感染。在占位性病变的手术治疗中认为死者生、生者死，后果往往难以预料。

在生命科学的研究方面，古典中医理论认为人是一个小天地，一切生命活动均与自然界的变化息息相关。生命的起源与进化同环境中的电磁密切相关，人体生命活动无不伴有生物电磁特征。最新研究和考古工作发现，《难经》是一本全面解释阴阳五行脏腑经络理论的通俗读本，是一本比较系统介绍包括解剖医学在内的藏象医学查体医疗的讲义。

人体皮肤上有许多与外界联系的神秘通道，古人以疾病过程中的反应腧穴为“器官”，建立了以皮肤为“解剖”对象的网络结构，通过实践逐步形成了以反应腧穴阴阳五行规律为理论基础的脏腑经络理论。从五千年的医学长河中，中国藏象医学理论不断吸收人体解剖医学的营养，丰富和完善自己，形成了在解剖医学理论基础上的以体表反应腧穴阴阳五行规律为基础的藏象医学理论。到《黄帝内经》成书时代，一个能圆满解释人体一切生理病理现象，能融汇解剖医学等百家之长于一身的中国藏象医学查体医疗方法问世。从此由中华民族创造的能彻底征服一切疑难疾病的气象医学模式在世界的东方出现。

殷商到西周一段历史时期，中华民族在世界东方崛起，包括医学科学在内的各个方面走在了世界前列。《黄帝内经》由政府主持编撰，汇集各家所长，成为人类历史上第一部圆满解释生命本质和健康问题的医学巨著和经典。

《难经》这些古本中医教材，埋藏太久，注释的人很多，翻译者忽略了它的体裁、编排顺序等各方面的特征，只是随文演绎，各抒己见，不少翻译注释古本仍然把一大块割舍了，险些扔进了垃圾箱。

据考证，《难经》与《黄帝内经》大体为同一时代著作，内容当初都是当作教材编写的。只是其中有许多文字因为现代人没有按古人的方式操作，缺乏体会和理解能力。从表面看《难经》文章大部分都是脉诊内容，所以历史上就有人称其为“脉经”。实际上立意很深，囊括医学、医疗各方面知识。讲脉诊原理方法只是其中一个方面。脉诊在清王朝统治时期还是比较被重视的，所有病案即称之脉案。诊病过程完全以脉诊为龙头来记录和观察病情变化。发展到近代，现行中医教材忽视了脉诊原理的深层挖掘，泛泛地谈了一下脉诊的一些常识。这样让学生学了觉得莫名其妙。所以导致现在的中医大夫不像中医，见了病人也就只知道用西医的一些知识去应对。

综观《难经》设问答形式的内容安排和排版顺序，完全表明是一本全面介绍中医四诊望闻问切和查体医疗的专著，是介绍和学习脉诊查体医疗的一本讲义。现行中医教材是解放初期一直到近些年来国家有关部门组织的相关人员按照历代临床著作的编撰思路、大体顺序和基本内容编写的。教学过程中，不断修改，至今几乎接近西医的副本教材，学生学习以后照着去做很难取得理想疗效。

中医讲辨证，需要首先明确病变脏腑，要明确病变脏腑，必须首先搞明确当时所反应的经络，要了解所反应的经络，必须首先明确所反应的腧穴，而要明确所反应的腧穴，必须先从寸口脉象上去平衡观察。现代中医教育，如果像《难经》开卷强调的那样，先搞明白了脉诊的原理，懂得了脉诊的重要性，就不至于没落到如此地步。

提到中医脉诊查体，它包括寸口脉诊和纵横贯穿上中下三焦的三部九候诊察和全身性的中医全经络检查在内。《难经》在讲解全身性中医检查中，从方方面面介绍了涉及辨证施治的相关内容。特别是许多涉及到医学高科技和医学生命科学方面的许多尖端领域。该书最大的一个区别就是该书中把疾病中的自我感受和痛苦，疾病中的“所苦、所欲、所喜”，临床表现、自觉症状，也都归纳成一定的十二经提纲和五脏概念。涉及基础理论方面的“经脉、络脉、十二经筋、十二经水，十二经病候”，“是动”与“所生病”等知识，以前各种注释本都没有明确介绍出来。

查穴位是一个医生知识面广不广、基本功硬不硬的试金石。没有全面的阴阳经络知识，不能称之为“好大夫”。腧穴有平面和立体层面的各种变化，现在平面研究还未搞起来，层面更谈不上，所以平面和层面的研究现在都需要搞。有好多人自以为对医学很精通了，诊断靠西医、治疗靠中医，何须要用中医那套老办法，去学习中医诊断。所以中医诊断越来越不受重视，全荒废了。试问，不进行中医查体诊断，处方用药怎么能进入辨证程序，辨证凭什么作依据？没有证据开药方怎么能切中病情？

从穴位检查到脉诊检查，是历史上的一种飞跃。当时的学术界已经为之欢呼。《难经》作为一本经典，为了配合《黄帝内经》的学习，作为一本医学教材，首先交代给人们的是有关中医诊断学方面的具体诊断方法。比如开卷就详细介绍了这种诊断方法的机理或者说原理。因为当时的生产力发展水平都还不很先进，所以解答这样一些难点问题的书，便称之为《难经》了。

历代对于《难经》的注释本很多，新中国成立后也出版了许多介绍《难经》的专著。只是由于缺乏对于脉象与腧穴的长期联合诊察，内科医生缺少对经络腧穴知识的全面了解，全科医学教育缺乏中西医学知识的连贯教学，针灸医生分门别类之后缺少深造，逐步让自已陷入“针灸工匠”的狭隘圈子之中。

千百年来的《难经》翻译注释者以讹传讹，盲目偏信名家注释，使《难经》遭遇了千余年以来的误解和冷落。重新介绍注释《难经》迫在眉睫。编写新的中医基础理论课程首先应当读懂过去人们一直推崇的四大经典。特别是《黄帝内经》《难经》所收载的值得背诵、值得熟读的条文应该全部收载到新的中医教材中去。

第二章　藏象医学的客观物质形态基础

明确了中医的起源，了解了辨证施治必须事先检查和掌握哪些带有根本性的治疗证据，编写新的中医藏象医学基础教材，就应当先让学生了解什么是穴位，什么是穴位反应，如何进入脉诊检查，如何进行脉诊经络检查等。

一、腧穴阴阳概念是中医理论基础中的基础

“穴位”是从“腧穴”演变过来的一个简称。《黄帝内经》之前一个很长时期人们逐渐发现和认识了“腧穴”，称其为十二经之根本，故曰“原”。同样还有称之为“俞府”、“俞会”以及“气穴”、“空穴”、“气节”、“穴会”等名称的。现在的中医教材中基本归纳为“经穴”和“经外奇穴”两种。“腧”字通“输”，简写作“俞”，都有转输的意思，用现代的语言就叫“反应”。

“腧穴”有一定的特征，所以可以去查。查穴位反应体征是中医学各科诊断学基础，相当于西医的诊断学基础。

腧穴基础研究是中医学基础研究的开始。首先对初学中医的人员开展穴位反应点检查的训练，暂时穴位检查还没有发明出理想的从脉诊到穴位反应的全面系统的检查仪器，还缺少能跟高科技年代相适应的相应的高科技检测手段，只能暂靠人工检查。

腧穴研究要实现科学化、现代化，要用高科技手段去代替人工。腧穴诊断就是脉诊的继续，腧穴诊断的现代化就是中医脉诊的现代化，是每一位中医工作者的期盼。

中医有一个概念叫“走注”，也有叫“流注”的，是说有一种反应在病变严重时针刺相关腧穴会发生传导的感觉。可能会在体表出现走窜样痛或发麻、发痒、发胀、触电感、传导感等。有

一句医学术语叫“气至病所”，就是说，哪儿有病，针刺或手指点压，有气流样传导感，似乎可以直达“病变部位”。这些都是为后来“腧穴”研究提供的思路和线索。中国人都知道“点穴道，施法术”的古典神话，认为会“点穴”的人可能法力无边。中医界搞按摩、针灸的人都知道“穴道”，手艺高超之人便被美其名曰“神医”或“神针”。其实，这并不是人和针“神”，而是穴道“神”。

穴位的概念是作为教材出现的，书本上写的那纯粹是理论方面的概念。真正到临床上那必须是指“反应”部位。所以研究反应的穴位“腧穴”以及由它们汇集起来的既是同类的又是密切关联的“寸口脉”，作为四诊八纲的工作基础，是要进行精确计算的，那才是实实在在的东西。

二、腧穴的用途和形成机理

古人说腧穴有三大功能，决死生（诊断），处百病（判断预后），调虚实（治疗疾病）。在用途方面，从中医治病“一针二灸三吃药”看，第一是针刺疗法靠穴位发挥疗效（加上手法也很重要）；第二是灸焫（艾灸或用穴位贴药代替），靠穴位免疫反应激活人体防卫系统（另外还有其他方法如按摩、拔罐等）；第三是处方开药靠脉象穴位体征来辨证。

在临床证情辨识不准，所开出来的药方就很难见效。现在的中医大夫有不少人摸脉是做做样子，靠猜测病情、试探药方、拼凑药方过日子。离开死背硬记的汤头，就会六神无主了。因为祖宗早先开药方是一味药一味药地进行精细的推敲，反复研究各个品种的性味归经，补泻是否相宜，是否是完美的七情合和。现在的医生不认为辨证有那么重要，瞎琢磨一辈子的人很多。

腧穴检查在中医诊断上是非常重要的环节。《难经·序言》中讲：“凡受病根源俞府，皆切脉而知。”他们从业的规矩，乃是“世之医者，率熟胗而察腓，而审证而治药”。《黄帝内经》多次强调：“切脉动静而别阴阳。”根据脉象和脉搏跳动的相关情况而进一步再去检查全身各部，通过详细识别相关腧穴阴阳反应体征来判断病情。腧穴研究的科学化，就是要让“腧穴”的检查、分类、基本功能、用途等，都能用高科技手段测试出来或者描记出来。

“原”的概念来源于《黄帝内经》“九针十二原篇”。经络理论中所记载的“经脉者，所以决死生，处百病，调虚实，不可不通”以及“人之所以生，病之所以成，人之所以治，病之所以起”的记载，都是根据“原”的治疗原理在“腧穴原点”基础上产生治疗作用的。古人描绘的“原”实际上是一个“点”，所以习惯上就称“原点”。原点是集中反应于“腧穴”反应点上的疾病信息集合部位，是人体生物电磁场具有高能物理性能的集合电位点，是唯一存在于体表的可测量的属于中医“藏象”系统的物质形态结构。

三、“本输”理论和藏象概念的确立

藏象相对应的是经络，经络相对应的是腧穴，本输的“输”通“腧”，本输代表的是五输穴，五输穴就是经络网络理论确立之后的重要立足点和测量点。本输就是基本的腧穴，是实施测量和推算的重要标志。

能否正确理解“本输”的含义，是衡量医生是否脑海中形成了藏象医学总体概念的标准之一。《黄帝内经》“本输篇”就是为学习者确立这样一个藏象医学概念而安排的课程。以前《神农本草经》提到的“人参味甘，大补元气”，就是说的穴位上的这个原气。生命诞生之初的“元气”逐渐演变成了这个写法的“原气”。“原气”反映了人体的一切生生之气，“原穴”是产生“原气”等腧穴反应的客观物质形态基础。大补元气的各种治疗方法都是通过不同途径作用于“原点”实现的。开展以脉诊为导向的中医查体医疗中使我们懂得了什么是腧穴，什么是“原点”。经言“未睹其疾，恶知其原”，这句话说的就是这个意思。在今后的中医基础理论课中，就必须说明腧穴与原点的成因和关系。有许多内科医生是一直小看针灸经络的。有这种思想的人，不愿意放下架子的人，不会认识到腧穴原点的深奥。也就是说，资格再老的医生，在他的经历中，如果没有仔细地观察和了解腧穴上的变化，就不会理解古人所强调的“原点”的重要。所以目前的教材，老一辈在以往的基础教材编写中就没有将这些更重要的知识写进教材。

重修“原点”理论，深层发掘“原点”理论的潜力和作用，才能使我们真正拥有更高超的理论和技术。所以这项工作就成了21世纪我们新一代中医的历史使命。近年在发掘古典医籍中我们意外地发现人体另一具有实验研究价值的微观结构。比如当查体触摸到“原点”部位后就会即刻改变脉象特征，改变“寸口”脉象的搏动。经言“十二原者，五脏之所以禀三百六十五节气味也。五脏有疾也，应出十二原。明知其原，睹其应，而知五脏之害矣”。它的意思可能最核心的就是因为“寸口”脉诊能够反应全体各部位腧穴的“原点”信息。所以我们理解《难经》称寸口为“脉之大会”者，深层的道理可能还是基于这一现象。

在《黄帝内经》“玉版篇”有一段精彩的论述。帝曰：“余以小针为细物也，夫子乃言上合之于天，下合之于地，中合之于人。夫子之言针甚骏，以配天地，上数天文，下度地纪，内别五脏，外次六腑，经脉二十八会，尽有周纪。”将这一段话作一翻译，意思是腧穴原点与天体运行规律、气候变化规律有关，操作不好会造成很大事故。这段话从另一个角度提示“原点”在人体生理功能病理改变方面非常值得现代人去深入研究和开发利用。

历代医家在他们的医学著述中对《黄帝内经》刺法的理解和对腧穴原点的理解是很有出入的。《黄帝内经》说，“凡刺之真，必先治神”，又说“粗守形，上守神”。要求针刺时不仅要刺到穴位上，而且一定要刺到“原点”上。《黄帝内经》有一段话很精彩对话说：“夫子言贼风邪气之伤人令人病焉，今有其不离屏蔽，不出室穴之中，卒然病者，其故何也？对曰：此皆尝有所伤于湿气，藏于血脉之中，分肉之间，久留而不去。卒然喜怒不节，饮食不适，寒温不时，腠理闭而不通。虽不遇贼风邪气，必有因加而发焉。邪留而未发，因而志有所恶，及有所慕，血气内乱，两气相搏。其所从来者微，视之不见，听而不闻，故似鬼神。先巫者，其祝由而已者，因知百病之胜，先知其病之所从生者，故可祝由而已。”

四、腧穴“原点”的客观检查和测量

中国古代大概自张仲景《伤寒杂病论》出现以后，以前中医大夫都竞相攀比自己掌握经方治病的水平高低。大部分群众由此也特别信奉方士治病，渐渐排挤了穴位治病的空间，到最后形成非常反感和诬蔑巫医。这是历史的悲剧。由此悲剧愈演愈烈，所以导致科学的中医逐渐地为经验论的方剂思想所替代，逐渐放弃了穴位检查这些程序。所以流传下来的历代脉诊方法就很不完善、很不规范。临床针灸医生把重点放在死记硬背穴位上，内科医生把诊察目标重点放在“寸口”脉上，把必要的穴位反应点分析和测量放在次要的位置上。甚至可以说他们一般都没有腧穴“原点”知识，所以也不会从事腧穴反应点的测量。

中医理论就跟二十四节气一样有那么准数，是什么人用什么方法测算出来的？这些让许多人搞不通。因此我们作了更深入的探讨以后找到答案。要找出理论依据，找出藏象阴阳五行的标志物，找出中医实验研究的方法。

“脉”可理解为人体生物电磁场的一种综合信息反应系统。动态的人体“坐位、卧位”都会呈现出不同的脉象反应。重症患者经常会出现完全不同的两种脉象，健康的人则不会出现这种现象。说明脉不可以看作是普通的血管内血液在搏动。全面理解“脉”的实质、脉与反应穴位的关系，是解释和开展“原点”测量的重要前提。如果借用现代信息技术去解释古时候发现的“脉”和“脉与穴位”的关系，可能更会增加应用现代信息技术研究中医学“脉诊”规律的自觉性。

“原点”是人体生物电磁场上的集合电位点，“脉”这一词汇的出现是跟人们发现山川河流有关。“穴位”这一词汇的出现则跟不断的疾病痛苦检查有关。哪儿痛哪儿痒可能哪儿有一特殊的痛点、特殊的反应点，可能哪儿有一异常搏动、异常敏感区域敏感点。古人先是把这些点连接起来产生了“经脉”的概念，再发现各个点之间还有一个共同的观察部位。这个观察部位可能很多，但容易观察、容易发现的部位可能就是现在人们所熟知的“寸口”脉部位。因这个部位符合诸多“阴阳”规律，便于观察的系统部位，而被规范下来正式启用。

腧穴被认为是针刺和内科医生用以诊断治疗疾病的依据。腧穴指反应的穴位。临床发现，在健康人皮肤表面经络部位基本上无从发觉有特异性体征存在。在病理状态下，才可在某些皮肤表面经络部位见到许多“坚紧实硬”等物质存在和有其形态改变。

在临床上常常按脉象辨经、查体验穴确定的反应部位，多有肿满、隆起，坚紧实硬感。针刺时如有“刺中筋”、“刺中骨”的感觉。如乳腺癌患者罗某，针刺右肺俞时见到皮部微硬，针下紧涩甚，刺后亦起鼓包。绝大多数病人，若刺皮坚紧如革样时，多有出血情况出现。可能一针见血，可能数刺后见血。出血量由一滴到数滴甚则达到淌血如注。多数情况下按层面关系去刺，部分反应腧穴，随刺后冒出鲜红或暗红瘀血如水柱样喷射。显然是反应腧穴中有某种机制、某种物质存在。这些微观结构在治疗中发挥着作用。

人体体表出现的腧穴按照古书上的描述，就好比树木或者竹子的“节”一样。“譬犹刺、犹污、犹结、犹闭”，并解释说其组织形态并非“皮肉筋骨也”，解释“腧穴”是神气游行出入的场所。

古人对穴位反应的内部结构的描述更耐人寻味。文中写道：“静意视义，观适之变，是谓冥冥，莫知其形，见其乌乌，见其稷稷，从见其飞，莫知其谁。”意思是静义（密意）观察针刺时手下感觉，可以观察到从治疗到疗效的产生，手下有不同的针刺感觉变化。好像有一个什么东西存在，好像被一个什么东西抓住，有时是固定的，有时是忽隐忽现的，有时感觉到嚓嚓作响，有时又突然散失。这时病人进入陶醉状态，有睡意，有轻松感和解脱的感觉。

古人直白地说，限于当时技术和医疗条件，不能搞明白手下的这种感觉中到底存在着什么，什么在发生着作用。所以称“从见其飞，不知其谁”。

“原点”是人体生物电磁场上的集合电位点，这一观点可以从《黄帝内经·灵枢·玉版》一段精彩的论述中可以得到证明。

帝曰：“余以小针为细物也，夫子乃言上合之于天，下合之于地，中合之于人。夫子之言针甚骏，以配天地，上数天文，下度地纪，内别五脏，外次六腑，经脉二十八会，尽有周纪。”

意思是说，一些人觉得一颗小小的针，扎到身上能有多大作用。而专业研究人员经过深入研究发现，提出一个惊人的科研结论：腧穴本身会产生一种电位点（原点），它的活动规律竟然是与宇宙间天体运行规律、气候变化规律密切相关。“以配天地，上数天文，下度地纪”，“内别五脏，外次六腑”，“经脉二十八会，尽有周纪”。用现代人的话说，就是穴位反应点（原点）合于“天、地、人”，是人体“生命活动、病理变化”与天体宇宙大磁场密切联系的纽带和中间媒介。人体通过穴位上的这个“原点”跟自然界取得了联系。“原点”能影响人的一切生命活动。

《黄帝内经》还有一段很精彩的话，“夫子言贼风邪气之伤人令人病焉，今有其不离屏蔽，不出室穴之中，卒然病者，其故何也？对曰：此皆尝有所伤于湿气，藏于血脉之中，分肉之间，久留而不去。卒然喜怒不节，饮食不适，寒温不时，腠理闭而不通。虽不遇贼风邪气，必有因加而发焉。邪留而未发，因而志有所恶，及有所慕，血气内乱，两气相搏。其所从来者微，视之不见，听而不闻，故似鬼神。先巫者，其祝由而已者，因知百病之胜，先知其病之所从生者，故可祝由而已。”

这段话说明两层意思，一是贼风邪气伤人有客观基础。发病前就已经有“邪气藏于血脉之中，分肉之间，久留而不去”。如果再遇到猝然喜怒不节、饮食不适、寒温不适时，导致“腠理闭而不通”。虽没有遇到贼风邪气，必有新的原因，比如气候变化而发病。

第二层意思是，有人错误地认为，巫者“祝由”而能治好者，好像是有什么“鬼神”在作怪。其实不是，巫者，是采用穴位治病的技术更精湛的医生，“因知百病之胜，先知其病之所从生”。了解到发生在体内的“腠理闭而不通”，病邪隐藏经络这些情况。故可“祝由”而已。之所以有些人认为有迷信色彩，是因为其“所从来者微，视之不见，听而不闻”，病邪还隐藏在经络深层，没有从经络穴位上反应出来，所以认为有“鬼神存在”。

五、展望中医进军医学生命科学的高科技领域

根据一些史料记载，早在五千年前中华文化体系形成时，我们的祖先就发现了腧穴，发现了在人体与天体之间具有调节生命

活动规律的“生命活动原点”，在发现这些可进行实验研究的反应点（腧穴）的基础上撰著了一部让世界医学论坛至今仍无法破解的神秘天书——《黄帝内经》。

《黄帝内经》的理论体系专注于从体表各个局部的微循环部位的“穴位电位点”归纳到整体的全身“脉电位点”，来集中观察、调节人体各组织器官功能，它是迄今发现的医学生命科学领域更高层次的理论和医疗技术。

但由于近代西方世界的技术垄断，多数高级知识分子来源于西方国家，受到西方文化的影响。加之数千年的中医文化逐渐被疏远，西方医学思想培养的人，在没有看见疗效的的情况下不会轻信少数人的建议和建言。他们没有深刻认识到古代中国人的超常智慧。当有人发现人体“生命活动原点”和人类从生命诞生那一刻自身设置的带有本能性的调控程序这一重大发现时，这些高级知识分子仍然抱着怀疑的态度。展望中医进军医学生命科学的高科技领域，我们有这样一些看法：

1. 古典中医的“脉”是什么？是网络全身的十二经脉。“寸口脉”是集中观察全身十二经脉虚实情况的窗口。经脉的单元结构是什么？是腧穴。“腧穴”是构成经脉最基本的单元结构。腧穴是人体生物电磁场联络全身各部的基本电位点，是具有炎症性病理改变的反应点。中医研究必须从“脉”开始，从“腧穴”反应点开始。

2. “腧穴”具有隆起、肿满、发热、发凉、肿硬、不易进针等特征，且不同病种、不同性质的反应点，针刺感觉不同。“阴阳五行”理论是从腧穴规律中总结出来的。“腧穴”是中医理论形成的“原点”。

3. 同一个病人身上的两个同名穴位上同时使用“压丹”进行治疗，可是两个部位有一个反应，另一个无反应。一个发痒、出水，或者出现大量粒细胞聚集的“化脓灸”现象；而另一个则没有。还有一些反应点针刺后患者出现“呼呼欲睡”的麻醉现象。

4. 由此我们想到，中医脉诊是否可以考虑将“透视、化验、B超”等检测方法作为一种新的“平脉”手段，放到两个相对应的、比较典型的和容易操作的反应点上进行?

5. 是否可以开展“相互对应”的两个反应点上从事“组织学”方面等生理特性和病理结构方面的研究。

6. 在有条件的地方，是否可以考虑开展反应点部位“粒细胞检测技术、微循环测试技术”? 应用“电测定技术、红外热像技术、脉动传感技术”等开展对于“反应点”本质的研究。

7. 如果以“反应点体征”为目标对象，开展具有中国特色的“中药研究”的“动物模型”设计，是否有可能考虑，以“能迅速消除反应点体征”的“药物（新药）”作为最可信赖的产品，这样再向全社会推荐?

8. “太极八卦图”是我国东方文明的象征。是否可以应用“反应点体征”检查这一手段，作出每个人不同的类似“太极八卦图”的“生命曲线图谱”? 在“腧穴”反应点上，在医学生命科学研究领域，作出经络穴位“基因水平”的“超微结构”研究的结论。

第三章　中医脉诊查体医疗

一、什么叫中医查体医疗

中医查体医疗的概念，就是在《中医诊断学基础》中，将阴阳五行理论联系到具体的经络穴位反应点上，并规定出其相关的反应体征的标准，在切诊（脉诊）的提示下，平脉辨经，诊断治疗依据检查体表反应经络穴位体征来进行诊断和辨证施治的一种中医医疗方法。

该方法强调，在临床诊断和辨证施治中主要是以“寸口”脉诊为导向，主要依靠检查体表经络穴位反应体征开展医疗的一种中医诊病治病方法。

“中医查体医疗”一词分“查体”与“医疗”两部分内容，扼要说明这种中医医疗方法基本是通过“查体”所获得的一系列比较客观的“体征”作为证据进行医疗的。该法类似于西医通过检查诊断疾病的现代医学操作模式，但又强调了依据经络体征“辨证论治”这一特点。与现行中医医疗方法有很大区别。

据考证，在中医四大经典著作《黄帝内经》等文献中有许多关于查体医疗的论述。后世医家张仲景、张元素、李东垣等在历史上曾产生过重大影响的医学大家也都曾在自己的著作中反复强调过全面检查和查体医疗的重要性。

如《素问·方盛衰论》曾有一段关于查体医疗方面的论述。“是以圣人持诊之道，先后阴阳而持之。奇恒之势乃六十首。诊合微之事，追阴阳之变，章五中之情。其中之论，取虚实之要，定五度之事。知此乃足以诊”。意思是古时候医生在给病人看病时，都要详细地从前、后、左、右、上、下进行检查。按照穴位反应特征和病变基本体征归纳为六十种证型。诊断时要详细参考各部位穴位反应微细变化，来了解体内的阴阳病变情况。按照五脏病变基本规律去分析判断病情。特别是要掌握五脏病变的虚实所在之处。只有通过这样确切了解了脉度、肉度、筋度、骨度等详细资料后，才能最后作出全面诊断。所以《素问·疏五过论》讲：“善为脉者，必以比类奇恒，从容知之。”意思是懂得脉诊原理的人，都会知道只有通过全身经络穴位检查，只有反复去作对比对照观察才能作出确切诊断。

《素问·三部九候论》讲到诊法时谈道，“必审问其所始病，与今之所方病，而后各切循其脉，视其经络浮沉，以上下逆从循之”。意思是进入诊法程序后，需要反复进行穴位反应检查。批评那种不重视诊法的做法，“切阴不得阳，切阳不得阴”，“守学不湛，诊事消亡”，“知左不知右，知右不知左，知上不知下，知先不知后”，“故治不久”。将来的疗效一定不会太好。强调“必先审扪循三部九候之盛虚而调之，察其左右上下相失及相减者，审其病脏以期之”。

《素问·疏五过论》通过反问方式反复强调查体医疗的重要性，并记载了许多注重诊疗规范、操作程序方面的情形。文章讲道，“圣人之术，为万民式”，“论裁志意，必有法则”，“循经守数，按循医事”。意思是说医疗工作很重要，要按照有关操作程序和诊疗规范，严格办事，诊断治疗要有标准，要按程序进行。“审于分部”，到全身各部去检查；“知病本始”，询问病史，了解病变部位；“八正九候，诊必副矣”，从不同方位，不同层面去掌握三部九候穴位的反应情况；“守数据治，无失俞理”，必须找到客观依据、客观体征。治疗和处方用药，不能失掉穴位反应这个根本性体征。

二、“相体以诊、疾无遁情”的各家学说

《素问·五藏别论》讲道，“凡治病，必察其上下，适其脉候”。必须全面系统进行穴位反应检查，跟“寸口”脉象进行对照观察。

《素问·阴阳应象大论》讲道，“善诊者，察色按脉，先别阴阳”。技术高超的医生，通过对各部分皮肤气色的观察，穴位反应部位反复循扪按压。首先诊察到反应穴位的阴阳体征部位。“审清浊，而知部分”，通过全身各部皮肤颜色的清浊分析来了解病变的部位。“观权衡规矩，而知病所主”，通过对“寸口”脉动部位的诊察，应用五行公式来推测该病变所主的脏腑部位。“按尺寸，观浮沉滑涩，而知病所生”，通过“寸口”脉象的诊

察从其浮沉大小去了解病邪发生的原因。“以治则无过，以诊则不失矣”。按照这样的方法去诊察，就不会有太大的疏漏和错误了。

汉代医家张仲景在“平脉法”一文中曾作过这样的重要论述。“脉贵有神，不可不审”，“随时动作，肖象形容”，“相体以诊，疾无遁情”。

金元四大家之首张元素在《医学启源》一书也曾强调过：“五脏六腑虚实寒热皆见形证脉气，若非诊切，无由识也。”

李东垣、王好古、罗谦甫以及刘完素、张从正、朱丹溪都是受其诊法思想影响，注重查体医疗，而能在中医学发展史上创造了一个金元时期的中医学空前发展的鼎盛时期。

《素问·灵兰秘典论》更有一段很有意思的重要论述，当谈到藏象医学原理时强调说，“至道至微，变化无穷，孰知其原?”“窘乎哉！肖者瞿瞿，孰知其要?”“闵闵之当，孰者为良?”再三强调开展中医查体医疗的重要性。

将这句话翻译过来就是，“穴位反应”这一现象，看不见其中间过程，谁能说清楚它的物质基础是什么；“穴位反应”这样难以理解，外在表现又不很明显，谁能掌握它的基本规律？在临床上谁又能将“穴位反应”检查这一工作做到最精良呢？古典医籍中这些论述都足以说明古人对以穴位“反应体征”为对象的中医查体医疗的重视。

三、藏象经络理论确立之后的中药归经理论

有关中药归经和中药治病的道理，与整个人类所食用的五谷杂粮、水果蔬菜，乃至禽兽肉蛋食品性味相通。对它们的认识与已知的经络穴位知识分不开，而且起了直接的指导作用。已被发现和完整系统地规定作为人类生活食用的食品、营养品、辅助品等药食，不是简单地、偶然地配伍，而是经过了几千年的不断认

识、不断尝试、不断修正完成的。

上古时期，人们通过疾病的诊断治疗过程发现了穴位，通过粮食的种植、食品的筛选发现了中药。紧接着，通过反应穴位的不断观察端络出了人体的经络。中药单味的应用逐渐提高到多味药的配伍应用。经络穴位的观察逐渐成为复方中药治病理论指导和疗效评判标准。

中药治病的大规模进行是在经络脏腑理论被确立之后进行的。《素问·阴阳应象大论》中，首先将人体各个部位按皮部划分为十二个区域部位，端络出来一个具备完整概念的经络系统。经络在外，脏腑在内，互为表里阴阳。脏腑的病可以反应到经络，通过经络观察到。脉象穴位诊断的原理就是从经络的反应可以了解到内脏的病变情况。

经络分十二条，每一条配属一个脏腑。经络分手足太阳、阳明、少阳，手足太阴、少阴、厥阴，脏腑病变的阴阳归纳就全部借助“手足十二经络穴位”阴阳的观察了。经络的概念有手足阴阳表里之分，正好与宇宙天体运行一年之中有十二个月相合。这样，就出现了“天人合一”的概念。

穴位是形成经络概念的单元结构。说明脏腑的病变靠经络，说明经络的病变靠穴位。穴位的平面结构研究和立体结构研究便成为说明脏腑病变的基本研究对象。穴位在用来说明脏腑病变的过程中，成为研究中药治病规律的基本研究对象。

四、医圣张仲景《伤寒杂病论》记载的“平脉法”

“脉象”的概念作为一种穴位反应综合能力的表现，包含了穴位反应的各种特征。如“隆起肿满、发热、盛实、虚滑、紧缓”等。

“平脉法”中对脉诊有两方面重要评论：一是“脉乃气血先见”。所谓“气血先见”，就是先能看到的。意思是“脉”是气血变化先能发现的部位。在这里不单指寸口脉，而是整个经络穴位上的变化；二是“病变百端，本原别之”。所谓“本原”也通“本源”，“本源”就是全身所有的反应穴位。临床上要对病变的性质病位进行详细的判断，也只有从经络穴位上去辨别。所以下文说“欲知病源，当凭脉变”。

在“当凭脉变”中，强调了两种做法：一是“欲知脉变，先揣其本”。这个本，指的就是全身的经络穴位反应部位。古语谓“治病必求于本”。这个“本”也就是人体经络穴位阴阳反应。仲师平脉法大概也是沿用《素女脉诀》原创脉法的脉诊原则方法。所以下文讲到，“本之不齐，在人体躬”，“相体以诊，病无遁情”。“体躬”者在全身所有的反应穴位上去做全身检查也。只有这样，才不会误诊病情，正所谓“相体以诊，病无遁情”。

仲师曾批评那些不重视脉诊的人，“省疾问病，务在口给”。诊断疾病，凭着口述。“按寸不及尺，握手不及足”，“人迎、趺阳，三部不参”。诊疗过程没有进行详细的中医查体验穴，了解全身各部脉候，更没有反复验证对照。照这样一些临床过于简单地做法，很难全面掌握病情。照此提出的诊断、开出的方药，也多数难以对症和见效。

当今继承学习仲师之学，关键在于“相体以诊”。中医原创脉法自古以来就十分重视“查体医疗”。所以开展查体医疗，是学习、继承仲师之学千真万确和永远不改之途径。

仲师对于“平脉”二字的理解是，“犹秤物而得其平”。就是左右手的脉、左右两侧的反应穴位要反复地对比、对照观察，以了解左右阴阳平与不平。

仲师在研究“平人气象”（正常人脉象）与“脉变”（有病变的脉象）后，在其著作中留给后人中医诊断方面的主要遗产就是“相体以诊，病无遁情”。全面继承仲师之学，遵照《难经》

脉法规律，开展中医查体验穴诊断，是今后中医发展的方向。

"平脉法"从寸口脉象诊察方面讲述的"脉随变化，变化无穷"，"三部不同，病各异端"，"邪不空见，中必有奸"；随时动作，肖象形容"；"春弦夏洪，冬沉秋浮"；"一时之间，变化无常"；"肾沉心洪，肺浮肝弦"，"变化相乘，阴阳相干"。其精神跟《黄帝内经》《难经》"五脏脉论"观点相合，是学习脉诊和脉象诊察中必须掌握的一部分内容。

张仲景平脉法中还能看到的有关五脏脉论方面的一些文字记载：

"东方肝脉，其形何似?""其脉微弦濡弱而长。""假令得纯弦脉者死。"（病重，甚至到极重不可救药）

"南方心脉，其形何似?""其脉洪大而长。"假令脉来微去大（古时称溢脉、相乘脉）病在表；脉来头小本大（古时称覆脉）病在里。上微头小者，则汗出，下微本大者，则为关格不通（不得小便，癃闭也）。（古时记载，癃闭，头无汗时还能继续治，头有汗时，就不容易恢复了）

"西方肺脉，其形何似?""其脉毛浮也。"（古时记载，肺病得毛浮，缓迟脉者可治，得数急脉者，难治）。

"北方肾脉，其形何似?""其脉沉而石。"［古时记载，肾病自得沉石脉（不同于实脉的沉和石），容易治，若实大者难治］

张仲景在强调全科脉诊方法平脉辨经之外还有一些比较重要的和在临床比较有参考价值的内容：

"风则浮虚，寒则紧弦，沉潜水畜，支饮急弦。动弦为痛，数洪热烦。

"极寒伤经，极热伤络。风令脉浮，寒令脉紧，又令脉急。暑则浮虚，湿则濡涩，燥短以促，火躁而数。"

对于脉诊原理，张仲景《平脉法》解释说"呼吸乃脉之头"、"夫脉者，周身经脉之气会聚于两手之寸关尺"，也就是集中反应于寸关尺。用现代人的话说就是“寸关尺”集中反应了周身脉穴活动的电位变化。

将人体这一古典诊断系统脉象（狭义的脉象即寸口脉象）与穴位反应作一分析或者比喻：

寸口脉象好比镑秤的秤杆，穴位反应好比镑秤的秤砣。

一般说，“寸口”脉象上可以承载像“镑秤”一样数吨甚至更重的物体，把全身的病情都能反应出来。但真正可以随时增添，而且可以量化的，可以客观观测到的，还只有体表这些与脉象一脉相承的反应穴位体征。一般医生掌握脉象难，掌握穴位体征容易。

当脉象出现“太过”与“不及”的特异性或者非特异性“位、数、形、势”变化时，穴位反应体征也会同时展现出来。

如果以指代针，点按或切掐这些反应穴位体征，脉象会马上发生变化，由大变小，由急变缓，由浮变沉。反过来，脉象也会由小变大，由缓变急，由沉变浮。

虽然不是每一次脉象都会出现大的变化，但也有即刻出现悬殊性变化的时候。而凭借这些反应穴位体征的调节，往往可以经过一次、两次，或者更多次的调节，逐渐改变这些病态的脉象的图像。到这些脉象得到改变的时候这些体表反应穴位体征就会消失。脉象与脉象图同反应穴位处在同步的消长变化之中。

凭借脉象查找穴位反应体征的古典脉诊理论流传至今已经失传。后世所谓最有影响的脉学专著是《脉经》（王叔和著）和《濒湖脉学》（李时珍著）。另外还有其他一些可散在各名家著作中的脉诊理论。误被人们视为“脉学正宗”的《脉经》，从经典脉诊理论派生出来以后，所以能流传至今，一个重要原因是它容易理解和学习。但随着时间推移后人不断传抄，其中不乏人为造作的成分逐年增加。对现时来说，面对现代医学挑战，它必须现代化，才会得到发展。

五、中国藏象医学诊断学基础

1. “心”：南方赤色入通于心，开窍于耳，藏精于心。

（在归纳为五脏系统之一的“心”的系统中，所有涉及到五行与“火”相对应的各类脏器组织、脏器功能，发出的声音、排泄的分泌物，自然界地域方位、寒暑气候变化，自然界物产、动植物脏器、活动规律等与健康有关的各类事物的普遍归纳方法）：

故病在心（联系各种病变与“心”有关系时这样归纳）。

其味苦，其类火，其畜羊，其谷黍。

其应四时（在四季之中），上为荧彗星（天空中荧彗星会最亮、最显著）。

其病在脉（如果在五体“皮脉肉筋骨”脉这个层面出现病变，说明如果诊断其病位的话，其浅深皮肤层面在“脉”这个层面）。

其音徵（出现五音中的“徵”音时，表示心的功能受到影响）。

其数七（在一个计算脉动部位的运算中心在第二层面，与肝第四个层面的八数相加恰好是十五，故认为心数七）。

其臭焦（如果鼻子闻到焦臭味时，说明是心经有了病变）。

其声言（如果病变中突然不能说话时，是心经出现了病变）。

其液汗（作为五液之一的“汗”，如果汗出异常时，可以判断是心经的病变）。

南方（属丙丁这个方位）生热（因为本身生理上的关系，心虚时需要热来补充）。

热生火（由于热是补心的，所以热多余时就会产生火热的病变）。

火生苦（由于火热多余时会出现口苦诸般症状，所以有下文），苦生心（用苦的食品、药品就能降心火）。

心生血（由于心是管理心血管系统的，所以心血管系统有病变时就应当首先考虑采用补心的方药和治法）。

血生脾（由于脾的病变往往出现面色黄晦等贫血的一系列表象，子能令母实，所以遇到心经病变当先考虑先补脾生血）。

心主舌，其在天为热，在地为火，在体为脉，在藏为心。在色为赤，在音为徵，在声为笑，在变化为忧。在窍为舌，在味为苦，在志为喜。

喜伤心（高兴太过，会使人心气缓，容易伤害心的功能）。

恐胜喜（解救的方法是突然告诉他一件让他感到恐惧的事）。

苦伤气（如果心的功能很虚时，性味苦燥的药品千万少用）。

咸胜苦（补益心功能的时候，应当用性味咸淡的药品）。

心者，君主之官也（藏象学说是古代的控制论学说，所以用君臣关系表述），神明出焉（精神活动主要是心的功能所主）。心者，生之本（心主循环所以看成生命之本），神之变也（主宰精神意识活动的功能）。其华在面（面部颜色可以看出心的功能变化），其充在血脉（血脉流畅表示心的功能正常）。为阳中之太阳（全身各脏器特别是五脏都要划分阴阳，心在阴阳多少方面，心为阳中最多的，所以为阳中之太阳）。通于夏气（按温补肝、凉补肺、寒补肾，热补心。所以说通于夏气）。

心之合脉也（心的本部在脉，要见心之病变情况，从脉上就可以看出）；其荣色也（心的功能状况从外部皮肤颜色上可以看出，心火的病变后多数表现为面部红赤），其主肾也（心是由肾这个上级管理的）。心气通于舌（从舌上可以看出心的活动），舌和则知五味矣（舌动作灵活说明心的功能还算正常，包括味觉)。心气虚则梦救火，阳物（心虚病有所梦火和阳物的征兆)。得其时则梦烧灼（久病得到恢复会梦见大火燔烧)。

以下各脏腑功能的表述文字在理解上可以参照上面解释，意思以此类推。

2. 肺：西方白色入通于肺。开窍于鼻，藏精于肺，故病在背。其味辛，其类金，其畜马，其谷稻，其应四时，上为太白星，是以病之在皮毛也。其音商。其数九，其臭腥，其液涕。

西方生燥，燥生金，金生辛，辛生肺，肺生皮毛，皮毛生肾。肺主鼻，其在天为燥，在地为金，在体为皮毛，在藏为肺。在色为白，在音为商，在声为哭。在变动为咳。在窍为鼻。在味为辛，在志为忧。忧伤肺，喜胜忧，热伤皮毛，寒胜热，辛伤皮毛，苦胜辛。

肺者，相傅之官也，治节出焉。肺者，气之本，魄之处也，其华在毛，其充在皮，为阳中之太阴。通于秋气。肺之合皮也，其荣毛也，其主心也。肺气通鼻，鼻和则知香臭矣。肺气虚则使人梦见白物，见人斩血藉，得时则梦见兵刃血战。

3. 脾：中央黄色入通于脾，开窍于口，藏精于脾，故病在舌本。其味甘，其类土，其畜牛，其谷稷，其应四时，上为镇星，是以知病之在肉也。其音宫，其数五，其臭焦，其液涎，其色黄。

中央生湿，湿生土。土生甘，甘生脾，脾生肉，肉生肺。脾主口，在天为湿，在地为土，在体为肉，在藏为脾。在色为黄，在音为宫，在声为歌。在变动为哕，在窍为口。在味为甘，在志为思，思伤脾，怒胜思，湿伤肉，风胜湿，甘伤肉，酸胜甘。脾之合肉也，其荣唇也，其主肝也，脾胃者，仓廪之官，五味出焉。

脾者，仓廪之本，营之居也。其华在唇、四白，其充在肌，此至阴之类，通于土气。脾主四肢，为胃行其津液。脾气通于口，口和则知谷味矣。脾气虚则梦饮食不足，得其时，则梦筑垣墙盖屋。

4. 肝：东方青色入通于肝，开窍于目。藏精于肝，其病发惊骇。其味酸，其类草木，其畜鸡。其谷麦。其应四时，上为岁星。是以知春气在头也。其音角。其数八。是以知病在筋也，其臭臊，其声呼，其液泣，其色青。

东方生风，风生木，木生酸，酸生肝，肝主筋，筋生心。在变动为握，在窍为目。在味为酸，在志为怒，怒伤肝，悲胜怒，风伤筋，燥胜风，酸伤筋，辛胜酸。

肝者，将军之官决断行焉。肝者能之本。魂之居也，其华在爪。其充在筋，以生血气。此为阳中之少阳，通于春气。肝之合筋也。其荣在爪，其主肺也。肝气通于目，目和则知黑白矣。肝气虚则梦见菌香生草。得其时则梦伏树下不敢起。

5. 肾：北方黑色入通于肾，开窍于二阴。藏精于肾。故病发恐水在溪。其味咸，其类水，其畜彘。其应四时，上为辰星。是以知病之在骨也。其音羽，其数六，其臭腐，其液唾，其色黑。

北方生寒，寒生水，水生咸，咸生肾，肾生骨髓，骨髓生肝，肾生耳，其在天为寒，在地为水。在体为骨。在藏为肾。在色为黑。在音为羽，在声为呻。在变动为傈，在窍为耳，在味为咸。在志为恐，恐伤肾，思胜怒，寒伤血，湿胜寒，咸伤血，甘胜咸。肾者作强之官，技巧出焉。

肾者主蜇，封藏之本，精之处也。其华在发，其充在骨。为阴中之少阴，通于冬气。肾之合骨也，其荣发也，其主脾也，肾通于耳，耳和则知五音矣。肾气虚则梦见舟船溺人。得其时则梦伏水中，若有所畏恐。

六、脉象学脉形状指下特征

浮脉，举之有余，按之不足。

芤脉，浮大而软，按之中空，两边实。

洪脉，拍拍而浮，洪而大在指下。

滑脉，往来圆滑流利，辗转如珠，近似于数。

数脉，来去促急，至数多。

促脉，来去数，促疾，时一止复来。

弦脉，按之如弓弦状，举之小。

紧脉，紧张，至数快，如切绳状。

沉脉，举之不足，按之有余。

伏脉，极重指按之，着骨乃得。

革脉，如摸鼓皮，微弦实大而长。

实脉，大而长微强，按之应指愊愊然。

微脉，极细软或欲绝，若有若无。

涩脉，细而迟缓，往来艰涩，或散一止复来。

细脉，小大于微，指下常有，但形体细小。

濡脉，极软而浮，细小。

弱脉，沉细小，软弱，按之欲绝指下。

虚脉，浮大而迟，虚软，按之不足。

散脉，散漫，大而软散。

缓脉，来去缓慢而迟，小快于迟。

迟脉，一呼一吸三至，去来极缓。

结脉，缓而往来，时一止复来。

代脉，脉来有歇止，数中忽一止，止不能自回，因而复动。

动脉，厥厥动摇，无头尾，大如豆，见于关上。

七、脉象学寸口六部所主脏腑部位及五脏正常、异常脉象

1. 六部所主脏腑

肝、心出左，脾、肺出右，肾与命门，俱出尺部。

关前一分，人命之主，左为人迎，右为气口。

神门决断，两在关后。诸经损减，各随其部。

心部在左手关前寸口是也，即手少阴经也。与手太阳为表里，以小肠合为府。

肝部在左手关上是也，足厥阴经也。与足少阳为表里，以胆合为府。

肾部在左手关后尺中是也，足少阴经也。与足太阳为表里，以膀胱合为府。

肺部在右手关前寸口是也，手太阴经也。与手阳明为表里，以大肠合为府。

脾部在右手关上是也，足太阴经也。与足阳明为表里，以胃合为府。

肾部在右手关后尺中是也，足少阴经也，与足太阳为表里，以膀胱合为府。

2. 五脏正常、异常脉象

“浮涩短为肺脉，浮散大为心脉，浮弦大为肝脉，沉细微为肾脉，缓大敦为脾脉”。

平心脉来，累累如连珠，如循琅玕；

病心脉来，喘喘连属，其中微曲；

死心脉来，前曲后居，如操带钩。

平肺脉来，厌厌聂聂，如落榆荚；

病肺脉来，不上不下，如循鸡羽；

死肺脉来，如物之浮，如风吹毛。

平肝脉来，濡弱招招，如揭长竿末梢；

病肝脉来，盈实而滑，如循长竿；

死肝脉来，急益劲，如新张弓弦。

平脾脉来，和柔胡离，如鸡践地；

病脾脉来，实而盈数，如鸡举足；

死脾脉来，锐坚如乌之喙，如鸟之距，如屋之漏，如水之流。

平肾脉来，喘喘累累如钩，按之而坚；

病肾脉来，如引葛，按之益坚；

死肾脉来，发如夺索，辟辟如弹石。

如果对以上五脏正常、异常脉象画出图形来，则更是逼真、形象，容易区别。

八、脉象学常用的平脉辨经方法

古语谓，见其色，知其病，名曰明；按其脉，知其病，名曰神；问其病，知其处，名曰工。

愿闻“见而知之，按而得之，问而极之”，为之奈何？

曰：夫色脉与尺之相应也，如桴鼓影响之相应也，不得相失也。此亦本未根叶之出候也，故根死则叶枯矣。色脉形肉不得相失也。故知一则为工，知二则为神，知三则神且明矣。

又：善调尺者，不待于寸，善调脉者，不待于色。能参合而行之者，可以为上工。上工十全九；行二者，为中工，中工十全七；行一者，为下工，下工十全六。

诊脉又称切脉，基本术语叫“平脉”，平脉辨经的概念就是将左右手的脉作一平衡比较，针对平脉所获得的特征性脉象，然后按一定原则再判断出“脉动”的经络部位的这一方法叫平脉辨经。

平脉辨经的方法有 10 多种，举例来说有一下几种常见的平脉辨经法：

（1）五脏脉象法

所谓五脏脉论法，即以五脏的特征性脉象为准则，来判断脉动部位的方法。

五脏的特征性脉象是：“心脉浮大而散，肺脉浮涩而短，脾脉缓大而敦，肝脉弦长而和，肾脉沉实而濡。”

简言之，“肝弦，肺浮，心洪，脾缓，肾石。”

（2）五脏脉位法

五脏脉位法就是在五脏脉动部位判断中，以“寸关尺”三部所排列的“五行相生”顺序判断“五脏六腑”的脉动部位的方法。

具体地说，左手和右手脉动部位的判断，由右向左依次按生成顺序排列其属性。即：左尺水、生左关木，左关木、生左寸火（君火），左寸火、生右尺火（相火）。

右尺火、生右关土，右关土、生右寸金。

接下来的是：右寸金、生左尺水。

大凡在某相关部位出现独特的“脉动”时，即可判断为某经“脉动”。

（3）浅深层次法

浅深层次法就是按诊脉时脉象应指的力量和浮现的程度判断脉动部位的方法叫浅深层次法。

按古书记载，将所诊部位从一个整体划分为五个层次，轻按（最浅层）为肺部，稍重按（浅层）为心部，重按（稍深层）为脾部，再重按（再深层）为肝部，最重按（最深层）为肾部。

此法完全按“数学”概念进行推断。所列“脾数五、心数七、肝数八、肾数六、肺数九”，皆取之“河图”之数。

在一个脉图“九宫”方位中，中间属脾，脾数五，“寸、关、尺”三五合为十五。稍轻按为心，心数七，再重按为肝，肝数八，八七合为十五。再深按为肾，肾数六。最浅层为肺，肺数九，九六合为十五。

如肺的层面的脉动，必然在肺穴上出现反应点，肝的层面的脉动必然在肝穴上出现反应点。余类此。

（4）一脉为十变法

一脉为十变法是说在任何一个脉动点上，如果脉动的脉象很特殊，就可以以脉象特征来判断，这一判断方法叫一脉为十变法。

判断依据是：肝脉急，心脉大，脾脉缓，肺脉涩，肾脉沉。

假令心脉急甚者，肝邪干心也，心脉微急者，胆邪干小肠也；心脉大甚者，心邪自干心也；心脉微大者，小肠邪自干小肠也；心脉缓甚者，脾邪干心也；心脉微缓者，胃邪干小肠也；心脉涩甚者，肺邪干心也；心脉微涩者，大肠邪干小肠也；心脉沉甚者，肾邪干心也；心脉微沉者，膀胱邪干小肠也。

如果在心部上或其层面上，出现急脉者，这是肝气内盛，干扰心经的表现。心虚肝实，出现心的“是动病”，肝的“所生病”。肝的经脉所过可以查找到相关的反应点体征。如果在这一部位诊察到脉动势头微急，那是小肠虚、胆实，会出现小肠经“是动病”，胆经“所生病”。胆的经脉所过可查找到相应的反应点体征。

举例来说，某患者主诉“头胀”，右关脉微急，在脾的脉位及其层面上出现脉动点，据此理论判断为“胃虚、胆实”。检查中发现胃经土穴左侧足三里穴虚，胆经完骨穴等实。经过实验，针刺左完骨穴、左外关穴，补左足三里穴、留针，患者诸症消失获安。

（5）按阴阳“左右对应比例”平脉辨经法

按《黄帝内经》经脉篇记载：

人迎大三倍于寸口，病在足太阳，三盛而躁病在手太阳；

人迎大二倍于寸口，病在足阳明，二盛而躁病在手阳明；

人迎大一倍于寸口，病在足少阳，一盛而躁病在手少阳。

寸口大三倍于人迎，病在足太阴，三盛而躁病在手太阴；

寸口大二倍于人迎，病在足厥阴，二盛而躁病在手厥阴；

寸口大一倍于人迎，病在足少阴，一盛而躁病在手少阴。

更简便的方法是：按同样比例放大或缩小，将对应的两个部位重新归纳为：左人迎⇌右气口的平脉辨经方法。

这种方法先定出“脉动”的部位，即确定一个左右体表对应点部位。再按照左右倍数大小，判断归属经络脏腑，确定病变的经络部位。

（6）按三部九候“尺寸阴阳比例”平脉辨经法

这一方法按“脉口”排列顺序，右手在前，左手在后，依次连接、依次排列起来，六部脉的定位是：

左尺——水→左关——木→左寸——火（君火）→右尺——火（相火）→右关——土→右寸——金→左尺——水。

前人编成口诀，读作：左心小肠肝胆肾，右肺大肠脾胃命。

这一方法按五脏“五行相生”顺序，所以也称这一方法叫“五脏脉位法”。

因为阴阳法则的普遍性，在平脉辨经方面，如果再详细归纳，古人总结的平脉辨经法还有：“五脏脉象（位数形势）归纳”法：“缓急滑涩大小微甚”辨经法：“一脉为十变”辨经法：“四时五行脉”和“阴阳脉象归纳”辨经法、“五行公式”推算辨经法等多种平脉辨经方法，临床上可以相宜而用。

九、脉象学五脏脉法主病（急、缓、大、小、滑、涩）

心脉急甚者为瘛挛抽搐，心脉微急为心痛引背、食不下。

心脉缓甚为狂笑，心脉微缓为伏梁。

心脉大甚为喉介哽噎，心脉微大为心痹、心痛引背。

心脉小甚为善呕哕，心脉微小为消谷善饥。
心脉滑甚为善渴，心脉微滑为心疝引脐、小腹鸣。
心脉涩甚为不能言，心脉微涩为维厥、血溢、耳鸣、癫疾。
肺脉急甚为癫疾，肺脉微急为肺寒热、鼻息肉不通。
肺脉缓甚为多汗，肺脉微缓为肺痿、鼠瘘。
肺脉大甚为足胫肿，肺脉微大为肺痹引胸背作痛。
肺脉小甚为泄，肺脉微小为消渴善饥。
肺脉滑甚为息贲上气，肺脉微滑为上下出血。
肺脉涩甚为呕血，肺脉微涩为鼠瘘在颈腋之间。
肝脉急甚者恶人说话，肝脉微急为肥气、在胁下若覆杯。
肝脉缓甚为善呕，肝脉微缓为水积瘕痹。
肝脉大甚为内痈、善呕吐血，肝脉微大为肝痹，阴缩、咳引小腹。
肝脉小甚为多饮，肝脉微小为消谷善食善饥。
肝脉滑甚为阴肿颓疝，肝脉微滑为遗溺。
肝脉涩甚为溢饮病，肝脉微涩为抽搐筋疲。
脾脉急甚为痉挛抽搐，脾脉微急为膈中、食饮入还出。
脾脉缓甚为痿厥，脾脉微缓为风痿、四肢不用。
脾脉大甚为击仆脑中，脾脉微大为痞气、脓血在肠胃之外。
脾脉小甚为寒热病，脾脉微小为内热、消谷。
脾脉滑甚为颓疝，脾脉微滑为肠生虫、中热。
脾脉涩甚为肠脱肛，脾脉微涩为肠内溃烂、多下脓血。
肾脉急甚为骨癫疾，肾脉微急为奔豚、沉厥、足不收。
肾脉缓甚为腰脊痛如折，肾脉微缓为洞泄病、食不化。
肾脉大甚为阴痿不起，肾脉微大为石水、脐以下臃肿。
肾脉小甚为洞泄，肾脉微小为消渴症。
肾脉滑甚为癃闭、疝气，肾脉微滑为骨痿、坐起眼花。
肾脉涩甚为大痈，肾脉微涩为沉痔、月经不行。

第四编 创新中药方剂技术

第一章 中药法象和归经说

某些单一反应穴位与某些单一中药在治病规律方面是可以相通的。一组反应穴位与一组中药在治病规律方面也是相通的。这是《黄帝内经》以及《难经》归经用药的最高准则。

中药法象和归经说，就是选择用药必经观察穴位变化，以穴位反应为导向，纳入经络辨证的范畴。中药治病跟西药治病原理大相径庭，从本质上讲，中药就是替代穴位治疗的经络穴位调节剂。其中本书所收载的《汤液经法》秘传五脏补泻分经用药二十五味标本公式中，所载药物二十五味，与《黄帝内经》曾将人物划分为二十五类，将“本输”五输穴划分为二十五穴位，都是《黄帝内经》医学思想的精华，是对中药治病机理的完美解释，是对中药药物性情的高度评判。值得中西医界以及研究历史文学的各位学者仔细分析和深入研究。

开方治病是初学中医最关心的，有人希望自已很快成为一名能基本应对一些常见病中医大夫。比如能把平时学到的中药方剂灵活地应用到临床上去。据调查目前大部分医生开药方包括中医大夫只是记住了几个自已比较熟悉的方子，然后凭经验加减变化。如果按《黄帝内经》精神作为一个中医大夫必须是要按穴位反应掌握病情，并且详细地了解了疾病反应点的虚实阴阳，才能像布阵打仗一样，全盘考虑，遣“兵”调“将’，选择合适“人选”。

讨论制药规则，时至今日，西药与中药区别可能仅仅只是使用材料不同，本质应该没有很大区别。过去执行的《神农本草经》基本中药目录现在变成了菌类、海上生物，细菌、病毒、草根树皮、松花粉、螺旋藻、麦饭石之类，应有尽有。以发展眼光看，在一个发达国家，不可能让一个如此混杂有着不同称谓的中药和西药的名称一直同时存在，应当统一名称。应当学习古人制药理念，创建新的基本药物目录。翻开历史，《难经》《黄帝内经》提出了最合理的方法。阅读一下《神农本草经》《伤寒杂病论》，即可以发现自古中医就已分化出了两种中药处方和用药规律。大体上称为“经方”的方剂就是按照《黄帝内经》分经用药规律搭配成方，组方严密；经方按照经络穴位反应情况，来分析组方和制方大小，按照药物寒热温凉属性和归经搭配成方；“经方”大体上不是按有效成分组方。称为“时方”的方剂，大体上跟西药组方研制新药的思路一致，只是所用材料不同，多数观察其眼前疗效。所以现在不管西药中药，其实一家，没有本质区别。

药物被当作商品在社会上流通，一直成为医生一生医学生涯经营的主体。目前医药市场存在的问题不少，改革其实不只是中医中药，西医西药也存在问题。人们常说，对症治疗，实质上就是针对流行病学及其临床表现和自觉症状，针对化验透视、病检资料、药敏反应等，对症下药。这一用药原则，在中医其实就是人们常说的“时方派”的用药原则。“时方”组方一个最本质的区别就是缺乏《神农本草经》识别药物四气五味的规则。虽然人们常讲“实验研究”，以动物模型为对象，疗效评价往往只考虑到暂时能控制住病情就行，预后情况不大关心。对于目前的中医，不少中医大夫，方子越开越大，甚至道听途说，自创理论，任意加减前人验方，至于不良反应有多大却不在乎，只要药味中不含有有毒成分就行。

在中医改革和振兴中医药方面，必须认真学习和接受《难经》

等古人经验和思路，坚决贯彻《黄帝内经》药物分经治疗原则，才能提高各人的用药技巧和水平。药物治病包括中药和西药，中药比西药应用历史更悠久，可是西药兴起以后影响了人们对中药治病的信任，特别是西方社会，有人担心草根树皮不卫生，不理解中医用药的那一些难以让人理解的理论。医改涉及全人类的健康，应首先解决和解释清楚中医中药治病是否科学的问题。

藏象学说以阴阳理论为基础，当年采用了完全数理概念客观化和数学化的模式，筑起了一种研究医学和生命科学的经络骨架系统。通过经与络、内脏与体表反应点之间的阴阳关系和五行变化规律展开了对医学生命科学本质的研究。

传统中医的辨治原则，对每一疾病总先考虑在整体平衡调节中“反应点”的位置在哪一条经络、哪些穴位上。病变的反应点反应到阳经即为表证，反应到阴经即为里证。反应点局部所测试出的是寒的体征即为寒证，是热的体征即为热证，是虚濡的体征即为虚证，是盛实的体征即为实证。然后产生总体的概念，表热实为阳证，里虚寒为阴证。这就是所谓的“八纲辨证”。脏腑辨证是通过以表测里的方法，依据体表经络穴位反应点所反应的各种经络体征，结合经络证候学（经络是动、所生病）、症状鉴别诊断学（病机十九条等），通过望闻问切四诊合参，对病变的病位和病性所作出的脏腑归纳和判断。

所谓藏象医学，即通过体表经络反应点体征的分析判断，在联系解剖概念的脏腑及其功能的前提下从事医学生命科学研究的一门科学。藏与象的联想与分析，是不同角度医学研究的两种形式。对于任何复杂的病变，在解剖医学明确诊断后，只要找到其经络反应点的部位，即可据其体征分析证候，作出诊断和辨证用药等。

西医解剖医学与中医藏象医学对疾病的不同思维和分析方法，是同一机体不同角度观察的两种形式。对现代医学的研究来说，超微结构分子水平的研究一定要上升到象医学研究的理论高度，才能解决诸多博大的医学争论问题。学习和运用中医学阴阳五行公式，对体表经络反应点体征平面的（如穴位）、立体的（如脉象）测量，对疾病的诊断治疗和预后轻重可以作出更加合理的判断。现代医学要发展自身，保持它与其他自然科学的相应地位，在吸收其他自然科学成就的基础上，更应当借鉴和学习传统中医学在对疾病认识和在对生命科学研究方面的长处。中医学之长，采用辨证与辨病相结合的治疗原则和方法。同一疾病在病理诊断相同的情况下，因人、因时、因地理环境，因病程长短和病情轻重等，反应到体表有关经络穴位上的反应点体征不同，治疗就有不同的原则和方法，这就叫辨证论治。传统医学象诊断方法非常重视局部与整体的辩证统一。表现以局部病变为主的治疗侧重局部的调节，表现以全身病变为主的治疗侧重整体的调节。但无论何种情况下，针对性的辨病治疗都必须在整体的辨证治疗的原则指导之下进行。

在药物治疗方面，象医学治疗方法对所有作用于人体的药物都作了五脏与六经的归类，处方时即可按照有关补泻用药公式配伍成方。由于药物成分和性能上的复杂性，从传统中医学经典药物学开始，就并列出现了两套用药法则。一套是药物共性，即性能上四气（太阴、少阴、太阳、少阳）阴阳分法、五味（辛苦甘酸咸）五行分法。一套是药物个性，即药物成分化学性能的归经和特殊分法。医学第二程序应从药物共性上深入研究，以之丰富现代医学的药物学理论，并在重视病变部位药物化学调节的同时，能够按照传统医学做法，选择部分具有稳定性、代表性和普遍规律的原药材、原药成分，按四气五味分法重新予以归类，组编具有中西不同理论的新药物学，限制不良反应严重的药物充市和过多使用生物制品的弊病。

有关中药归经和中药治病的道理，与整个人类所食用的五谷杂粮、水果蔬菜，乃至禽兽肉蛋食品性味相通。对它们的认识与已知的经络穴位知识分不开，而且起了直接的指导作用。已被发现和完整系统地规定作为人类生活食用的食品、营养品、辅助品等药食，不是简单的、偶然的配伍，而是经过了几千年的不断认识、不断尝试、不断修正完成的。

穴位是形成经络概念的单元结构。说明脏腑的病变靠经络，说明经络的病变靠穴位。穴位的平面结构研究和立体结构研究便成为说明脏腑病变的基本研究对象。穴位在用来说明脏腑病变的过程中，成为研究中药治病规律的基本研究对象。

上古时期，人们通过疾病的诊断治疗过程发现了穴位，通过粮食的种植、食品的筛选发现了中药。紧接着，通过反应穴位的不断观察端络出了人体的经络。中药单味的应用逐渐提高到多味药的配伍应用。经络穴位的观察逐渐成为复方中药治病理论指导和疗效评判标准。

中药治病的大规模进行是在经络脏腑理论被确立之后进行的。有一篇“阴阳应象大论”的文章中，首先将人体各个部位按皮部划分为十二个区域部位，端络出来一个具备完整概念的经络系统。经络在外，脏腑在内，互为表里阴阳。脏腑的病可以反应到经络，通过经络观察到。脉象穴位诊断的原理就是从经络的反应可以了解到内脏的病变情况。

经络分十二条，每一条配属一个脏腑。经络分手足太阳、阳明、少阳，手足太阴、少阴、厥阴，脏腑病变的阴阳归纳就全部借助“手足十二经络穴位”阴阳的观察了。经络的概念有手足阴阳表里之分，正好与宇宙天体运行一年之中有十二个月相合。这样，经过不断的实践验证就出现了“天人合一”的基本概念。

《神农本草经》上说人参味甘微寒，主补五脏，安精神，定魂魄，止惊悸，除邪气，明目开心益智，久服轻身延年。记住这一些还不够，可能具体到临床还要具体运用，因为历代著述中还有具体的解释。不管哪一味药，不管在自然界它是一种植物还是一种动物，甚或是一种矿石，或是一种经过加工的任意一种东西，只要有药性，只要具有“辛甘苦酸咸”的特殊性味，用到人体可产生改善“恶热、恶寒、恶风、恶湿、恶燥”等功效的都入药。在远古，在上古，在那遥远的年代，中国的老祖宗在认药上可能花了工夫。但发展到最后，真正能入药的就很少了。这就是“本草”的来源与用意。因为人命关天，不能只要有气味就入药，不能像《本草纲目》那样，把世上的有气味的都入药。要想到，只要有气味用到合适的病人身上都可能治病。“本草”本草，基本的治病原药材、原材料。哪能像现在书上写的那么多药名、药方，简直乱了套。

黄芪是具有代表性的补气药，常入气分、卫分。歌曰：黄芪性温，收汗固表，托疮生肌，气虚莫少。在药性赋中说，“补虚弱，排疮脓，莫若黄芪”。“主治指掌中”说，黄芪味甘，性温，无毒。升也，阳也，其用有四：温肉分而实腠理，益元气而补三焦，内托阴证之疮疡，外固表虚之盗汗。临床使用时，注意恶龟甲、白鲜皮，蜜炒用。所以《雷公炮制药性解》补充说，黄芪味甘，性微温，入肺脾二经。

某些单一穴位与某些单一中药在治病规律方面是可以相通的。一组穴位与一组中药在治病规律方面也是相通的。这就是使用中药要掌握“归经、七情合和”的道理。

第二章　中药针对体表经络穴位阴阳失调平衡调节的研究

“十二生肖”是每个中国人都十分熟悉的事，可是大部分人并不了解它的真正含义。据考证，古典的“十二生肖图”就是一个药物“归经图”。《黄帝内经》记载人有阴阳二十五人，本输穴有五五二十五穴，药物亦有五五二十五代表药。所谓“归经”就是将“物产、地域、季节、气候”来源不同的中药材分别归纳入“阴阳五行”这十二经之中。在从事分经用药的大量临床研究中，从更高层次的医学观察中让我们逐渐搞明白了“药物归经”的道理。

中药治疗不像西药是找有效成分，中药治病讲阴阳调整平衡。以穴位阴阳为导向，去寻找结合点。阴药治阳病，阳药治阴病。寒病属阴病，需要阳药；热病属阳病，需要阴药。古代流传下来的《神农本草经》所阐述的药物学资料不是讲药物治病的有效成分，而是在讲针对穴位、脏腑、经络归纳产生的“阴阳、寒热、虚实，表里”的对症调理和所需要的功效。

用药之前首先将所有药物从产地、性味、生物特性方面划分为五大类，即木火土金水五类，分别代表五脏。按甘入脾，酸入肝，苦入心，咸入肾，辛入肺来归纳。五类药各有代表，如甘平入心的甘草，辛平入肺的天麻，酸平补肺的五味，苦平泻肝的柴胡，咸平泻肾的牡蛎等。包括西药在内，根据药物性味功能，所有的金、石、草、木、花、叶都有调理人体阴阳的作用部位，如虎胫骨、熊掌、海狗肾、雄黄、雌黄之类，它们各有所喜，各有所恶。

中医辨证的依据是脉证，证即穴位体征。运用中国古典医学“数码医学”理论，依据穴位体征阴阳辨证。中医治疗没有针对某某病的现成处方，只有针对体表经络穴位阴阳失调部位的“对证”的“归经”治疗。若中风之治，中血脉而外有六经之形症，则从小续命汤加减以发其表，调以通圣辛凉之剂。若中腑而内有便溺之阻隔，肢不能举，口不能言，此中经也，宜大秦艽汤、羌活愈风汤，补血以养筋。

《脉证治方》序言，医固非小技也，上之察运气之变迁，下之原方土之殊异，远之窥两圣之奥旨，近之通群哲之源流。庶几乎切脉有必中之方，而临证无不平之治。

将古典“数码医学”理论应用于临床治疗，是一大创举。遵循“数码医学”和“始于一、终于九”的“太极”脉诊原理来进行藏象医学的定位，也就是根据脉口“九宫八卦”原理采用的一种平脉辨经诊断方法。寸口脉诊察再与全身穴位联系起来，通过脉象提示进行经络穴位整体平衡调节。从诊断到治疗，从脉象到穴位，从辨证到中药处方组成，完全要纳入“归经”和分经治疗中去。经络循行线路设计的时候，“相表里”的阴阳两条经络是“如环无端”的。包括用药的各个环节，“脉象、穴位体征、结合疾病的临床表现、中药处方”都要按“如环无端”的归经理论归纳入十二经系统。

自古中医治病“治病求本、本在阴阳”的中药治病理念需要回顾。药石治病向来被视为治病大法，但深究人体生理病理规律却发现，中药治病求本，“本”在阴阳经络上。

天食人以五气，地食人以五味。五气风寒暑湿燥也，五味辛苦甘酸咸也。地球上所有的五液、五味、五畜、五果、五菜、五谷等，总归称营养品，人体需要风寒暑湿燥火，缺了不行，太过不及都会致病。接触五味营养品多从肠胃消化吸收，接触五气营养品必从“气道、呼吸道、体表毛窍”经络穴位上吸收。可“五气”的重要胜出营养品大半。

古代的太极八卦图，就是早期的人体平面设计图。在《黄帝内经》一书中，记载最多的是经络。经络如环无端，说“肝左肺右，心南肾北”，说“肺主治节”，说“三焦主诸气”。中医不讲经络，开口动手便错。藏象就是经络，研究藏象就是研究经络。穴位就是阴阳在人体的化身，阴阳的形态结构就是经络穴位反应点体征。

心脑血管病出现的“猝死”是阴阳失调达到对立的地步造

成的，称“阴阳离决”。反应点的“集结”构成了“经络、气血”。“不通”导致身体某一部位异常放电，就有突发失神的现象出现。晕厥、昏迷、癫痫发作，都是经络暂时不通造成的。

阴阳者，天地之道也，变化之父母，生杀之本始。阴阳二气比若宇宙大磁场和人体小磁场之两极。宇宙环境没有两极必然会混乱，人体没有阴阳两极气血运行就要紊乱。治病要把握本源，本源在脉。治病求本，首先要将反应点体征消灭掉。人体有一个反应点就有一个病根，消除一个反应点体征就拔掉一个病根。

讲到中药针对体表经络穴位阴阳失调平衡调节深层研究的历史，需要大力宣传回归《神农本草经》原创脉诊和穴位以及药物一体研究药物功效的思路。

《神农本草经》被称之为上古三坟之一，最早提出，凡欲治病，必“先察其源，先候病机”的感言。病源是什么？病源就是处于反应状态的体表经络穴位。病机是什么？病机就是关联到脉象、反应穴位、面部尺肤部颜色等“见肝之病知肝传脾”的藏象学说五行阴阳病理机转规律。中医用药不是西医用药的简单对号入座。《神农本草经》乃开天大圣之作，是成书于轩辕黄帝时期的经典著作。

医药诞生，气禀乎天，味承乎地，“性”在其间。气为阳，味为阴，五味四气，各归其类。《神农本草经》言大道也，言其然而不言其所以然。古代经络腧穴阴阳反应的“五味四气”归纳方法，就是回归自然、回归原创脉诊和药物一起研究的思路。

前边讲过某些单一穴位与某些单一中药在治病规律方面是可以相通的。一组穴位与一组中药在治病规律方面也是相通的。这就是使用中药要掌握“归经、七情合和”的道理。

上药一百二十种，主养命以应天，无毒，多服久服不伤人，欲轻身益气不老延年者，所以本《上经》；

中药一百二十种，主养性以应人，无毒，有毒，斟酌其宜，欲遏病补虚羸者，所以本《中经》；

下药一百二十种，主治病以应地，多毒，不可久服，欲除寒热邪气、破积聚、愈疾者，所以本《下经》。

所谓“上中下”者，将药物分档次和等级安排使用，并非分门别类之义。有些药虽能治病但毒性大，对人体有严重不良反应，所以称下品。上品档次高，只能是在无病补养时应用，或者在毒品中起到中和作用，或者在体质极虚弱时兼以扶虚助弱，以便更快恢复。中下品用以治病的机会多，下品更不能随意使用。

回顾早先的方剂组成常规，古人讲到，药有君臣佐使，以相宜摄合和者，宜用一君二臣五佐，又可一君三臣九佐使也，药味始终在数味之内，不能无边际的大处方。

药物配伍时首先要学习前人单味药的应用，必要时才可以考虑多味药的配伍。但应掌握好原则。药有阴阳配合，子母兄弟，根茎花实草石骨肉。有单行者，有相须者，有相使者，有相畏者，有相恶者，有相反者，有相杀者。凡此七情合和视之，当用相须相使良者，勿用相恶相反者。若有毒宜制，可用相畏相杀者，不尔，勿合用也。

对于普通医生没有进入角色之前，用药能做到“君臣佐使、宜摄合和”实属不易。因为必须按照中医脏腑性能寒热虚实，十二经脉表里阴阳对症下药。至少对药物性味功用了如指掌，方能变化自如。

药物阴阳配合，好比子母兄弟一家和睦协调相处。独用一味药成方者谓之单行；两种药物密切配合者谓之相须；一味药为主，一味药为辅的配合谓之相使；一味药制服另一味药的毒性的配合谓之相畏；一味药能降低另一味药的功效的配合谓之相恶；一味药跟另一味药的功效中有相制约的功效的配合谓之相反；一味药跟另一味药的配合有相对抗的作用谓之相杀。

药有酸咸甘苦辛五味，又有寒热温凉四气及有毒无毒，阴干暴干，采治时日，生熟，土地所出，真伪陈新，并各有法。

药性有宜丸者，宜散者，宜水煮者，宜酒浸者，宜膏煎者，亦有一物兼宜者，亦有不可入汤酒者，并随药性，不得违越。

古人一再告诫，凡欲治病，先察其源，先候病机。五脏未虚，六腑未竭，血脉未乱，精神未散，服药必活。若病已成，可得半愈。病势已过，命将难全。

若用毒药疗病，先起如黍粟，病去及止。不去，倍之；不去，十之。取去为度。

治寒以热药，治热以寒药。饮食不消，以吐下药。鬼注蛊毒，以毒药。痈肿疮瘤，以疮药。风湿，以风湿药。各随其所宜。

病在胸膈以上者，先食后服药。病在心腹以下者，先服药而后食。病在四肢血脉者，宜空腹而在旦。病在骨髓者，宜饱满而在夜。

第三章　中药分经用药知识

一、用药法象提纲

温热者，天之阳也；寒凉者，天之阴也。

金木水火土，应之“辛甘苦酸咸”。辛甘淡者，地之阳也，苦酸咸者，地之阴也。

天之阴阳，阴中有阳，阳中有阴。平旦至日中，天之阳，阳中之阳也；日中至黄昏，天之阳，阳中之阴也；合夜至鸡鸣，天之阴，阴中之阴也；鸡鸣至平旦，天之阴，阴中之阳也。

人身之阴阳，外为阳，内为阴，背为阳，腹为阴，脏为阴，腑为阳。心肝脾肺肾，五脏为阴；胆胃大小肠膀胱，六腑为阳。

五脏之阴阳，背为阳，阳中之阳，心也；背为阳，阳中之阴，肺也；腹为阴，阴中之阴，肾也；阴中之阳，肝也；腹为阴，阴中之至阴，脾也。

五脏补泻用药寒热温凉法则：心、小肠，热补寒泻；肝、胆，温补凉泻；脾、胃，平补平泻；肺、大肠，凉补温泻；肾、膀胱，寒补热泻。

二、引经中药指掌

羌活：味苦微温，升也，阴中之阳药。手足太阳表、里经引经药。

升麻：味甘平，性微寒，升也，阴中之阳药。手足阳明表、里经引经药。

柴胡：味苦平，性微寒，升也，阴中之阳药。手足少阳表、里经引经药。

白芷：味辛温，升也，阳也。

防风：味甘温，升也，阳也。

当归：味甘温，可升可降。

独活：味苦平。足少阴引经药。

木香：味苦辛温。

槟榔：味苦温。

吴萸：味辛热。可升可降，阳也。

藿香：味咸温。可升可降，阳也。

川芎：味辛温，升也，阳也。

黄连：味苦寒。沉也，阴也。

黄芩：味苦平，可升，可降，阴也。

大黄：味咸寒。其性沉而不浮。

黄柏：味苦寒。沉也，阴也。

元明粉：味咸寒，沉也，阴也。

白术：味苦温，可升可降，阳也。

人参：味甘微寒。升也，阳也。
黄芪：味甘温。升也，阳也。
甘草：味甘平。
半夏：味辛平，阳也。
陈皮：味辛温。可升，可降，阳中之阴。
青皮：味苦寒，沉也，阴也。
枳壳：味酸微寒。沉也，阴也。
枳实：味苦酸平。沉也，阴也。
桔梗：味苦平。升也，阴中之阳。
知母：味苦寒。沉也，阴中之阴。
藁本：味辛微温。升也，阴中之阳。
生地：味苦微寒，沉也，阴也。
熟地：味苦微温。沉也，阴也。
五味子：味酸温。降也，阴也。
川乌：味辛热。浮也，阳中之阳。
白芍：酸微寒。可升，可降，阴也。
白茯苓：味甘平。降也，阳中之阴。
泽泻：味甘咸微寒。降也，阳中之阴。
薄荷：味辛微温。升也，阳也。
麻黄：味苦温。升也，阴中之阳。
厚朴：味咸温。可升，可降，阳中之阳。
杏仁：味甘温。可升可降，阴中之阳。
巴豆：味辛热。大毒。浮也，阳中之阳。
黑附子：味辛热。大毒。浮也，阳中之阳。
苍术：味甘温。
秦艽：味苦平。可升可降，阴中之阳。
白僵蚕：味咸平，升也，阴中之阳。
白蔻：味辛温。升也，阳也。

地榆：味苦微寒。沉也，阴也。

连翘：味苦平。升也，阴也。

阿胶：味甘平。降也，阳也。

桃仁：味苦平。降也，阴也。

生姜：味辛温。升也，阳也。

石膏：味甘微寒。沉也，阴也。

桂：味辛热。浮也，阳中之阳。

细辛：味辛温。升也，阳也。

栀子：味苦寒。沉也，阴也。

葛根：味甘平。沉也，阴也。中之阴。

瓜蒌根：味苦寒。沉也，阴也。

猪苓：味甘平。降也，阳中之阴。

干姜：味辛热。可升可降，阳也。

草龙胆：味苦寒。沉也，阴也。

苏木：味咸平。可升可降，阴也。

杜仲：味辛平。可升可降，阴也。

天门冬：味苦平。降也，阴也。

麦门冬：味甘平。降也，阳中之阴。

木通：味苦平，降也，阳中之阴。

地骨皮：味苦寒，升也，阴也。

桑白皮：味甘寒。可升，可降，阳中之阴。

菊花：味苦平。可升，可降，阴中之阳。

红花：味辛温，阳也。

赤石脂：味甘温。降也，阳中之阴。

通草：味甘平。降也，阳中之阴。

乌梅：味酸平。可升，可降，阴中之阳。

川椒：味辛热，有毒。浮也，阳中之阳。

萎蕤：味甘平，降也，阳中之阴。

秦皮：味苦寒，沉也，阴也。

白头翁：味苦温。可升，可降，阴中之阳。

牡蛎：味咸平。可升，可降，阴中之阳。

干漆：味辛平。有毒，降也，阳中之阴。

南星：味辛温。有毒，可升，可降，阴中之阳。

商陆：味辛平。降也，阳中之阴。

葶苈子：味苦寒。沉也，阴中之阴。

海藻：味咸寒。沉也，阴中之阴。

竹叶：味苦平，可升，可降，阳中之阴。

葱白：味辛温。升也，阳也。

天麻：味辛平。降也，阳也。

大枣：味甘平。降也，阳也。

威灵仙：味苦。可升，可降，阴中之阳。

牛蒡子：味辛微寒。降也，阳也。

草豆蔻：味辛温。浮也，阳也。

元胡：味苦温。可升，可降，阴中之阳。

三、引经药举例

肺经引经药：白芷、升麻、葱白。

大肠经引经药：葛根、升麻、白芷（行上）、石膏（行下）。

胃经引经药：葛根、升麻、白芷（行上）、石膏（行下）。

脾经引经药：升麻、酒浸白芍。

心经引经药：独活、细辛。

小肠经引经药：藁本、羌活（行上）、黄柏（行下）。

膀胱经引经药：藁本、羌活（行上）、黄柏（行下）。

肾经引经药：独活、肉桂、盐、酒。

心主经引经药：柴胡、川芎（行上）、青皮（行下）。

三焦经引经药：柴胡、川芎（行上）、青皮（行下）。

胆经引经药：柴胡、川芎（行上）、青皮（行下）。

肝经引经药：柴胡、川芎（行上）、青皮（行下）。

四、五脏苦欲补泻用药举例

肝苦急，急食甘以缓之，甘草；肝欲散，急食辛以散之，川芎；以辛补之，细辛。以酸泻之，芍药。肝虚以生姜、陈皮之类补之。

虚则补其母，水能生木，肾乃肝之母，补肝即补肾，苦以补肾，熟地黄、黄柏。如无他症，钱氏地黄丸主之。实则白芍药泻之，如无他症，钱氏泻青丸主之。实则泻其子，心乃肝之子，以甘草泻心。

心苦缓，急食酸以收之，五味子；心欲软，急食咸以软之，芒硝；以咸补之，泽泻。以甘泻之，人参、黄芪、甘草。心虚以炒盐补之。

虚则补其母，木能生火，肝乃心之母，以生姜补肝。如无他症，钱氏安神丸主之。实则甘草泻之，如无他症，钱氏方中重则泻心汤、轻则导赤散。

脾苦湿，急食苦以燥之，白术；脾欲缓，急食甘以缓之，甘草；以甘补之，人参。以苦泻之，黄连。脾虚以甘草、大枣之类补之。如无他症，钱氏益黄散主之。虚则补其母，脾虚补心以炒盐补之。实则枳实泻之，以泻黄散泻之。实则泻其子，肺乃脾之子，泻脾要泻肺，以桑白皮泻之。

肺苦气上逆，急食苦以泻之，黄芩；肺欲收，急食酸以收之，白芍药；以辛泻之，桑白皮。以酸补之，五味子。肺虚以五味子之类补之。如无他症，钱氏阿胶散补之。虚则补其母，脾乃肺之母，补肺即补脾，以甘草补肺。实则泻之。以桑白皮泻之。如无他症，以泻白散泻之。实则泻其子，肾乃肺之子，泻肺即泻肾，以泽泻泻肾。

肾苦燥，急食辛以润之，知母；肾欲坚，急食苦以坚之，黄柏；以苦补之，地黄。以咸泻之，泽泻。肾虚熟地、黄柏补之。还有钱氏补肾地黄丸。虚则补其母，肺乃肾之母，以五味子补肺。

以上仅为梗概之语，全凭经络穴位体征明辨，五脏分经用药。

五、脏气法时随四气所伤用药举例

四时之气，行乎天地之间，人处气交之中，必然受到气候变化影响。春气生而升，夏气长而散，长夏之气化而软，秋气收而敛，冬气藏而沉。春温夏热，药宜养阴，秋凉冬寒，药宜养阳。

春伤于风，夏生飧泄，药宜升之、燥之，升麻、柴胡、羌活、防风之属是也。

夏伤于暑，秋必痃疟，药宜清暑益气，以除寒热。石膏、知母、干葛、麦冬、橘皮、参苓术之属是也。

邪若内陷，必便脓血，药宜祛暑消滞，专保胃气。黄连、滑石、芍药、升麻、莲实、人参、扁豆、甘草之属是也。

秋伤于湿，冬生咳嗽，药宜燥湿清热，和表降气保肺。桑白皮、石膏、薄荷、杏仁、甘草、桔梗、苏子、枇把叶之属是也。

冬伤于寒，春必病温，邪初在表，药宜辛寒、苦温、甘寒、苦寒，以解表邪，兼除内热。羌活、石膏、葛根、前胡、知母、竹叶、柴胡、麦门冬、荆芥、甘草之属是也。

六、治气药和治血药结合用药举例

补气：人参、黄芪、羊肉、小麦、糯米等。

降气：苏子、橘皮、麦门冬、枇把叶、芦根汁、甘蔗等；重者：降香、郁金、槟榔等。

调气：木香、沉香、白豆蔻、砂仁、香附、橘皮、乌药等。

破气：枳实、青皮、枳壳、牵牛等。

血虚宜补：熟地、白芍、牛膝、炙草、酸枣仁、龙眼肉、鹿角胶、肉苁蓉、枸杞子、甘菊花、人乳等。

血热宜清宜凉：童便、牡丹皮、赤芍药、生地、黄芩、犀角、地榆、大小蓟、茜草、黄连、山栀、大黄、青黛、天门冬、元参、荆芥等。

血瘀宜通行：当归、红花、桃仁、苏木、桂、五灵脂、蒲黄、姜黄、郁金、京三棱、元胡、花蕊石、没药、地鳖虫、干漆、自然铜、韭汁、童便、牡蛎、芒硝等。

七、秘传五脏补泻分经用药二十五味标本式

其中药物二十五味，与人物二十五类，与五输穴二十五穴位，都是《黄帝内经》医学思想的精华，是对中药治病机理的完美解释和药物性情高度评判。

味咸皆属火　旋复为之主

火中木大黄　火中火旋复　火中土泽泻　火中金厚朴　火中水硝石

味酸皆属金　五味为之主

金中木枳实　金中火豆豉　金中土芍药　金中金五味　金中水山药

味辛皆属木　桂为之主

木中木桂　木中火为椒　木中土为姜　木中金细辛　木中水附子

味甘皆属土　人参为之主

土中木甘草　土中火大枣　土中土人参　土中金麦冬　土中水茯苓

味苦皆属水　地黄为之主

水中木黄芩　水中火黄连　水中土白术　水中金竹叶　水中

水地黄

第四章 经脉病候与分经用药提纲

经言处方疗疾，当先诊知病源，察其盈虚而行补泻。或正经自病，或外邪所伤，或在阴在阳，或在表在里。当须审其经络病状，形候各异，虚实不同，明辨十二经病候与循行、分经补泻用药，用药方得有准。

1. 肺手太阴之脉

病候（是动与所生病歌诀）

肺经多气而少血，是动则为喘满咳，膨膨肺胀缺盆痛，两手交瞀为臂厥。

肺所生病咳上气，喘渴烦心胸满结，臑臂之内前廉痛，或厥或为掌中热，肩背痛是气有余，小便数欠或汗出，气虚亦痛尿色变，少气不足以报息。

用药补泻温凉提纲

补：人参、黄芪、天冬、阿胶、紫菀、山药、五味子、瓜蒌、麦冬、百部、白及、沙参、马兜铃、白茯苓。

泻：葶苈子、防风、通草、枳壳、槟榔、桑白皮、泽泻、琥珀、赤苓、紫苏、枳实、麻黄、杏仁、萝卜籽。

温：干姜、肉桂、木香、白蔻、苏子、半夏、橘红、胡椒、川椒。

凉：黄芩、山栀、桔梗、石膏、枇杷叶、元参、贝母、青黛、羚羊角、竹沥。

2. 大肠手阳明之脉

病候（是动与所生病歌诀）

大肠血盛气亦盛，是动齿痛颈颊肿。

大肠主津所生病，目黄口干鼽衄动。喉痹痛在肩前臑，大指次指痛不用。

虚则寒慄实热肿，当脉所过查体征。

用药补泻温凉提纲

补：粟壳、牡蛎、木香、莲子、肉蔻、诃子、倍子、龙骨、榛子、砂糖、糯米、石蜜、棕榈子。

泻：大黄、芒硝、牵牛、巴豆、枳壳、枳实、桃仁、槟榔、葱白、麻仁、续随子、榧实。

温：人参、干姜、肉桂、吴萸、半夏、生姜、胡椒、丁香、糯米、花蕊石。

凉：黄芩、槐花、黄连、大黄、胡连、栀子、连翘、芒硝、苦参、石膏。

3. 胃足阳明之脉

病候（是动与所生病歌诀）

胃经多气复多血，振寒伸欠面颜黑。病至恶见火与人，忌闻木声心惕惕。贲响腹胀为胫厥，狂疟温淫及汗出，闭户塞牖欲独处，登高而歌弃衣走。鼽衄口歪疔唇疹，颈肿喉痹腹水肿，膺乳膝膑股伏兔，胫外足跗外皆痛。气盛热在身以前，有余消谷溺黄甚。

不足身以前皆寒，胃中寒而腹胀壅。

用药补泻温凉

补：白术、人参、黄芪、莲肉、炙甘草、芡实、山药、陈皮、半夏、糯米、蜂蜜、砂糖、白糖、荔枝、林禽、枣子、山楂、麦芽、神曲。

泻：大黄、硝石、牵牛、巴豆、枳实、厚朴、枳壳、三棱、莪术。

温：附子、肉桂、干姜、生姜、丁香、木香、藿香、砂仁、益智仁、香附、川芎、胡椒、辛夷、肉蔻、草蔻、白蔻、吴萸、香薷、糯米、诸糖。

凉：石膏、山栀、大黄、元明粉、寒水石、黄连、生地、知母、黄芩、石斛、玉屑、连翘、滑石、葛根、芦根。

4. 脾足太阴之脉

病候（是动与所生病歌诀）

脾经血少而气壮，是动即病舌本强，食则呕出胃脘痛，心中善噫而腹胀。

得后与气快然衰，脾病身重不能摇。瘕泄水闭及黄疸，烦心症痛食难消。

强立股膝内多肿，不能卧因胃不和。

用药补泻温凉提纲

补：人参、白术、黄芪、炙甘草、山药、芡实、陈皮、酒芍、升麻、柴胡、大枣、枸杞子、白茯苓、蜂蜜、砂糖、甘蔗、牛肉。

泻：枳壳、枳实、巴豆、葶苈子、青皮、大黄、山楂、神曲、麦芽、防风。

温：丁香、木香、干姜、生姜、附子、官桂、砂仁、豆蔻、川芎、益智仁、吴萸、胡椒、花椒、藿香、良姜、红豆、糯米、粳米、甜酒。

凉：黄连、连翘、大黄、黄芩、寒水石、石膏、山栀、芒硝、西瓜、绿豆、苦茶、元明粉。

5. 心手少阴之脉

病候（是动与所生病歌诀）

心经多气而少血，是动咽干心痛应，目黄口干兼口热，臂臑内痛掌热蒸。

用药补泻温凉提纲

补：人参、天竺黄、金屑、银屑、麦冬、远志、山药、川芎、当归、羚羊角、红花、炒盐。

泻：枳实、葶苈子、苦参、贝母、元胡、杏仁、郁金、黄连、前胡、半夏。

温：藿香、苏子、木香、沉香、乳香、石菖蒲。

凉：黄连、牛黄、竹叶、知母、山栀、连翘、珍珠、芦根、元明粉、贝母、犀角。

6. 小肠手太阳之脉

病候（是动与所生病歌诀）

小肠少气还多血，嗌痛颔肿头难回。肩似拔兮臑似折，耳聋目黄肿颊间。

肘臂之外后廉痛，皆痛废及小次指。

用药补泻温凉提纲

补：牡蛎、石斛、甘草梢。

泻：海金沙、大黄、续随子、葱白、荔枝、紫苏。

温：巴戟、茴香、大茴香、乌药、益智仁。

凉：木通、黄芩、滑石、黄柏、通草、山栀、车前子、茅根、猪苓、泽泻、芒硝。

7. 膀胱足太阳之脉

病候（是动与所生病歌诀）

膀胱血多而气少，是动则病冲头痛。头囟项腰尻腘踹，鼽衄目黄而泪出。

肩似拔兮臑似折，腘似结兮腓似折。痔疟狂癫疾并生，皆痛废及小次指。

用药补泻温凉提纲

补：橘核、龙骨、续断、菖蒲、益智仁、黄芩。

泻：芒硝、猪苓、泽泻、滑石、车前子、瞿麦、木通、萱草根。

温：茴香、肉桂、乌药、沉香、荜澄茄、山萸肉。

凉：黄柏、知母、防己、滑石、地肤子、石膏、甘草。

8. 肾足少阴之脉

病候（是动与所生病歌诀）

肾经多气而少血，是动病饥不欲食。面黑骨厥气不足，咳唾有血喝喝喘。

目荒心悬坐起辄，善恐如人将捕之。

肾主骨所生病者，咽肿舌干兼口热，烦心心痛及嗌干，黄疸肠癖及痿厥。

脊股之内后廉痛，嗜卧足下热痛彻。

用药补泻温凉提纲

补：知母、黄柏、生地、熟地、龟板、虎骨、覆盆子、牛膝、杜仲、锁阳、山药、鹿茸、枸杞、当归、肉苁蓉、山萸肉。

泻：猪苓、泽泻、琥珀、苦茗、白茯苓、木通。

温：附子、干姜、肉桂、沉香、补骨脂、枳实、乌药、硫磺、钟乳、胡芦巴、狗肉、白马茎、阳起石、酒、鳗鱼、五味子、巴戟天。

凉：黄柏、知母、生地、地骨皮、牡丹皮、元参。

9. 心主手厥阴之脉

病候（是动与所生病歌诀）

心主少气原多血，是动则病手心热。肘臂挛急腋下肿，甚则胸胁支满结。心中憺憺时大动，面赤目黄笑不休。

是主脉所生病者，掌热心烦心痛彻。

用药补泻温凉提纲

补：黄芪、人参、肉桂、肉苁蓉、胡芦巴、鹿血、菟丝子、沉香、补故脂、狗肉、酒。

泻：大黄、芒硝、枳壳、黄柏、山栀、乌药。

温：附子、干姜、肉桂、沉香、川芎、腽肭脐、益智仁、豆蔻、补骨脂、狗肉、茴香、硫磺、乌药、钟乳、柏子仁、烧酒。

凉：黄柏、知母、黄连、黄芩、山栀、柴胡、石膏、滑石、腊雪、元明粉、寒水石。

10. 三焦手少阳之脉

病候（是动与所生病歌诀）

三焦少血还多气，耳聋嗌肿及喉痹。

所生病者汗出多，颊肿痛及目锐眦，耳后肩臑肘臂外，皆痛废及小次指。

用药补泻温凉提纲

补：人参、黄芪、藿香、益智仁、炙甘草、白术、桂枝。

泻：枳壳、枳实、青皮、萝卜子、乌药、神曲、泽泻。

温：附子、丁香、益智仁、干姜、仙茅、荜澄茄、厚朴、茴香、菟丝子、沉香、山萸、胡椒、补骨脂。

凉：石膏、黄芩、黄柏、山栀、滑石、木通、车前子、龙胆草、地骨皮、知母。

11. 胆足少阳之脉

病候（是动与所生病歌诀）

胆经多气而少血，是动口苦善太息，心胁疼痛转侧难，足热面尘体无泽。

是主骨所生病者，头痛颔痛锐眦痛，缺盆肿痛亦肿腋，马刀挟瘿颈腋生。

汗出振塞多疟疾。胸胁髀膝胫绝骨，外踝皆痛及诸节，小指次指痛不用。

用药补泻温凉提纲

补：当归、山萸、枣仁、五味子、诸酒、胡椒、辣菜、鸡肉、乌梅。

泻：柴胡、青皮、黄连、白芍、川芎、木通。

温：干姜、生姜、肉桂、陈皮、半夏。

凉：黄连、黄芩、柴胡、竹茹、龙胆草。

12. 肝足厥阴之脉

病候（是动与所生病歌诀）

肝经血多而气少，腰痛俯仰难为之，妇少腹肿男子疝，嗌干脱色面尘蒙。

胸满呃逆及飧泄，狐疝遗尿及闭癃。

用药补泻温凉提纲

补：木瓜、阿胶、沙参、橘核、枣仁、青梅、薏苡仁、山萸、猪肉、羊肉、鸡肉、诸酒、诸醋。

泻：柴胡、黄连、白芍、川芎、黄芩、青皮、青黛、龙胆草。

温：木香、肉桂、吴萸、杨梅、桃子、杏子、李子。

凉：黄连、黄芩、龙胆草、车前子、胡连、柴胡、草决明、羚羊角。

第五章　脏腑虚实补泻用药提纲

心虚：甘温、酸敛，佐以咸寒

生地、龙眼肉、人参、炙草、石斛、酸枣仁、五味子、柏子仁、丹参、茯神、远志、鹿茸、炒盐、丹砂。

伏梁：宜活血、凉血，辛咸散热通结（忌：三棱、莪术、姜黄、虻虫、䗪虫、红花、水蛭、桃仁等）

郁金、五灵脂、乳香、没药、当归、元胡索、赤芍、远志、菖蒲、茯神、牡蛎（又有资料推荐东垣杖梁丸）。

肝虚：宜辛散、甘缓

当归、陈皮、生姜、地黄、甘菊、甘草、胡麻、谷精草、决明子、刺蒺藜、牛羊兔肝。

肝血虚（胸胁痛）：宜降气、养血、和肝、辛苦、平缓

苏子、郁金、降香、通草、当归、生地、橘皮、甘草、白

芍、川续断、鹿角胶。

肝血虚（目光短、肾水真阴不足）：宜补肝兼滋肾，甘温益血，甘寒除热

甘枸杞、生地、甘菊花、沙苑子、蒺藜、谷精草、五味子、决明子、天门冬、麦门冬。

目翳（属肝热兼肾水不足）：宜补肝血、除热、退翳

甘菊花、生地、决明子、石决明、沙苑蒺藜、女贞子、青羊胆、羚羊角、犀角、空青、黄连、伏翼粪、木贼草、谷精草、蜜蒙花、人爪、蝉蜕、玛瑙、珊瑚、珍珠、琥珀。

肥气（属气血两虚，肝气不和，逆气与瘀血相并而成）：宜和肝散结气，兼行气血凝滞，宜甘温、甘平

川芎、当归、沉香、干姜、肉桂、橘皮、红花、郁金、元胡、香附、山楂、赤芍、红曲、砂仁（又有资料推荐东垣肥气丸）。

脾虚：宜甘温、佐以辛香、酸平

人参、大枣、黄芪、山药、炙草、莲肉、白茯苓、扁豆、砂仁、橘红、白蔻、藿香、木瓜，白芍、酸枣仁。

脾气虚：宜补中益气，甘温、升阳，微酸补

人参、黄芪、白术、炙草、大枣、柴胡、升麻、石斛、麦门冬、橘红、白芍、酸枣仁。

脾气虚（水肿）：宜补脾益气，燥湿，利水，辛香、甘温，佐以淡渗

人参、二术、橘皮、山药、木瓜、薏苡仁、桑白皮、茯苓、赤小豆、香薷、乌鲤鱼、车前子、猪苓、泽泻、姜皮、吴萸、砂仁、通草。

脾气、脾阴两虚（脾虚中满）：忌破气、下、消导、利水、甘；宜补气健脾，甘温、淡渗，佐以辛香

人参、二术、白芍、桑白皮、茯苓、车前子、橘红、姜皮、

藿香、砂仁。无热证者佐桂。

脾阴虚（中满夜剧昼静）：宜补脾阴，兼制肝清热，甘平、酸寒、淡渗

酸枣仁、白芍、石斛、扁豆、莲肉、橘皮、山药、苏子、五味子、木瓜、桑白皮、车前子、茯苓。

脾气虚（脾泄）：宜温中，补气，升清，甘温、甘平，佐以辛香

人参、术、炙草、山药、莲肉、扁豆、茯苓、车前子、白芍、升麻、柴胡、肉豆蔻、砂仁、蜜、橘皮、木香、丁香、藿香、莱菔子。

痞气（属脾气虚及气郁）：宜健脾、兼散结滞，甘温、辛香

人参、白芍、橘红、砂仁、藿香、吴萸、谷芽、麦芽、红曲、香附、木香（又有资料推荐东垣痞气丸）。

肺虚：忌补气、升散、辛香、温热。宜清热、降气、酸敛、润燥

天麦冬、麦门冬、苏子、枇杷叶、贝母、沙参、百部、百合、桑白皮、五味子、杏仁、五倍子。还有蜜、梨、柿。

肺虚有热兼痰壅（吼喘）：忌破气、升、发散、收涩。宜降气、消痰，辛凉、甘寒、苦平

苏子、枇杷叶、贝母、桑白皮、全瓜蒌、竹沥、天门冬、麦门冬、百部、百合、薄荷、马兜铃、款冬花、沙参、前胡、白前、射干。

肺热（咳嗽吐脓血痰）：忌升、破气、补气、破血、辛燥、温热、收涩。宜降气、清热、润肺、生津液、凉血益血。甘寒、甘平、咸寒，佐以苦寒

郁金、生地、蒲黄、侧柏叶、茅根、茜草、白及、阿胶、童便、知母等。

息贲（属肺气虚、痰热壅结）：宜降气、清热开痰，佐以

散结

橘皮、白蔻、白芥子、射干、桔梗、旋复花、桑白皮（又有资料推荐东垣息贲丸）。

肾虚（即肾水真阴不足）：忌升、破气、利水、温热、辛燥、补命门火。宜滋阴、润、生精、补血、除热、甘寒、酸寒、苦寒、咸寒

地黄、枸杞子、牛膝、人乳、肉苁蓉、柏子仁、胡麻、沙苑子、杜仲、川断、天门冬、麦门冬、五味子、山茱萸、山药、牡丹皮、菟丝子、车前子、地骨皮、知母、黄柏、鳖甲、青蒿、童便。

肾虚（命门火衰）：宜温热、辛燥

仙茅、巴戟天、葫芦巴、人参、补骨脂、鹿茸、人胞。

命门虚（元阳真火不足）：宜益真阳之气，甘温、咸温、甘热、酸敛

人参、红铅、人胞、鹿茸、白胶、肉苁蓉、菟丝子、枸杞子、覆盆子、五味子、巴戟天、山茱萸、附子、补骨脂、仙茅、阳起石。

肾虚有火（梦遗泄精）：宜滋阴、生津液、补血、除热、酸敛，佐以涩精

莲蕊、生草、石斛、砂仁、龙骨、覆盆子、鱼胶、莲肉、牡蛎、远志、韭子、桑螵蛸。

肾虚兼有湿热（五淋）：

茯苓、黄柏、车前子、石斛、萆薢、薏苡仁。

贲豚（属肾虚，脾家湿邪下传客肾）：宜补气、健脾，辛温、散结

人参、山药、桂、山萸、牛膝、怀香、蛇床子（又有资料推荐东垣贲豚丸）。

阴痿（属命门火衰，下焦虚寒）：

海狗肾、天雄、蛇床子、原蚕蛾、狗阴茎、雀卵、牛膝、白马阴茎。

肾泄（五更泄、大瘕泄）：属命门真火不足。宜益气、甘温、酸敛

人参、山药、莲肉、肉豆蔻、砂仁、补骨脂、木香、吴萸、五味子。

小肠虚：人参、黄芪、麦门冬、五味子、山茱萸。

小肠虚兼肾虚（遗尿）：牡蛎、益智仁、龙骨、金樱子。

胆虚：宜甘温、甘平、酸敛，佐以微辛

人参、当归、谷精草、决明子、木贼草、甘草、竹叶、竹茹、白芍、酸枣仁。

胆虚不眠：人参、酸枣仁、甘草、竹叶、当归、白芍、竹茹、陈皮。

胃虚：宜益气、甘平、甘淡、酸

人参、白术、扁豆、莲肉、石斛、橘皮、茯苓、木瓜、白芍。兼寒加生姜、白蔻、砂仁；兼热加竹茹、枇把叶、麦门冬。

胃气虚（急性肠胃炎、猝中邪恶污秽绞肠痧）：宜通窍辟恶、辛散、咸寒

龙脑香、苏合香、藿香、檀香、乳香、芒硝、童便。必要时药煎冷服。

胃气虚（急性肠胃炎、中恶腹中绞痛）：宜辟恶气、通胃气、辛散

龙脑香、檀香、麝香（孕妇忌）、牛黄、乳香、苏合香、丹砂、雄黄、鬼臼、藿香、橘皮、木香、沉香、白蔻、远志、石菖蒲、干姜、桂。

胃弱（中酒）：养胃、酸、辛散、淡渗

人参、麦门冬、扁豆、葛花、五味子、梅酱、橘皮、白蔻、

黄连、砂仁、茯苓、泽泻。

大肠虚：宜补气、润燥、甘温

人参、黄芪、麦门冬、五味子、白芍、炙草。

大肠虚（便秘，属血虚、津液不足）：宜生津液、润燥、凉血、益血

五味子、麦门冬、芝麻、麻仁、生蜜、天门冬、肉苁蓉、生地、当归、芦荟、炙草。

大肠虚（虚寒滑泄不禁）：宜补气、升、甘温、酸敛

人参、黄芪、白术、莲肉、升麻、炙草、吴萸、肉苁蓉、补骨脂、五味子、木瓜、赤石脂。

膀胱虚：宜补气、酸敛

人参、五味子、山茱萸、益智、金樱子。

膀胱虚（小便不禁）：

牡蛎、龙骨、鹿茸、桑螵蛸、鸡内金。重者加麦门冬、五味子、黄柏、山茱萸、天门冬、鳖甲、牛膝、柏子仁、枸杞子。

三焦虚：宜补中益气、佐以辛温

人参、黄芪、白术、益智仁、沉香、五味子。

心包实（谵语、发狂）：宜降火、清热，苦寒折之，辛寒以散之，甘寒以缓之，咸寒以润之

黄连、犀角、石膏、丹砂、牡丹皮、滑石、生草、麦门冬、竹叶、童便。大便结燥加芒硝、大黄。

肝实（善怒、呕血）：宜降气、清热、甘寒、酸寒、咸寒，佐以辛散

苏子、郁金、降香、生草、青黛、麦冬、生地、赤芍、橘皮、蒲黄、当归、元胡、砂仁、香附、童便。

脾实：除湿、清热、利小便、辛散、风燥、苦

术、山栀、猪苓、泽泻、滑石、车前子、茯苓、白蔻、防风、干葛、黄连、枳实。

小肠实：

车前子、茯苓、木通、生草、黄柏、知母、黄芩、黄连、牛膝、麦门冬、生地、童便。

胆实：宜和解，辛寒、甘寒、苦寒、辛温

小柴胡汤等。

胃实：大黄、枳实、知母、石膏、葛根、竹叶、大青、小青、青黛、麦冬、甘草。

大肠实：宜润下、苦寒、辛寒

生地、麻仁、桃仁、黄连、黄芩、槐花、大黄、石膏、知母、枳壳。

膀胱实：宜润、淡渗

知母、黄柏、车前子、木通、瞿麦、滑石、茯苓、猪苓、泽泻。

三焦实：降、清热、调气、甘寒、苦寒、咸寒

苏子、麦门冬、知母、黄柏、元参、山栀、黄芩、黄连、童便。

中风：宜辛甘发散，峻补真气

桂枝、附子、甘草、独活、羌活、天麻、麻黄、防风、川芎、细辛、藁本、蔓荆子、牛黄、辛夷、牡荆、白芷、人参、黄芪。有痰加竹沥、南星、半夏、姜汁。

类中风：胡麻仁、石斛、牛膝、生地、五味子、菊花、枸杞子、何首乌、山药、菟丝子、白芍、丹参、山萸、白蒺藜、酸枣仁、柏子仁、车前子、竹叶、羚羊角、鳖甲、木瓜、青蒿、远志、瓜蒌子、沙参、巴戟天、茯苓、茯神。如便秘加肉苁蓉、当归、倍麻仁；气虚加人参、黄芪。

第六章　诸病简易检方用药举例

补气：人参、黄芪、二术、人胞衣、红铅等。

温补（兼补阳）：人胞衣、红铅、白胶香、鹿茸、巴戟天、人参、黄芪、二术、淫羊藿、肉苁蓉、补骨脂、当归、狗阴茎、海狗肾、菟丝子、蛇床子等。

大热：附子、肉桂、仙茅、阳起石、乌头、硫磺、海狗肾、羊肉、雀肉、天雄、葫芦巴等。

破气：青皮、枳实、枳壳、槟榔、厚朴、牵牛等。

降气：降香、苏子、郁金、枇杷叶、橘红、沉香、乌药等。

破血：红花、桃仁、苏木、元胡、干漆、五灵脂、花蕊石、乳香、没药、姜黄、京三棱、蓬莪术、水蛭、虻虫、䗪虫、桂、穿山甲、麒麟蝎等。

升提发散：升麻、柴胡、川芎、紫苏、麻黄、干葛、羌活、独活、防风、白芷、生姜、细辛、荆芥、前胡、藁本、葱白、薄荷等。

辛温辛热发散：吴萸、干姜、桂枝、麻黄、细辛、羌活、独活、防风、藁本、川芎、白芷、葱白等。

吐：瓜蒂、栀子、皂角、藜芦、常山、人参芦、虾汁、盐汤等。

下：大黄、芒硝、巴豆、牵牛、元明粉、枳实、厚朴等。

降泄：山栀、知母、天门冬、元参等。

利水：猪苓、泽泻、木通、瞿麦、车前子、葶苈子、滑石、海金沙、商陆、茯苓、萹蓄、乌柏根皮、琥珀、芫花、甘遂、大戟、续随子、汉防己、郁李仁等。

损津液：郁李仁、白矾、矾红、半夏等。

敛摄：白芍、五味、醋、乌梅、白梅、酸枣仁等。

固涩：龙骨、牡蛎、粟壳、柯藜勒、益智仁、山萸、桑螵蛸、蛇床子、肉果、莲须、阿芙蓉、金樱子、原蚕蛾等。

消导：山楂、麦芽、草果、槟榔、三棱、蓬莪术、神曲、枳壳、枳实、绿矾、莱菔子、红曲、橘红、砂仁等。

开窍：龙脑香、麝香、苏合香、檀香、安息香等。

香燥：沉香、麝香、龙脑香、缩砂蜜、豆蔻、藿香、香附、丁香、乌药、木香等。

辛热：干姜、吴萸、胡椒、蒜、茴香、生姜、巴豆、龙脑香等。

湿润：地黄、当归、肉苁蓉、天门冬、知母、猪脂油、麻仁、瓜蒌仁等。

滞腻：猪羊犬肉、鹅、地黄、油腻等。

滑利：冬葵子、榆皮、牛乳、椿根白皮、柿、瓜、李、桃、梨、蜜、青菜、酥、茄子等。

苦寒伤胃：山栀、黄柏、黄芩、黄连、大黄、苦参、元参、知母、芦荟等。

补命门相火：鹿茸、巴戟天、附子、人胞、红铅、白胶、肉桂、仙茅、阳起石、海狗肾、淫羊藿、补骨脂、狗阴茎、菟丝子、原蚕娥等。

补肾水苦寒：黄柏、天麦冬、元参、知母等。

酸寒：白芍、牛膝、乌梅等。

咸寒：童便、芒硝、元参、秋石等。

生冷：菱、梨、菜、李等。

甘：甘草、饴糖、大枣、蜜等。

咸：食盐、商陆、碱水、鹿茸、蛤蜊、蛎黄、蛏等。

第七章　需要背颂的方剂歌诀

1. 四君子汤

四君子汤中和义　参术茯苓甘草比
益以夏陈名六君　祛痰补气阳虚宜
除祛半夏名异功　或加香砂胃寒使

2. 升阳益胃汤

升阳益胃参术芪　黄连半夏草陈皮
苓泻防风羌独活　柴胡白芍姜枣随

3. 小建中汤

小建中汤芍药多　桂姜甘草大枣和
更加饴糖补中脏　虚劳腹冷服之瘥
增入黄芪名亦尔　表虚身痛效无过
又有建中十四味　阴斑劳损起沉疴
十全大补加附子　麦夏苁蓉自斟酌

4. 益气聪明汤

益气聪明汤蔓荆　升葛参芪黄柏并
再加芍药炙甘草　耳聋目障服之清

5. 金匮肾气丸

金匮肾气治肾虚　熟地怀药及山萸
丹皮苓泽加附桂　引火归原热下趋
济生加入车牛膝　二便通调肿胀除
钱氏六味去附桂　专治阴虚火有余
六味再加五味麦　八仙都气治相殊
更有知柏与杞菊　归芍参麦各分途

6. 右归饮

右归饮治命门衰　附桂山萸杜仲施

地草怀山枸杞子　便溏阳痿服之宜
左归饮主真阴弱　附桂当除易麦龟

7. 当归补血汤

当归补血有奇功　归少芪多力最雄
更有芪防同白术　别名止汗玉屏风

8. 七宝美髯丹

七宝美髯何首乌　菟丝牛膝茯苓俱
骨脂枸杞当归合　专益肾肝精血弱

9. 补心丹天

王补心柏枣仁　二冬生地与归身
三参桔梗朱砂味　远志茯苓共养神
或以菖蒲更五味　劳心思虑过耗真

10. 麻黄汤

麻黄汤中用桂枝　杏仁甘草四般施
发热恶寒头项痛　伤寒服此汗淋漓

11. 桂枝汤

桂枝汤治太阳风　芍药甘草姜枣同
桂麻相合名各半　太阳如疟此为功

12. 大青龙汤

大青龙汤桂麻黄　杏草石膏姜枣藏
太阳无汗兼烦躁　风寒两解此为良

13. 小青龙汤

小龙青汤治水气　喘呕咳喘渴利慰
姜桂麻黄芍药甘　细辛半夏兼五味

14. 葛根汤

葛根汤内麻黄襄　二味加入桂枝汤
轻可去实因无汗　有汗加葛无麻黄

15. 升麻葛根汤

升麻葛根汤钱氏　再加芍药甘草是
阳明发热与头痛　无汗恶寒均堪使
亦治时疫与阳斑　痘疹已出慎勿使

16. 九味羌活汤

九味羌活用防风　细辛苍芷与川芎
黄芩生地同甘草　三阳解表益姜葱
阴虚气弱人禁用　加减临时在变通

17. 人参败毒散

人参败毒茯苓草　枳桔柴前羌独芎
薄荷少许姜三片　时邪感冒有奇功
去参名为败毒散　加入消风治亦同

18. 银翘散

银翘散主上焦医　竹叶荆牛薄荷豉
甘桔芦根凉解法　风温外感此方宜
咳加杏贝渴花粉　热甚栀芩次第施

19. 桑菊饮

桑菊饮中桔梗翘　杏仁甘草薄荷饶
芦根为引轻清剂　热盛阳明入母膏

20. 木香槟榔丸

木香槟榔青陈皮　枳柏茱连棱术随
大黄黑丑兼香附　芒硝水丸量服之
一切实积能推荡　泻痢食疟用咸宜

21. 芍药汤

芍药芩连与锦纹　桂甘槟木及归身
别名导气除甘桂　枳壳加之效若神

22. 香连丸

香连治痢习为常　初起宜通勿遽尝

别有白头翁可恃　秦皮连柏苦寒方

23. 小柴胡汤

小柴胡汤和解供　半夏人参甘草从
更用黄芩加姜枣　少阳百病此为宗

24. 四逆散

四逆散里用柴胡　芍药枳实甘草谋
此是阳邪成厥逆　敛阴泄热平剂扶

25. 黄连汤

黄连汤内用干姜　半夏人参甘草藏
更用桂枝兼大枣　寒热平调呕痛忘

26. 黄芩汤

黄芩汤用甘芍并　二阳合利枣加烹
此方遂为治痢祖　后人加味或更名
再加生姜与半夏　前症皆呕此能平
单用芍药与甘草　散逆止痛能和营

27. 逍遥散道

遥散用当归芍　柴苓术草加姜薄
散郁除蒸功最奇　调经八味丹栀着

28. 藿香正气散

藿香正气大腹苏　甘桔陈苓术朴俱
夏曲白芷加姜枣　感伤岚瘴并能驱

29. 痛泻要方

痛泻要方陈皮芍　防风白术煎丸酌
补土泻木理肝脾　若作食伤医便错

30. 大柴胡汤

大柴胡汤用大黄　枳实芩夏白芍将
煎加姜枣表兼里　妙法内攻并外攘
柴胡芒硝义亦尔　仍有桂枝大黄汤

31. 防风通圣散

防风通圣大黄硝　荆芥麻黄栀芍翘
甘桔芎归膏滑石　薄荷芩术力偏饶
表里交攻阳热盛　外科疡毒总能消

32. 五积散

五积散治五般积　麻黄苍芷归芍芎
枳桔桂姜甘茯朴　陈皮半夏加姜葱除
桂枳陈余略炒　熟料尤增温散功
温中解表祛寒湿　散痞调经用各充

33. 三黄石膏汤

三黄石膏芩柏连　栀子麻黄豆豉全
姜枣细茶煎热服　表里三焦热盛宣

34. 葛根黄芩黄连汤

葛根黄芩黄连汤　甘草四般治二阳
解表清里兼和胃　喘汗自利保平康

35. 参苏饮

参苏饮内用陈皮　枳壳前胡半夏宜
干葛木香甘桔茯　内伤外感此方推参
前若去芎柴入　饮号芎苏治不差
香苏饮仅陈皮草　感伤内外亦堪施

36. 平胃散

平胃散是苍术朴　陈皮甘草四般药
除湿散满驱瘴岚　调胃诸方从此扩
或合二陈或五苓　硝黄麦曲均堪着
若合小柴名柴平　煎加姜枣能除疟
又不换金正气散　即是此方加夏藿

37. 保和丸

保和神曲与山楂　苓夏陈翘菔子加

曲糊为丸麦汤下　亦可方中用麦芽
大安丸内加白术　消中兼补效堪夸

38. 健脾丸

健脾参术与陈皮　枳实山楂麦蘖齐
曲糊作丸米饮下　消补兼行胃弱宜
枳术丸亦消兼补　荷叶烧饭上升奇

39. 参苓白术散

参苓白术扁豆陈　山药甘莲砂薏仁
桔梗上浮兼保肺　枣汤调服益脾神

40. 枳实消痞丸

枳实消痞四君全　麦芽夏曲朴姜连
蒸饼糊丸消积满　清热破结补虚痊

41. 补中益气汤

补中参草术归陈　芪得升柴更用神
劳倦内伤功独擅　阳虚外感亦堪珍
木香苍术易归术　调中益气畅脾神

42. 乌药顺气汤

乌药顺气芎芷姜　橘红枳桔及麻黄
僵蚕炙草姜煎服　中气厥逆此方详

43. 越鞠丸

越鞠丸舒六般郁　气血痰火湿食因
芎苍香附兼栀曲　气畅郁舒痛闷伸
又六郁汤苍芎附　甘苓橘半栀砂仁

44. 苏子降气汤

苏子降气橘半归　前胡桂朴草姜依
下虚上盛痰嗽喘　亦有加参贵合机

45. 四七汤

四七汤理七情气　半夏厚朴茯苓苏

姜枣煎之舒郁结　痰涎呕痛尽能纾
又有局方名四七　参桂夏草妙更殊

46. 橘皮竹茹汤

橘皮竹茹治呕呃　参甘半夏枇杷麦
赤茯再加姜枣煎　方由金匮此方辟

47. 丁香柿蒂汤

丁香柿蒂人参姜　呃逆因寒中气戕
济生香蒂仅二味　或加竹橘用皆良

48. 定喘汤

定喘白果与麻黄　款冬半夏白皮桑
苏杏黄芩兼甘草　肺寒膈热喘哮尝

49. 瓜蒌薤白汤

瓜蒌薤白治胸痹　益以白酒温肺气
加夏加朴枳桂枝　治法稍殊名亦异

50. 丹参饮

丹参饮里用檀砂　心胃诸痛效验赊
百合汤中乌药佐　专除郁气不须夸

51. 四物汤

四物地芍与归芎　血家百病此方通
八珍合入四君子　气血双疗功独崇
再加黄芪与肉桂　十全大补补方雄
十全除却芪地草　加粟煎之名胃风

52. 人参养营汤

人参养营即十全　除却川芎五味联
陈皮远志加姜枣　肺脾气血补方先

53. 归脾汤

归脾汤用术参芪　归草茯神远志随
酸枣木香龙眼肉　煎加姜枣益心脾

怔忡健忘俱可却　肠风崩漏总能医

54. 养心汤

养心汤用草芪参　二茯芎归柏子寻
夏曲远志兼桂味　再加酸枣总宁心

55. 当归四逆汤

当归四逆桂枝芍　细辛甘草木通着
再加大枣治阴厥　脉细阳虚由血弱
内有久寒加姜茱　发表温中通经脉
不用附子及干姜　助阳过剂阴反灼

56. 桃仁承气汤

桃仁承气五般奇　甘草硝黄并桂枝
热结膀胱少腹胀　如狂蓄血最相宜

57. 犀角地黄汤

犀角地黄芍药丹　血升胃热火邪干
斑黄阳毒皆堪治　或益柴芩总伐肝

58. 咳血方

咳血方中诃子收　瓜蒌海石山栀投
青黛蜜丸口噙化　咳嗽痰血服之瘳

59. 秦艽白术丸

秦艽白术丸东垣　归尾桃仁枳实攒
地榆泽泻皂角子　糊丸血痔便艰难
仍有苍术防风剂　润血疏血燥湿安

60. 槐花散

槐花散用治肠风　侧柏黑荆枳壳充
为末等分米饮下　宽肠凉血逐风功

61. 小蓟饮子

小蓟饮子藕蒲黄　木通滑石生地襄
归草黑栀淡竹叶　血淋热结服之良

62. 血府逐瘀汤

血府逐瘀归地桃　红花枳壳膝芎饶
柴胡赤芍甘桔梗　血化下行不作劳

63. 少腹逐瘀汤

少腹逐瘀芎炮姜　元胡灵脂芍茴香
蒲黄肉桂当没药　调经止痛是良方

64. 补阳还五汤

补阳还五赤芍芎　归尾通经佐地龙
四两黄芪为主药　血中瘀滞用桃红

65. 小续命汤

小续命汤桂附芎　麻黄参芍杏防风
黄芩防己兼甘草　六经风中此方通

66. 大秦艽汤

大秦艽汤羌独防　芎芷辛芩二地黄
石膏归芍苓甘术　风邪散见可通尝

67. 上中下通用痛风方

黄柏苍术天南星　桂枝防己及威灵
桃仁红花龙胆草　羌芷川芎神曲停
痛风湿热与痰血　上中下通用之听

68. 独活寄生汤

独活寄生艽防辛　地芍芎归桂苓均
杜仲牛膝人参草　冷风顽痹屈能伸
若去寄生加芪续　汤名三痹古方珍

69. 消风散

消风散内羌防荆　芎朴参苓陈草并
僵蚕蝉蜕藿香入　为末茶调或酒行

70. 川芎茶调散

川芎茶调散荆防　辛芷薄荷甘草羌

目昏鼻塞风攻上　正偏头痛悉能康
方内若加僵蚕菊　菊花茶调用亦臧

71. 清空膏

清空芎草柴芩连　羌防升之入顶巅
为末茶调如膏服　正偏头痛一时蠲

72. 理中汤

理中汤主理中乡　甘草人参术黑姜
呕利腹痛阴寒盛　或加附子总回阳

73. 真武汤

真武汤壮肾中阳　茯苓术芍附生姜
少阴腹痛有水气　悸眩润惕保安康

74. 四逆汤

四逆汤中姜附草　三阴厥逆太阳沉
或盖姜葱参芍桔　通阳复脉力能任

75. 四神丸

四神故纸吴茱萸　五味肉蔻四般须
大枣百枚姜八两　五更肾泻火衰扶

76. 厚朴温中汤

厚朴温中陈草苓　干姜草蔻木香停
煎服加姜治腹痛　虚寒胀满用皆灵

77. 生脉散

生脉麦味与人参　保肺清心治暑淫
气少汗多兼口渴　病危脉绝急煎斟

78. 六一散

六一滑石同甘草　解肌行水兼清燥
统治表里及三焦　热渴暑烦泻痢保
益元碧玉与鸡苏　砂黛薄荷加之好

79. 五苓散

五苓散治太阳腑　白术泽泻猪茯苓
膀胱化气添官桂　利便消暑烦渴清
除桂名为四苓散　无寒但渴服之灵
猎苓汤除桂与术　加入阿胶滑石停
此为和湿兼泻热　疸黄便闭渴呕宁

80. 小半夏加茯苓汤

小半夏加茯苓汤　行水散痞有生姜
加桂除夏治悸厥　茯苓甘草汤名彰

81. 肾着汤

肾着汤内用干姜　茯苓甘草白术襄
伤湿身痛与腰冷　亦名干姜苓术汤
黄芪防己除姜茯　术甘姜枣共煎尝
此治风水与诸湿　身重汗出服之良

82. 实脾饮

实脾苓术与木瓜　甘草木香大腹加
草蔻附姜兼厚朴　虚寒阴水效堪夸

83. 五皮饮

五皮饮用五般皮　陈茯姜桑大腹奇
或用五加易桑白　脾虚肤胀此方司

84. 羌活胜湿汤

羌活胜湿羌独芎　甘蔓藁木与防风
湿气在表头腰重　发汗升阳有异功
风能胜湿升能降　不与行水渗湿同
若除独活芎蔓草　除湿升麻苍术充

85. 大橘皮汤

大橘皮汤治湿热　五苓六一二方缀
陈皮木香槟榔增　能消水肿及泄泻

86. 茵陈蒿汤

茵陈蒿汤治疸黄　阴阳寒热细推详
阳黄大黄栀子入　阴黄附子与干姜
亦有不用茵陈者　仲景柏皮栀子汤

87. 八正散

八正木通与车前　萹蓄大黄滑石研
草梢瞿麦兼栀子　煎加灯草痛淋蠲

88. 萆解分清饮

萆解分清石菖蒲　草梢乌药益智俱
或益茯苓盐煎服　通心固肾浊精驱
缩泉益智同乌药　山药糊丸便数需

89. 中满分消汤

中满分消汤朴乌　归萸麻夏荜升胡
香姜草果参芪泽　连柏苓青益智需
丸用芩连砂朴实　夏陈知泽草姜俱
二苓参术姜黄合　丸热汤寒治各殊

91. 二妙丸

二妙丸中苍柏煎　若云三妙膝须添
痿痹足疾堪多服　湿热全除病自痊

92. 炙甘草汤

炙甘草汤参姜桂　麦冬生地大麻仁
大枣阿胶加酒服　虚劳肺痿效如神

93. 滋燥养营汤

滋燥养营两地黄　芩甘归芍及艽防
爪枯肤燥兼风秘　火燥金伤血液亡

94. 清燥汤

清燥二术与黄芪　参苓连柏草陈皮
猪泽升麻五味曲　麦冬归地痿方推

95. 沙参麦冬饮

沙参麦冬饮豆桑 玉竹甘花共和方
秋燥耗伤肺胃液 苔光干咳此堪尝

96. 清燥救肺汤

清燥救肺参草杷 石膏胶杏麦芝麻
经霜收下干桑叶 解郁滋干效可夸

97. 琼玉膏

琼玉膏中生地黄 参苓白蜜炼膏尝
肺枯干咳虚劳症 金水相滋效倍彰

98. 黄连阿胶汤

黄连阿胶鸡子黄 芍药黄芩合自良
更有驻车归醋用 连胶姜炭痢阴伤

99. 黄连解毒汤

黄连解毒汤四味 黄柏黄芩栀子备
躁狂大热呕不眠 吐衄斑黄均可使
若云三黄石膏汤 再加麻黄淡豆施
此为伤寒温毒盛 三焦表里相兼治
栀子金花加大黄 润肠泻热真堪倚

100. 附子泻心汤

附子泻心用三黄 寒加热药以维阳
痞乃热邪寒药治 恶寒加附治相当
大黄附子汤同意 温药下之妙异常

101. 半夏泻心汤

半夏泻心黄连芩 干姜甘草与人参
大枣和之治虚痞 法在降阳而和阳

102. 白虎汤

白虎汤用石膏煨 知母甘草粳米陪
亦有加入人参者 躁烦热渴舌生苔

103. 竹叶石膏汤

竹叶石膏汤人参　麦冬半夏竹叶灵
甘草生姜兼粳米　暑烦热渴脉虚寻

104. 升阳散火汤

升阳散火葛升麻　羌独防风参芍侪
生炙二草加姜枣　阳经火郁发之佳

105. 凉膈散

凉膈硝黄栀子翘　黄芩甘草薄荷饶
竹叶蜜煎疗膈上　中焦燥实服之消

106. 清胃散

清胃散用升麻连　当归生地牡丹全
或益石膏平胃热　口疮吐衄及牙宣

107. 泻黄散

泻黄甘草与防风　石膏栀子藿香充
炒香蜜酒调和服　胃热口疮并见功

108. 钱乙泻黄散

钱乙泻黄升防芷　芩夏石斛同甘枳
亦治胃热及口疮　火郁发之斯为美

109. 泻白散

泻白桑皮地骨皮　甘草粳米四般宜
参茯知芩皆可入　肺炎喘嗽此方施

110. 泻青丸

泻青丸用龙胆栀　下行泻火大黄资
羌防升上芎归润　火郁肝经用此施

112. 龙胆泻肝汤

龙胆泻肝栀芩柴　生地车前泽泻偕
木通甘草当归合　肝经湿热力能排

113. 当归龙荟丸

当归龙荟用四黄　龙胆芦荟木麝香
黑栀青黛姜汤下　一切肝火尽能攘

114. 左金丸

左金茱连六一丸　肝经炎郁吐吞酸
再加芍药名戊己　热泻热痢服之安
连附六一治胃痛　寒因热用理一般

115. 导赤散

导赤生地与木通　草梢竹叶四般攻
口糜淋痛小肠火　引热同归小便中

116. 二陈汤

二陈汤用半夏陈　益以茯苓甘草成
利气调中兼去湿　一切痰饮此方珍
导痰汤内加星枳　顽痰胶固力能训
若加竹茹与枳实　汤名温胆可宁神
润下丸仅陈皮草　利气祛痰妙绝伦

117. 涤痰汤

涤痰汤用半夏星　甘草橘红参茯苓
竹茹菖蒲兼枳实　痰迷舌强服之醒

118. 礞石滚痰丸

滚痰丸用青礞石　大黄黄芩沉水香
百病多因痰作祟　顽痰怪症力能匡

119. 金沸草散

金沸草散前胡辛　半夏荆甘赤茯因
煎加姜枣除痰嗽　肺感风寒头目颦
局方不用细辛茯　加入麻黄赤芍均

120. 半夏白术天麻汤

半夏白术天麻汤　参芪橘柏及干姜
苓泻麦芽苍术曲　太阴痰厥头痛良

第九章　经方药性配伍与煎煮知识

麻黄汤方　寒伤营　解表

麻黄三两（去节，味苦温）　桂技二两（去皮，味辛热）　甘草一两（炙，味甘平）　杏仁七十个（汤去皮尖，味甘温）

上四味，以水九升，先煮麻黄，减二升，去上沫，内诸药，煮取二升半，去滓，温服八合，复取微似汗。

桂枝汤方　风伤卫　解肌发表

桂枝三两（去皮，味辛热）　芍药三两（味酸微寒）　甘草二两（炙，味甘平）　生姜三两（切，味辛温）　大枣十二枚（掰，味甘平）

上五味，为颗粒，以水七升，微火煮取三升，去滓，适寒温，服一升。

服一剂尽，病证犹在者，更作服；若汗不出者，乃服至二三剂。

禁生冷、黏滑、肉面、五辛、酒酪、臭恶等物。

大青龙汤方　风寒两解

麻黄六两（去节，味苦温）　桂枝二两（去皮，味辛热）　甘草二两（炙，味甘平）　杏仁四十个（去皮尖，味甘温）　生姜三两（切，味辛温）　大枣十二枚（掰，味甘平）　石膏如鸡子大（碎，味甘微寒）

上七味，以水九升，先煮麻黄，减二升，去上沫，内诸药，煮取三升，去滓，温服一升，取微似汗。

小青龙汤方　解表行水发汗

麻黄三两（去节，味苦温）　芍药三两（味酸微寒）　五味子半升（味酸温）　干姜三两（味辛热）　甘草三两（炙，味甘平）　桂枝三两（去皮，味辛热）　半夏半升（汤洗，味

辛平） 细辛三两（味辛温）

上八味，以水一斗，先煮麻黄，减二升，去上沫，内诸药，煮取三升，去滓，温服一升。

葛根汤方 发汗解肌

葛根四两（味甘平） 麻黄三两（去节，味苦温） 桂二两（去皮，味辛热） 芍药二两（切，味酸微寒） 甘草二两（炙，味甘平） 生姜三两（切，味辛温） 大枣十二枚（掰，味甘平）

上七味吹咀，以水一斗，先煮麻黄葛根，减二升，去沫，内诸药，煮取三升，去滓，温服一升，复取微似汗。不须啜粥。

桂枝加葛根汤方 解肌和营

葛根四两（甘平） 芍药二两（酸微寒） 甘草二两（甘平） 生姜三两（切，辛热） 大枣十二枚（掰，甘平） 桂枝二两（去皮，辛热） 麻黄三两（去节，甘温）

上七味，以水一斗，先煮麻黄、葛根，减二升，去上沫，内诸药，煮取三升，去滓，温服一升，覆取微似汗。

桂枝麻黄各半汤方 解表和营 热多寒少

桂枝一两十六铢（去皮，辛热） 芍药（酸微寒） 生姜（切，辛热） 甘草（炙，甘平） 麻黄各一两（去节，苦温） 大枣四枚（掰，甘平） 杏仁二十四个（甘温汤浸，去皮尖及两仁者）

上七味，以水五升，先煮麻黄一二沸，去上沫，内诸药，煮取一升八合，去滓，温服六合。

桂枝二麻黄一汤方 太阳证 解表和营 热多寒少

桂枝一两十七铢（去皮，辛热） 芍药一两六铢（酸微寒） 麻黄十六铢（去节，苦温） 生姜一两六铢（切，辛热） 杏仁十六个（去皮尖，甘温） 甘草一两二铢（炙，甘平） 大枣五枚（掰，甘平）。

上七味，以水五升，先煮麻黄一二沸，去上沫，内诸药，煮取二升，去滓，温服一升，日再。

小柴胡汤方 和解半表半里

柴胡半斤（味苦平） 黄芩三两（味苦平） 人参三两（味甘微寒） 甘草三两（味甘平） 半夏半升（洗，味辛平） 生姜三两（切，味辛温） 大枣十三枚（掰，味甘平）

上七味，以水一斗二升，煮取六升，去滓，再煎，取三升，温服一升，日三服。

柴胡桂枝汤方 和解 发热微恶寒

桂枝（去皮，辛热） 黄芩（苦平） 人参各一两半（甘微寒） 甘草一两（炙甘平） 半夏二合半（味辛平） 芍药一两半（味酸微寒） 大枣六枚（掰，甘平） 生姜一两半（切，味辛热） 柴胡四两（苦平）

上九味，以水七升，煮取三升，去滓，温服。

附子泻心汤方 太阳伤寒 表证后痞满

大黄二两（咸寒） 黄连（苦寒） 黄芩各一两（苦平） 附子一枚（炮，去皮，破，别煮取计，味辛热）

上四味，切三味，以麻沸汤二升渍之，须臾，绞去滓，内附子汁，分温再服。

生姜泻心汤方 太阳伤寒汗解后 胃中不和心下痞硬干噫

生姜四两（切，辛温） 甘草三两（炙，甘平） 人参三两（甘微寒） 干姜一两（辛热） 黄芩三两（苦平） 半夏半升（洗辛平） 黄连一两（苦寒） 大枣十二枚（甘平）

上八味，以水一斗，煮取六升，去滓，再煎取三升，温服一升，日三服。

甘草泻心汤方 太阳伤寒汗解后下利谷不化 腹中雷鸣 痞硬干呕

甘草四两（甘平） 黄芩三两（苦平） 干姜三两（辛热）

半夏半升（洗辛平） 黄连一两（苦寒） 大枣十二枚（掰甘平）

上六味，以水一斗，煮取六升，去滓，再煎取三升，温服一升，日三服。

半夏泻心汤方 伤寒后下利 虚痞 饮食不下

半夏半升（洗，辛平） 黄芩（苦平） 干姜（辛热） 人参（以上）各三两（甘微寒） 黄连一两（苦寒） 大枣十二枚（掰甘平） 甘草三两（炙，甘平）

上七味，以水一斗，煮取六升，去滓，再煮，取三升，温服一升，日三服。

大黄黄连泻心汤方 伤寒痞满 心下痞按之濡脉关上浮

大黄二两（味咸寒） 黄连一两（味苦寒）

上二味，以沸汤二升渍之，须臾绞去滓，分温再服。

葛根黄芩黄连汤方 太阳阳明 解表清里

葛根半斤（味甘平） 甘草二两（炙，味甘平） 黄芩二两（味苦平） 黄连三两（味苦寒）

上四味，以水八升，先煮葛根，减二升，内诸药，煮取二升，去滓，分温再服。

甘草干姜汤方 温中和里

甘草四两（炙，味甘平） 干姜二两（炮，味辛热）

上吹咀。以水三升，煮取一升五合，去滓，分温再服。

芍药甘草汤方 和阴止痛

白芍药四两（味酸微寒） 甘草四两（炙，甘平）

上二味吹咀，以水三升，煮取一升半，去滓，分温再服之。

调胃承气汤方 胃实缓攻

大黄四两（去皮，清酒浸味咸寒） 甘草二两（炙，味甘平） 芒硝半斤（味咸寒）

上三味吹咀，以水三升，煮取一升，去滓，内芒硝更上火微煮，令沸，少少温服。

小建中汤方　温中散寒

桂枝三两（去皮，味辛热）　甘草三两（炙，味甘平）　大枣十二枚（掰，味甘平）　芍药六两（味酸微寒）　生姜三两（切，味辛温）　饴糖一升（味甘平）

上六味，以水七升，煮取三升，去滓，内饴糖，更上微火，消解，温服一升，日三服。

大柴胡汤方　少阳阳明　解表攻里

柴胡半斤（味苦平）　黄芩三两（味苦平）　芍药三两（味酸微寒）　半夏半升（洗，味辛平）　生姜五两（切，味辛温）　枳实四枚（炙，味酸平）　大枣十二枚（掰，甘平）　大黄二两　（味咸寒）

上八味，以水一斗二升，煮取六升，去滓，再煎，温服一升，日三服。

麻黄杏仁甘草石膏汤方　清肺平喘

麻黄四两（去节，味苦温）　杏仁五十个（去皮尖，味甘温）　甘草二两（炙，味甘平）　石膏半斤（碎，绵裹，味甘微寒）

上四味，以水七升，先煮麻黄，减二升，去上沫，内诸药，煮取二升，去滓，温服一升。

桂枝甘草汤方　发汗过多　心下悸　欲以手按

桂枝四两（去皮，味辛热）　甘草二两（炙，味甘平）

上二味，以水三升，煮取一升，去滓，顿服。

茯苓桂枝甘草大枣汤方　发汗后　脐下悸　欲作奔豚

茯苓半斤（味甘平）　甘草二两（炙，味甘平）　大枣十五枚（掰，味甘平）　桂枝四两（去皮，味辛热）

上四味，以甘澜水一斗，先煮茯苓，减二升，内诸药，煮取三升，去滓，温服一升，日三服。

厚朴生姜甘草半夏人参汤方 发汗后 腹胀满

厚朴半斤（去皮，炙，味咸温） 生姜半斤（切，味辛温） 半夏半斤（洗，味辛平） 人参一两（味甘微寒） 甘草二两（炙，味甘平）

上五味，以水一斗，煮取三升，去滓，温服一升，日三服。

茯苓桂枝白术甘草汤方 发汗动经 心下逆满 起则头眩

茯苓四两（味甘平） 桂枝三两（去皮，味辛热） 白术二两（味苦温） 甘草二两（炙，味甘平）

上四味，以水六升，煮取三升，去滓，分温三服。

芍药甘草附子汤方 发汗后 病不解 反恶寒

芍药三两（味酸微寒） 甘草三两（炙，味甘平） 附子一枚（炮，去皮，破八片，味辛热）

以上三味，以水五升，煮取一升五合，去滓，分温服。

四逆汤方 发汗后 阴证 四肢厥逆

甘草二两（炙，味甘平） 干姜一两半（味辛热） 附子一枚（生用，去皮，破八片，辛，大热）

上三味㕮咀，以水三升，煮取一升二合，去滓，分温再服，强人可大附子一枚，干姜三两。

茯苓四逆汤方 发汗后 仍不解 烦躁

茯苓六两（味甘平） 人参一两（味甘微寒） 甘草二两（炙，味甘平） 干姜一两半（味辛热） 附子一枚（生用，去皮，破八片，味辛热）

上五味，以水五升，煮取三升，去滓，温服七合，日三服。

五苓散方 小便不利微热消渴

猪苓十八铢（去皮，味甘平） 泽泻一两六铢半（味咸寒） 茯苓十八铢（味甘平） 桂半两（去皮，味辛热） 白术十八铢（味苦温）

上五味为末，以白饮和，服方寸匕，日三服，多饮暖水，汗出愈。

茯苓甘草汤方　小便不利　汗出不渴

茯苓二两（味甘平）　桂枝二两（去皮，味辛热）　生姜三两（切，味辛温）　甘草一两（炙，味甘平）

上四味，以水四升，煮取二升，去滓，分温三服。

栀子豉汤方　虚烦不得眠　心中懊侬

栀子十四枚（掰，味苦寒）　香豉四合（绵裹，味咸温）

上二味，以水四升，先煮栀子，得二升半，内豉，煮取一升半，去滓，分为二服，温进一服。得吐者，止后服。

栀子厚朴汤方　下后心烦　腹满　卧起不安

栀子十四枚（掰，味苦寒）　厚朴四两（姜炙，咸温）枳实四枚（水浸，去穰，炒，味酸平）

以上三味，以水三升半，煮取一升半，去滓，分二服。温进一服，得吐者，止后服。

栀子干姜汤方　下之后　身热不去　微烦

栀子十四枚（掰，味苦寒）　干姜二两（味辛热）

上二味，以水三升半，煮取一升半，去滓，分二服。温进一服，得吐者，止后服。

赤石脂禹余粮汤方　伤寒利不止　利在下焦

赤石脂一斤（碎，味甘温）　禹余粮一斤（碎，味甘平）

以上二味，以水六升，煮取二升，去滓，三服。

旋复代赭石汤方　伤寒发汗后　痞硬噫气

旋复花三两（味咸温）　人参二两（味甘微寒）　生姜五两（切，味辛温）　代赭石一两（味甘寒）　大枣十二枚（掰，甘平）　甘草三两（炙，味甘平）　半夏半升（洗，味辛平）

上件七味，以水一斗，煮取六升，去滓，再煎，取三升，温服一升，日三服。

桂枝人参汤方　利下不止　心下痞硬　表里不解

桂枝四两（去皮，味辛热）　甘草四两（炙，味甘平）　白术三两（味苦温）　人参三两（味甘微寒）　干姜三两（味辛热）

上五味，以水九升，先煮四味，取五升，内桂更煮，取三升，温服一升，日再，夜一服。

桂枝加大黄汤方　太阳病里实

桂枝三两（去皮辛热）　大黄一两（咸寒）　芍药六两（味酸微寒）　生姜三两（切辛温）　甘草二两（炙甘平）　大枣十二枚（掰甘平）

上六味，以水七升，煮取三升，去滓，温服一升，日三服。

黄芩汤方　太阳少阳合病下利

黄芩三两（味苦平）　甘草二两（炙，味甘平）　芍药二两（味酸微寒）　大枣十二枚（掰，味甘平）

上四味，以水一斗，煮取三升，去滓，温服一升，日再夜一服。若呕者，加半夏半升，生姜三两。

黄连汤方　胸中有热而欲呕　胃中有寒而腹痛　升降阴阳

黄连（味苦寒）　甘草（炙，味甘平）　干姜（味辛热）　桂枝（去皮，味辛热）各三两　人参二两（味甘微寒）　半夏半升（洗，味辛平）　大枣十二枚（掰，味甘平）

上七味，以水一斗，煮取六升，去滓，温服一升，日三服，夜二服。

桂枝附子汤方　风湿相搏　身体疼烦

桂枝四两（去皮，味辛热）　附子三枚（炮，去皮，破八片，辛热）　生姜三两（切，辛温）　甘草二两（炙，味甘平）　大枣十二枚（掰，味甘平）

上五味，以水六升，煮取二升，去滓，分温三服。

甘草附子汤方　风湿骨节　烦疼　身微肿

甘草二两（炙，味甘平）　附子二枚（炮，去皮破，味辛

热） 白术二两（味苦温） 桂枝四两（去皮，味辛热）

上四味，以水六升，煮取三升，去滓，温服一升，日三服。

白虎汤方 三阳合病 发汗则谵语 下之则手足逆冷

知母六两（味苦寒） 石膏一斤（碎，味甘微寒） 甘草二两（甘平） 粳米六合（味甘平）

上四味，以水一斗，煮米熟，汤成，去滓，温服一升，日三服。

炙甘草汤方 伤寒脉结代 心动悸 肺痿咳唾多

甘草四两（炙，味甘平） 生姜三两（切，味辛温） 桂枝三两（去皮，味辛热） 人参二两（味甘微寒） 生地黄一斤（味苦微寒） 阿胶二两（味甘平） 麦门冬半升（去心，味甘平） 麻子仁半升（味辛平） 大枣十二枚（掰，味甘平）

上九味，以清酒七升，水八升，先煮八味，取三升，去滓，内胶烊消尽，温服一升，日三服。

大承气汤方 阳明腑实 痞满燥实坚

大黄四两（咸寒，酒洗） 厚朴半斤（咸温，炙，去皮） 枳实五枚（酸平，炙） 芒硝三合（咸寒）

上四味，以水一斗，先煮二物，取五升，去滓，内大黄，煮取二升，去滓，内芒硝，更上微火一两沸，分温再服。得下，余勿服。

小承气汤方 阳明证 燥实 便坚硬 谵语

大黄四两（咸寒） 厚朴二两（炙，去皮，咸温） 枳实三枚（大者，炙，酸平）

以上三味，以水四升，煮取一升二合，去滓，分温二服。初服汤，当更衣，不尔者，尽饮之；若更衣者，勿服之。

桃核承气汤方 太阳病不解 热结膀胱 其人如狂

桃仁五十个（去皮尖，味苦平） 桂枝二两（去皮，味辛热） 大黄四两（咸寒） 芒硝二两（咸寒） 甘草二两（炙，

甘平）

上五味，以水七升，煮取二升半，去滓，内芒硝，更上火微沸。下火，先食温服五合，日三服，当微利。

柴胡加龙骨牡蛎汤方　伤寒下之　胸满烦惊　小便不利　谵语　一身尽重

半夏二合（洗辛平）　大枣六枚（甘平）　柴胡四两（苦平）　生姜一两半（辛热）　人参一两半（甘微寒）　龙骨一两半（甘平）　铅丹一两（辛微寒）　桂枝一两半（去皮辛热）　茯苓一两半（甘平）　大黄二两　牡蛎一两半（煅）

上十一味，以水八升，煮取四升，内大黄切如棋子，更煮一二沸，去滓，温服一升。

桂枝甘草龙骨牡蛎汤方　火逆下之　因烧针烦躁

桂枝一两（辛热）　甘草二两（甘平）　牡蛎二两（熬咸平）　龙骨二两（甘平）

右为末，以水五升，煮取二升半，去滓，温服八合，日三服。

桂枝去芍药加蜀漆龙骨牡蛎救逆汤方　伤寒　医以火迫劫之亡阳　惊狂起卧不安

桂枝三两（去皮辛热）　甘草二两（炙甘平）　生姜三两（切辛温）　牡蛎五两（熬，味咸平）　龙骨四两（味甘平）　大枣十二枚（掰，甘平）　蜀漆三两（洗去腥，味辛平）

上为末，以水一斗二升，先煮蜀漆，减二升，内诸药，煮取三升，去滓，温服一升

柴胡桂枝干姜汤方　胸胁满　微结小便不利　渴而不呕

柴胡半斤（苦平）　桂枝三两（去皮，味辛热）　干姜三两（辛热）　栝蒌根四两（苦寒）　黄芩三两（苦平）　牡蛎二两（熬，咸平）　甘草二两（炙，味甘平）

上七味，以水一斗二升，煮取六升，去滓，再煎，取三升，

温服一升，日三服。初服微烦，复服汗出，便愈。

干姜附子汤方 伤寒复发汗 昼日烦躁不得眠 夜而安静不呕不渴 无表证

干姜一两（味辛热） 附子一枚（生用，去皮，破八片，味辛热）

上二味，以水三升，煮取一升，去滓，顿服。

猪苓汤方 阳明病 脉浮发热 渴欲饮水 小便不利

猪苓（去皮，甘平） 茯苓（甘平） 阿胶（甘平） 滑石（碎，甘寒） 泽泻（咸寒）各一两

上五味，以水四升，先煮四味，取二升，去滓，内下阿胶烊消，温服七合，日三服。

茵陈蒿汤方 阳明病 瘀热在里 发黄小便不利 渴引水浆

茵陈蒿六两（苦平） 栀子十四枚（掰，苦寒） 大黄二两（去皮，咸寒）

上三味，以水一斗，先煮茵陈，减六升，内二味，煮取三升，去滓，分温三服。

吴茱萸汤方 阳明病 食谷欲呕

吴茱萸一升（洗，辛热） 人参三两（甘微寒） 生姜六两（切，辛温） 大枣十二枚（掰，甘平）

上四味，以水七升，煮取二升，去滓，温服七合，日三服。

麻仁丸方 阳明病 大便难 其脾为约

麻子仁二升（甘平） 芍药半斤（酸微寒） 枳实半斤（炙，酸平） 大黄一斤（去皮，咸寒） 厚朴一斤（炙，去皮，咸温） 杏仁一斤（去皮尖，熬，别作脂，甘温）

上六味，为末，炼蜜为丸，桐子大，饮服十丸，日二服，渐加，以知为度。

栀子蘗皮汤方 伤寒身黄发热

栀子一十五个（苦寒） 甘草一两（甘平） 黄蘗二两

（苦寒）

上三味，以水四升，煮取一升半，去滓，分温再服。

麻黄连翘赤小豆汤方　伤寒　瘀热在里发黄

麻黄二两（苦温，去节）　赤小豆一升（酸平）　连翘二两（连翘房也，苦平）　杏仁四十个（甘温，去皮尖）　大枣十二枚（甘平）　生梓白皮一升（苦寒）　生姜二两（辛温，切）甘草二两（炙，甘平）

以上八味，以潦水一斗，先煮麻黄，再沸，去上沫，内诸药，煮取三升，分温三服，半日服尽。

麻黄附子细辛汤方　少阴病　始得之　反发热　脉沉

麻黄二两（去节，苦温）　细辛二两（辛热）　附子一枚（炮，去皮，破八片，辛热）

上三味，以水一斗，先煮麻黄，减二升，去上沫，内药，煮取三升，去滓，温服一升，日三服。

麻黄附子甘草汤方　少阴病　二三日微发汗

麻黄二两（去节苦温）　甘草二两（炙甘平）　附子一枚（炮，去皮辛热）

上三味，以水七升，先煮麻黄一两沸，去上沫，内诸药，煮取三升，去滓，温服一升，日三服。

黄连阿肢汤方　少阴病二三日心中烦　不得卧

黄连四两（苦寒）　黄芩一两（苦平）　芍药二两（酸微寒）　鸡子黄二枚（甘温）　阿胶三两（甘平）

上五味，以水五升，先煮三物，取二升，去滓，内胶烊尽，小冷，内鸡子黄，搅令相得，温服七合，日三服。

附子汤方　少阴病　口中和　其背恶寒

附子二枚（破八片，去皮，辛热）　茯苓三两（甘平）　人参二两（甘微寒）　白术四两（苦温）　芍药三两（酸微寒）

上五味，以水八升，煮取三升，去滓，温服一升，日三服。

桃花汤方 少阴病 下利便脓血

赤石脂一斤（一半全用，一半筛末，甘温） 干姜一两（辛热） 粳米一斤（甘平）

上三味，以水七升，煮米令熟，去滓，温服七合，内赤石脂末，方寸匕，日三服。若一服愈，余勿服。

猪肤汤方 少阴病下痢咽痛 胸满心烦

猪肤一斤（甘寒）

上一味，以水一斗，煮取五升，去滓，加白蜜一升，白粉五合，熬香，和相得，温分六服。

甘草汤方 少阴病 二三日 咽痛

甘草二两（甘平）

上一味，以水三升，煮取一升半，去滓，温服七合，日二服。

桔梗汤方 少阴病二三日咽痛不差

桔梗一两（苦平） 甘草二两（甘平）

上二味，以水三升，煮取一升，去滓，分温再服。

苦酒汤方 少阴病 咽中伤生疮不能语言 声不出

半夏（洗，破，如枣核大，辛平） 十四枚 鸡子一枚（去黄，内上苦酒着鸡子壳中，甘微寒）

上二味，内半夏，着苦酒中，以鸡子壳，置刀环中，安火上，令三沸，去滓，少少含咽之，不差，更作三剂。

半夏散及汤方 少阴病 咽中痛

半夏（洗，辛平） 桂枝（去皮，辛热） 甘草（炙，甘平）以上各等份

以上三味，各别捣筛已，合治之，白饮和，服方寸匕，日三服。若不能散服者，以水一升，煎七沸，内散两方寸匕，更煎三沸，下火令小冷，少少咽之。

白通汤方 少阴病 下利

葱白四茎（辛温）　干姜一两（辛热）　附子一枚（生用，去皮，破八片，辛热）

上三味，以水三升，煮取一升，去滓，分温再服。

白通加猪胆汁方　少阴病利不止　厥逆无脉干呕烦

葱白四茎（辛温）　干姜一两（辛热）　附子一枚（生，去皮，破八片辛热）　人尿五合（咸寒）　猪胆汁一合（苦寒）

前三味，以水三升，煮取一升，去滓，内胆汁、人尿，和令相得，分温再服。

真武汤方　少阴病腹痛　自下利　小便不利　四肢沉重疼痛

茯苓三两（甘平）　芍药三两（酸微寒）　生姜三两（切，辛温）　白术二两（苦温）　附子一枚（炮，去皮，破八片，辛热）

上五味，以水八升，煮取三升，去滓，温服七合，日三服。

通脉四逆汤方　少阴病　下利清谷　里寒外热　手足厥逆　脉微欲绝　身反不恶寒　其人面赤色　或腹痛或干呕或咽痛

甘草二两（炙甘平）附子大者一枚（生用，去皮，破八片辛热）　干姜三两（强人可四两辛热）

上三味，以水三升，煮取一升二合，去滓，分温再服。

四逆散方　少阴病　四逆或咳或悸　或小便不利　或腹中痛　或泄利下重

甘草（炙，甘平）　枳实（破，水渍炙干，酸平）　柴胡（苦平）　芍药（酸微寒）

上四味，各十分，捣筛，白饮和，服方寸匕，日三服。

乌梅丸方　厥阴病　蛔厥得食而呕烦吐蛔

乌梅三百个（味酸温）　细辛六两（辛热）　干姜十两（辛热）　黄连一斤（苦寒）　当归四两（甘温）　附子六两（炮，辛热）　蜀椒四两（去汗，辛热）　桂枝六两（辛热）　人参六两（甘微寒）　黄蘖六两（苦寒）

上十味，异捣筛，合治之，以苦酒渍乌梅一宿，去核，蒸之五升米下，饭熟，捣成泥，和药令相得，内臼中，与蜜，杵二千下，丸如梧桐子大，先食饮，服十丸，日三服，稍加至二十丸。禁生冷、滑物、臭食等。

当归四逆汤方 伤寒 手足厥寒脉细欲绝

当归三两（甘温） 桂枝三两（辛热） 芍药三两（酸微寒） 细辛三两（辛热） 大枣二十五个（甘平） 通草二两（甘平） 甘草二两（炙，甘平）

上七味，以水八升，煮取三升，去滓，温服一升，日三服。

四逆加吴茱萸生姜汤方 厥阴病里急腹痛厥逆

当归二两（甘温） 芍药三两（酸微寒） 甘草二两（炙甘平） 通草二两（甘平） 桂枝三两（去皮辛热） 细辛三两 生姜半斤（切） 大枣二十五枚（掰） 吴茱萸二升（辛热）

上九味，以水六升，清酒六升，和煮取五升，去滓，温分五服。

麻黄升麻汤方 伤寒大下后寸脉沉而迟手足厥逆 咽喉不利唾脓血 泄利不止

麻黄二两半（去节，苦温） 升麻一两一分（甘平） 当归一两一分（甘温） 知母（苦寒） 黄芩（苦平） 萎蕤（甘平）各十八铢 石膏（碎，绵裹，甘微寒） 白术（苦温） 干姜（辛热） 芍药（酸微寒） 天门冬（去心，甘平） 桂枝（辛热） 茯苓（甘平）甘草（炙，甘平）各六铢

上十四味，以水一斗，先煮麻黄一两沸，去上沫，内诸药，煮取三升，去滓，分温三服，相去如炊三斗米顷，令尽汗出，愈。

干姜黄连黄芩人参汤方 伤寒吐下之寒格 更逆吐下食入口即吐

干姜（辛热）　黄连（苦寒）　黄芩（苦平）　人参（甘微寒）各三两

上四味，以水六升，煮取二升，去滓，分温再服。

白头翁汤方　热利下重

白头翁二两（苦温）　黄连（苦寒）　黄柏（苦寒）　秦皮（苦寒）各三两

上四味，以水七升，煮取二升，去滓，温服一升；不愈，更服一升。

理中丸方　霍乱　头痛发热身疼痛寒多

人参（甘微寒）　甘草（炙，甘平）　白术（苦温）　干姜（辛热）以上各三两

上四味，捣筛为末，蜜和丸，如鸡黄大，以沸汤数合，和一丸，研碎，温服之。日三服，夜二服，腹中未热，益至三四丸。

枳实栀子豉汤方　伤寒下后心烦腹满　卧起不安

枳实三枚（炙，酸平）　栀子十四枚（掰，苦寒）　豉一升（绵裹，酸温）

上三味，以清浆水七升，空煮取四升，内枳实、栀子，煮取二升，下豉，更煮五六沸，去滓，温分再服，复令微似汗。

牡蛎泽泻散方　大病瘥后　腰以下有水气

牡蛎（咸平，熬）　泽泻（咸寒）　栝楼根（苦寒）　蜀漆（辛平，洗，去腥）　葶苈（苦寒，熬）　商陆根（熬，辛平）海藻（咸微寒，洗去咸）以上各等分

上七味，异捣下筛为散，更入臼中治之，白饮和服方寸匕。小便利，止后服，日三服。

竹叶石膏汤方　伤寒后虚羸少气气逆欲吐

竹叶二把（苦平）　石膏一斤（甘微寒）　半夏半升（洗，辛平）　麦门冬一升（甘平，去心）　人参三两（甘微寒）　甘草二两（甘平，炙）　粳米半升（甘平）

上七味，以水一斗，煮取六升，去滓，内粳米，煮米熟，汤成，去米，温服一升，日三服。

柴胡桂枝干姜汤方 胸胁满微结 往来寒热心烦小便不利渴而不呕 但头汗出

柴胡半斤（苦平） 桂枝三两（去皮，味辛热） 干姜三两（辛热） 栝蒌根四两（苦寒） 黄芩三两（苦平） 牡蛎二两（熬，咸平） 甘草二两（炙，味甘平）

上七味，以水一斗二升，煮取六升，去滓，再煎，取三升，温服一升，日三服。初服微烦，复服汗出，便愈。

第五编　创新“灸刺”微创技术

针灸被誉为国之瑰宝，但由于人们对其治病原理并不十分清楚，加之受西方医学文化思想的影响，针灸一步步被西化了。综观《难经》一书，其与《黄帝内经》如出一人之手，编排和内容安排很是相似。全文有相当多的篇幅在讲述针刺治病的原理和方法。可惜后世针灸教学开展以来，大部分教材忽略了经典理论的学习，忽略了坚持平衡阴阳的中医理论体系的教育。这样就造成了人们对针灸工作的许多误解。比如针刺害怕出血，针刺害怕感染，针刺害怕皮肤破溃出毒出水。结果针刺工具越变越细，手法越变越简单。由于长期以来技术含量和疗效的降低，收费的急剧下降，针灸在同行业中地位显得越来越低，针灸从业人员越来越少。国宝从此将不再国宝了。

中国是针灸的故乡。针灸由于受到来自各方面的影响，水平日趋低下，在国内混不下去的针灸师便去了国外，一些徒有虚名的“中国针灸”专家走出国门后，在国外屡屡碰壁。如果要认真总结一下，其实中医技术水平倒退最严重的、褪色最严重的还不是中医内科，而是国之瑰宝的中国针灸。

了解针灸起源很重要。简单地说，针刺是古代医家研究人体疾病规律以后最先设计出来的运用金属工具“九针”手术对付疾病的方法，艾灸是最先设计出来的运用火攻法解除顽固性疾病和替代针刺手术治病的最简便的疗法。它们自古就是结伴使用，并密切结合疾病反应，根据病情严重程度配合中药治疗的中医“三大法宝”之一。

时至今日，讲到针灸，有很多人容易发生误解，以为针刺就是针灸。其实针是针，灸是灸，各有不同的含义和方法。针与灸在《黄帝内经》时期几乎没有放在一起叙述过，倒是皇甫谧《针灸甲乙经》开了个头。针灸合在一起容易产生混乱，让人们忽略了针刺治病用“刺”的真实情况。刺法是古义，按现代人的说法，那就是手术了。

刺法的工具很多，大约是九种，所以就有一篇叫做“九针十二原”的文章。灸法就是古代的火攻法，火攻既然能用在军事上，自然也能用在医疗上。疾病治疗的火攻技术由此诞生。

腧穴是针、灸共同的治疗对象，治疗目标。一个病人是否需要针刺治疗、是否需要艾灸治疗都取决于腧穴的反应情况。在《黄帝内经》提出了两种概念，一种是阴阳相倾移，一种是没有出现倾移。存在倾移的就需要根据其虚实情况施行补泻，没有出现倾移就直接采用针刺的方法治疗就是了。

鉴于针刺与艾灸需要详细检查全身经络穴位，掌握针对反应体征针灸的特殊适应证，所以学习和掌握腧穴的知识成为针刺、艾灸治疗前的必修课和重要学习内容。

第一章　《黄帝内经》针法三要素

《黄帝内经》奠定了中医学的基础，在针灸学方面更是精研至精至深，达到炉火纯青的地步。针刺取穴方面以体表敏感反应点为对象，注重循扪切按等详细的经络体征检查，判断和寻找敏感反应点，从寸口脉象中去分析，针刺操作针对反应点性质的寒热虚实等确定相应的手法。在方法论上具有现代科学研究的特色，容易学习掌握和推广应用。临床上以其方法、程序和治病关键等，颇有墨绳、决窍及奥秘之内涵，归纳之曰：针法三要素。兹结合临床，分述如下：

1. 平脉辨经，按流注取穴

平脉辨经就是通过寸口脉象诊察判断体表敏感反应点及其病变的经络部位。按流注取穴即根据针刺时各人的脉象变化、查找有关病证反应点。因为脉象随十二经气血流注变化，平脉辨经取穴即按流注取穴，而无须固陋就俗去查找流注取穴表，故曰平脉辨经，按流注取穴。

平脉辨经取穴是《黄帝内经》急症针灸所要求的一项基本技能和程序，所谓“凡将用针，必先诊脉，视气之剧易乃可以用之”。《素问·阴阳应象大论》也谓：“善诊者，察色按脉，先别阴阳。”这个阴阳，即指病变的阴阳经络部位。《灵枢》“终始”、“经脉”等作为中医证候学专著，就曾多处记载有“人迎、气口”诊法判断病变经络部位的方法。经谓：“人迎一盛，病在足少阳，一盛而躁，病在手少阳。”“人迎二盛，病在足太阳，二盛而躁，病在手太阳……”“脉口一盛，病在足厥阴，一盛而躁，在手心主，脉口二盛病在足少阴，二盛而躁，在手少阴……”论治法，经谓：“人迎一盛，泻足少阳而补足厥阴，二泻一补，日一取之，必切而验之，躁取之上，气和乃止。”这段话的大意是，人迎脉大于脉口脉一倍时，应判断其病变部位在足少阳经；一倍有余，更兼盛躁体势，应判断其病位在手少阳经。脉口脉大于人迎脉一倍时，应判断其病变部位在足厥阴经；一倍有余，更兼盛躁体势，应判断其病位在手心主经。余仿此，治疗时阳盛必阴虚，故亟当泻有余而补不足的经穴。但针刺前必须认真验证反应经穴是否准确，总之达到阴阳脉象平和、有关经穴敏感点体征消失为止。这种通过脉诊判断病变部位的方法，在现代一些《黄帝内经》注释本中已很少有人解释。

根据上述诊法原理，以后世演变发展过来的“人迎·气口”诊法（即以关为支点，阳 9 分，阴 10 分，关前一分处左右手分别代表人迎·气口），按人迎主阳，脉口主阴，阴阳之比为 10∶9 之比值，求其比率系数大小判断病变的经络部位。

如曾遇一位鼻出血患者刘某，男，79 岁，初诊于 1986 年 6 月 7 日，时值盛夏午后，患者突然鼻血大作，血出量多成块，内科急救多时无效。诊之，脉象洪大，三关满布，沉取无力，左盛于右二倍，浮候盛于沉候约二倍，按法判断病位在足太阳经，反应经穴为京骨、金门及肾原太溪等。验穴结果该组穴位均出现明显的敏感压痛、太溪有麻胀感。用提插手针京骨、金门和太溪毕，少时血势见缓，患者感觉鼻根有凉感，但血未全止。复触摸得涌泉穴局部虚陷具有凉感，为灸涌泉，约半小时许，血出停止，自后再未复发。

大量散见于《黄帝内经》一书中的平脉辨经方法还有五脏脉论法、浅深轻重浅、三部九候法等数种方法，这些在《难经》一书中有系统详细的记载。五脏脉论法以五脏脉特定形态和好发部位为标准，通过异常脉象的分析，判断病变的经络部位。浅深轻重法通过摸脉时用力大小和脉动最明显处浮沉部位来判断病变的经络部位。三部九候法以“寸关尺”分候脏腑的基本原则，凡在某一部出现有异于其他各部的脉象，如出现“独大、独小、独疾、独迟、独寒、独热、独陷下”等脉象，即可判断出其病变的经络部位。如应用五脏脉特征判断法中，笔者根据有关记载，按照“脉急病位在肝，脉大病位在心，脉缓病位在脾，脉涩病位在肺，脉沉病位在肾”等定律。临床试验发现，从脉象判断出的反应点基本循着五行公式中的“子母补泻”规律出现，即脉实则子经子穴出现反应点，虚则母经母穴出现反应点。以左关为例，左关急甚，本经五输反应穴为大敦、太冲，相关经反应穴足三里、陷谷；左关微急，本经五输反应穴为侠溪、足临泣、丘墟，相关经反应穴为隐白、太白；左关大甚，本经五输反应穴为行间、蠡沟，相关经反应穴为劳宫、内关；左关微大，本经五输反应穴为阳辅、光明，相关经反应穴为支沟、外关等。在一些急症救治中，如果选择这些随脉象变化出现的流注穴位，多能收到针到病除的效果。

2. 循扪切按，视应动下针

循扪切按是在“必切而验之”的操作常规中详细进行经络体征检查的方法，视应动下针则根据“五脏之有疾也，应出十二原”和“视其应动者而取之”的原理，古人总结出来又一针法经验。

循扪切按作为针刺前的操作常规，古人曾反复作过强调。《素问·刺节真邪论》谓“用针者，必先察其经络之实虚，切而循之，按而弹之，视其应动者乃取之”。《素问·三部九候论》也强调，“必审问其所始病，与今之所方病，而后各切循其脉，视其经络浮沉；以上下逆从循之。”要求针刺前必须详细地进行经络体征检查，采用爪切、指循、推摩等认真查找有关反应点体征，然后针对反应点体征的寒热虚实等采用相应的调节手法。“知为针者信其左，不知为针者信其右”，古人认为，无论是凭经验取穴，还是通过脉诊等判断体表敏感反应点，都必须详细认真地进行经络体征检查而加以验证，不能认为只要针法谙熟就能取得好的效果；相反的，只要找准了反应点，以指点按也有一定的疗效。

由于病变的复杂性，其反应于体表的敏感点因人、因时、因病变发展过程不同，在部位、数量、反应体征方面各不相同。如果仅凭主观经验，不进行全面系统的体征检查，治疗的效果必然要受到影响。如按某一经验治疗牙痛应针合谷、偏历或牙痛穴，但检查体征时如果没有发现敏感压痛或异常酸麻重胀感则疗效较差，甚至无效。另外如果对其反应穴位的具体体征寒热虚实了解不够，不能针对性地按照反应点体征的属性采用相应的调节方法，疗效同样会受到影响。循扪切按与视应动下针既是针刺前必要和重要的检查手段，又是针刺所以取效的诀窍和关键。所谓循扪切按，循指用手掌或手指触摸经穴部位上下，以测知其温度、湿度及滑涩变化等；扪指轻轻按压，以发现浅表的经络体征；切即切掐以验穴，并标记穴位；按是用力按压以发现比较深在的经络反应体征。视应动下针，就是以检查中发现的那些有异于其他各部的经络反应体征作为针刺选穴的依据。如明显的敏感压痛和异常酸麻重胀感，以及局部组织的松弛、隆起、陷下，络脉充盈怒张，皮肤色素改变，出现点状或片状瘀斑，皮下出现条索形或圆形结节，按压局部全身有快感，或沿某一方向向病所或其他肢体部位传导放射等敏感反应体征。

循扪切按还有一种作用就是用以发现那些不易暴露的“反应点”。在作经络体征检查中发现，有的反应点容易暴露，有的反应点通过一定的按摩手法始能发现，所以需要采用循扪切按压等手法进行激发。如在经络穴位上进行几遭推、按、弹、叩后经络穴位被激惹，其反应点体征就会自然暴露出来。实践表明，《黄帝内经》时代总结的“循扪视应动，下针寻压痛”等取穴经验，是具有体征化的诊断和治疗方法，作为《黄帝内经》针法的奥秘之一是非常珍贵的。

3. 浅深至理，明补泻迎随

浅深至理是言针刺手法操作中针刺的浅深要恰到好处，如经言：“病有浮沉，刺有浅深，各至其理，无过其道。”补泻迎随，迎者逢迎而夺之，随者随和而济之。经言：“其来不可逢，其往不可追，”“逆而夺之，恶得无虚，追而济之，恶得无实，迎之随之，以意和之。”又“刺之微，在迟速”。补泻的实质，全在于浅深层次的区别和手法疾除的应用上。迎随也就是补泻，明补泻迎随，即要求在针刺手法操作中，针对经穴敏感反应体征的寒热虚实等，应掌握好在力量、速度、时间、频率诸方面的力向和动作方式。

补泻作为发挥针刺治疗作用的关键，古人曾多次反复告诫，经言：“补泻反则病益笃。”临床所见，同一病人应用同一组穴位处方，由于操作手法上的差异，往往出现不同的效果，甚至用错了手法，当补用泻，当泻用补，起了相反的作用而使病情加重。如外感发热中，大椎、风门、印堂等穴位往往出现热的体征，予以毫针或三棱针点刺，体温就会立刻下降，但若是针后长时间留针反会使体温再度上升，引起患者躁动不安。对一个体征偏实的牙痛患者，开始针合谷可能立即止痛，但若留针过久，复引起疼痛，甚会使疼痛较前加剧。从《黄帝内经》以及《难经》等古籍记载看，针刺补泻手法最基本的操作要领，主要在深浅层次的区别上。《难经》作为一部注释《黄帝内经》的通俗读本，就针刺补泻手法曾作过这样的解释：“当补之时，从卫置气，当泻之时，从营置气。”这个“营卫”的概念，具体体现在浅深的层次上。经言：“调气之方，必在阴阳，知其内外表里，随其阴阳而调之。”藏象学说认为，五脏之气在体表的输注部位本有浅深阴阳之不同，所谓“肺主皮毛，心主血脉，脾主肌肉，肝主筋，肾主骨”等。实践表明，心肺病变针刺宜浅，肝肾病变针刺宜深，否则就会影响疗效。针刺以调节阴阳平衡为目的，掌握的要领也就是要区别病位浅深、针对其阴阳所在而调之。

在发挥针刺调整作用方面，针刺补泻还有另外一种浅深刺法的概念，即营卫刺法中“调营”与“调卫”的界线划分。《灵枢·营卫生会》等篇曾提出“营行脉中，卫行脉外”，“刺营者出血，刺卫者出气”，以及“刺营无伤卫，刺卫无伤营”等。并结合针刺手法的论述，对营卫提出许多具体的定义。经络包括经脉与络脉，经脉属阴，络脉属阳。言经脉“动而不居，常不可见，其虚实以气口知之”（颇似现代解剖概念中的动脉）。言络脉“其会皆见于外”，“脉之见者皆络脉”（颇似现代解剖概念中的静脉及其他毛细血管）。营卫包括营气与卫气，营属阴，卫属阳，营主血，卫主气。言“营行脉中，卫行脉外”，“刺营者出血，刺卫者出气”。从以上文字看来，“营”相当于以静脉为主体的血管等循环系统，“卫”相当于以末梢神经纤维为主的神经系统。营卫学说认为，营卫在功能上是互相依赖的，针刺治疗可以从阳调阴，也可以从阴调阳。现代医学认为，在人体的两大调节系统中，神经与血液循环两大系统在功能上是互相促进和影响的。临床实践也表明，通过点刺表浅充盈怒张之静脉血管出血，可以调整神经系统的功能，改善全身的微循环；采用针刺经络穴位上某一神经纤维密集的“敏感反应点”，也能起到调整神经功能，调节微循环，改善局部组织血流量的作用。另外也发现某一营卫病变中所形成的病理体征只能采用某一种浅深刺法始能有效。这与古人营卫理论中从卫调营和从营调卫的认识是一致的。说明古人所强调的“刺营无伤卫，刺卫无伤营”的浅深刺法概念是客观存在的。如果中西医在对经络体征的概念上能取得一致的看法，在针刺部位、针刺手法以及整个经络穴位的阴阳调节中，能从营卫理论中进一步加深认识，对理论和临床的研究将会产生一个大的飞跃，从而大大提高针刺疗效。

综上所述，平脉辨经，按流注取穴；循扪切按，视应动下针；浅深至理，明补泻迎随，是《黄帝内经》针法三大基本要素，临床之际，务必详察色脉，取穴部分不差，浅深至理，明补泻迎随，方能取得最佳疗效。

第二章　藏象医学基本理论框架

藏象是经络的代名词，经络学说是藏象医学的理论框架。为了防止在用药用针用灸方面不会偏离藏象医学的轨道，古人编织了一个数字网络，并逐条确定了体表骨度及皮肤解剖部位的详细部位和名称。这就是《灵枢·经脉》记载的“太阳之脉、太阴之脉”等十二经脉循行部位和名称。其次是经络数码阴阳符号编排顺序的确定。这就是背俞穴、本输穴、五输穴等“金水木火土”五行符号的确定。最后是古人总结的针对每一个反应部位反应穴位“寒热虚实”体征的处置原则。这就是“为此诸病，盛则泻之，虚则补之，热则疾之，寒则留之，陷下则灸之。不盛不虚，以经取之”的原则。另外每一条经脉循行路线表述清楚之后，古人还讲述了如果应用寸口脉象判断反应经脉的方法。所以十二条经脉循行路线成为中医理论框架中每一条经脉管辖范围界线划分的中轴线。

1. **肺，手太阴之脉，**起于中焦，下络大肠，还循胃口，上膈属肺，从肺系横出腋下，下循臑内，行少阴心主之前。

下肘中，循臂内上骨下廉，入寸口，上鱼，循鱼际，出大指之端。

其支者，从腕后直出次指内廉，出其端。

是动则病，肺胀满，膨膨而喘咳，缺盆中痛。甚则交两手而瞀。此为臂厥。

是主肺所生病者，咳，上气，喘喝，烦心，胸满，臑臂内前廉痛厥，掌中热。

气盛有余，则肩背痛风寒，汗出，中风，小便数而欠。

气虚则肩背痛寒，少气不足以息，溺色变。

为此诸病，盛则泻之，虚则补之，热则疾之，寒则留之，陷下则灸之。不盛不虚，以经取之。

盛者寸口大三倍于人迎，虚者则寸口反小于人迎也。

2. **大肠，手阳明之脉，**起于大指次指之端，循指上廉，出合谷两骨之间。上入两筋之中。循臂上廉，入肘外廉，上臑外前廉，上肩，出髃骨之前廉。上出于柱骨之会上，下入缺盆。络肺，下膈，属大肠。

其支者，从缺盆上颈，贯颊，入下齿中。

还出挟口，交人中，左之右，右之左，上挟鼻孔。

是动则病，齿痛，颈肿。

是主津液所生病者，目黄，口干，鼽衄，喉痹。肩前臑痛，大指次指痛不用。

气有余，则当脉所过者热肿，虚则寒栗不复。

为此诸病，盛则泻之，虚则补之，热则疾之，寒则留之，陷下则灸之，不盛不虚，以经取之。

盛者人迎大三倍于寸口，虚者人迎反小于寸口也。

3. **胃，足阳明之脉**，起于鼻之交頞中，旁纳太阳之脉。下循鼻外，入上齿中，还出挟口，环唇，下交承浆。却循颐后下廉，出大迎，循颊车，上耳前，过客主人，循发际，至额颅。

其支者，从大迎前下人迎，循喉咙，入缺盆，下膈，属胃，络脾。

其直者，从缺盆下乳内廉，下挟脐，入气街中。

其支者，起于胃口，下循腹里，下至气街中而合。

以下髀关，抵伏兔，下膝髌中。下循胫外廉，下足跗，入中指内间；其支者，下廉三寸而别，下入中指外间。

其支者，别跗上，入大指间，出其端。

是动则病洒洒振寒，善呻，数欠，颜黑。病至则恶人与火，闻木声则惕然而惊。心欲动，独闭户塞牖而处。甚则欲上高而歌，弃衣而走。贲响腹胀，是为骭厥。

是主血所生病者，狂疟，温淫，汗出。鼽衄，口歪，唇胗，颈肿，喉痹，大腹水肿。膝髌肿痛，循膺、乳、气街、股、伏兔、胫外廉、足跗上皆痛，中指不用。

气盛则身以前皆热，其有余于胃，则消谷善饥，溺色黄。

气不足则身以前皆寒栗，胃中寒则胀满。

为此诸病，盛则泻之，虚则补之，热则疾之，寒则留之，陷下则灸之。不盛不虚，以经取之。

盛者人迎大三倍于寸口，虚者人迎反小于寸口也。

4. **脾，足太阴之脉**，起于大指之端，循指内侧白肉际，过核骨后，上内踝前廉，上踹内，循胫骨后，交出厥阴之前，上膝股内前廉，入腹属脾络胃。上膈，挟咽，连舌本，散舌下。

其支者，复从胃，别上膈，注心中。

是动则病舌本强，食则呕，胃脘痛，腹胀善噫，得后与气，则快然如衰。身体皆重。

是主脾所生病者，舌本痛，体不能动摇，食不下。烦心，心下急痛，溏、瘕、泄、水闭、黄疸，不能卧。强立股膝内肿厥，足大指不用。

为此诸病，盛则泻之，虚则补之，热则疾之，寒则留之，陷下则灸之，不盛不虚之，以经取之。

盛者寸口大三倍于人迎，虚者寸口反小于人迎也。

5. **心，手少阴之脉**，起于心中，出属心系，下膈络小肠。其支者，从心系上挟咽，系目系。

其直者，复从心系却上肺，下出腋下，下循臑内后廉，行太阴心主之后。下肘内，循臂内后廉，抵掌后锐骨之端，入掌内后廉。循小指之内，出其端。

是动则病嗌干，心痛，渴而欲饮，是为臂厥。

是主心所生病者，目黄胁痛，臑臂内后廉痛厥，掌中热痛。

为此诸病，盛则泻之，虚则补之，热则疾之，寒则留之，陷下则灸之，不盛不虚，以经取之。

盛者寸口大再倍于人迎，虚者寸口反小于人迎也。

6. **小肠，手太阳之脉**，起于小指之端，循手外侧上腕，出踝中，直上循臂骨下廉，出肘内侧两骨之间，上循臑外后廉，出肩解，绕肩胛，交肩上，入缺盆，络心。循咽下膈，抵胃属小肠。

其支者，从缺盆循颈上颊，至目锐眦，却入耳中。

其支者，别颊上颇抵鼻，至目内眦，斜络于颧。

是动则病嗌痛颔肿，不可以顾，肩似拔，臑似折。

是主液所生病者，耳聋目黄颊肿，颈颔肩臑肘臂外后廉痛。

为此诸病，盛则泻之，虚则补之，热则疾之，寒则留之，陷下则灸之，不盛不虚，以经取之。

盛者人迎大再倍于寸口，虚者人迎反小于寸口也。

7. **膀胱，足太阳之脉，**起于目内眦，上额交巅；其支者，从巅至耳上角；其直者，从巅入络脑。还出别下项，循肩髆内，挟脊抵腰中，入循膂，络肾属膀胱。

其支者，从腰中下挟脊，贯臀，入腘中。

其支者，从髆内左右，别下贯胛，挟脊内，过髀枢，循髀外后廉下合腘中。

以下贯踹内，出外踝之后，循京骨至小指之端外侧。

是动则病冲头痛，目似脱，项如拔，脊痛，腰似折，髀不可以曲，腘如结，踹如裂，是为踝厥。

是主筋所生病者，痔，疟，狂，癫疾，头囟项痛。目黄，泪出，鼽衄，项、背、腰、尻，腘、踹、脚皆痛，小指不用。

为此诸病，盛则泻之，虚则补之，热则疾之，寒则留之，陷下则灸之，不盛不虚，以经取之。

盛者人迎大再倍于寸口，虚者人迎反小于寸口也。

8. **肾，足少阴之脉，**起于小指之下，邪走足心。出于然谷之下，循内踝之后，别入跟中，以上踹内，出腘内廉。上股内后廉，贯脊，属肾，络膀胱。

其直者，从肾上贯肝膈，入肺中。循喉咙，挟舌本。

其支者，从肺出络心，注胸中。

是动则病饥不欲食，面如漆柴，咳唾则有血，喝喝而喘，坐而欲起，目𥉂𥉂如无所见。心如悬若饥状。气不足则善恐，心惕惕如人将捕之，是为骨厥。

是主肾所生病者，口热，舌干，咽肿，上气，嗌干及痛。烦心心痛，黄疸，肠澼，脊股内后廉痛，痿厥嗜卧，足下热而痛。

为此诸病，盛则泻之，虚则补之，热则疾之，寒则留之，陷下则灸之，不盛不虚，以经取之。灸则强食生肉，缓带披发，大杖重履而步。

盛者寸口大再倍于人迎，虚者寸口反小于人迎也。

9. **心主，手厥阴心包络之脉，**起于胸中，出属心包络，下膈，历络三焦；其支者，循胸出胁，下腋三寸，上抵腋。下循臑内，行太阴少阴之间，入肘中。下循臂，行两筋之间，入掌中。循中指出其端。

其支者，别掌中，循小指次指出其端。

是动则病手心热，臂肘挛急，腋肿，甚则胸胁支满，心中憺憺大动，面赤目黄，喜笑不休。

是主脉所生病者，烦心、心痛，掌中热。

为此诸病，盛则泻之，虚则补之，热则疾之，寒则留之，陷下则灸之，不盛不虚，以经取之。

盛者寸口大一倍于人迎，虚者寸口反小于人迎也。

10. **三焦，手少阳之脉，**起于小指次指之端，上出两指之间，循手表腕，出臂外两骨之间。上贯肘，循臑外上肩，而交出足少阳之后。入缺盆，布膻中，散络心包。下膈，循属三焦；其支者，从膻中上出缺盆，上项，系耳后直上，出耳上角。以屈下颊，至䪼。

其支者，从耳后入耳中，出走耳前，过客主人前，交颊，至目锐眦。

是动则病，耳聋浑浑焞焞，嗌肿喉痹。

是主气所生病者，汗出，目锐眦痛，颊痛。耳后肩臑肘臂外皆痛，小指次指不用。

为此诸病，盛则泻之，虚则补之，热则疾之，寒则留之，陷下则灸之，不盛不虚，以经取之。

盛者人迎大一倍于寸口，虚者人迎反小于寸口也。

11. **胆，足少阳之脉**，起于目锐眦，上抵头角，下耳后，循颈行手少阳之前，至肩上，却交出手少阳之后，入缺盆。

其支者，从耳后入耳中，出走耳前，至目锐眦后。

其支者，别锐眦，下大迎，合于手少阳，抵于䪼。下加颊车，下颈合缺盆以下胸中。贯膈、络肝、属胆。循胁里，出气街，绕毛际，横入髀厌中。

其直者，从缺盆下腋，循胸过季胁，下合髀厌中。以下循髀阳，出膝外廉，下外辅骨之前，直下抵绝骨之端。下出外踝之前，循足跗上，入小指次指之端。

其支者，别跗上，入大指之间，循大指歧骨内出其端。还贯爪甲，出三毛。

是动则病，口苦，善太息，心胁痛不能转侧，甚则面微有尘，体无膏泽，足外反热。是为阳厥。

是主骨所生病者，头痛，颔痛，目锐眦痛，缺盆中肿痛。腋下肿，马刀挟瘿，汗出振寒，疟，胸、胁、肋、髀膝外至胫、绝骨、外踝前及诸节皆痛。小指次指不用。

为此诸病，盛则泻之，虚则补之，热则疾之，寒则留之，陷下则灸之，不盛不虚，以经取之。

盛者人迎大一倍于寸口，虚者人迎反小于寸口也。

12. **肝，足厥阴之脉**，起于大指丛毛之际，上循足跗上廉；去内踝一寸，上踝八寸，交出太阴之后，上腘内廉，循股阴，入毛中。过阴器，抵小腹。挟胃、属肝、络胆。上贯膈，布胁肋。循喉咙之后，上入颃颡，连目系。上出额，与督脉会于巅。

其支者，从目系下颊里，环唇内。其支者，复从肝别贯膈，上注肺。

是动则病，腰痛不可以俯仰，丈夫㿗疝，妇人少腹肿。甚则嗌干，面尘脱色。

是主肝生病者，胸满、呕逆、飧泄，狐疝、遗溺、闭癃。

为此诸病，盛则泻之，虚则补之，热则疾之，寒则留之，陷下则灸之，不盛不虚，以经取之。

盛者寸口大一倍于人迎，虚者寸口反小于人迎也。

第三章　针刺技术与腧穴理论精华

针刺是中国人首创的应用体表反应腧穴微创手术治病的最重要的方法之一，过去常说的一针二灸三吃药的说法实在太精练了。在治病效果上甚至可以说，人类疾病离开药物可以，离开针刺和艾灸这两种方法是无法恢复健康的。可是数千年下来，利润大的药物治疗越传承越发达，利润薄的穴位治疗越传承越没落。至今赞美针灸的优势和重要性，或者会被一些人视为邪说。可见问题的严重性。医改该不该从这儿做起呢？下边择抄了《黄帝内经》有关针刺、艾灸原理和基本技巧的部分论述，希望学习者能精读、熟读，最好能达到背诵。

论曰：余欲勿使被毒药，无用砭石，欲以微针“通其经脉，调其血气，营其逆顺出入之会”。令可传于后世，必明为之法，令终而不灭，久而不绝，易用难忘，为之经纪。异其章，别其表里，为之终始，令各有形，先立针经，愿闻其情。岐伯答曰：臣请推而次之，令有纲纪，始于一，终于九焉，请言其道。小针之要，易陈而难入。粗守形，上守神，神乎神，客在门。未睹其疾，恶知其原。刺之微，在速迟。粗守关，上守机，机之动，不离其空，空中之机，清静而微，其来不可逢，其往不可追。知机之道者，不可挂以发。不知机道，叩之不发。知其往来，要与之期。粗之暗乎，妙哉工独有之。往者为逆，来者为顺，明知逆顺，正行无问。逆而夺之，恶得无虚，追而济之，恶得无实。迎之随之，以意和之。针道毕矣。凡用针者，虚则实之，满则泄之，宛陈则除之，邪胜则虚之。《大要》曰：徐而疾则实，疾而徐则虚。言实与虚，若有若无，察后与亡，若存若亡，为虚与实，若得若失。虚实之要，九针最妙，补泻之时，以针为之。泻曰：必持内之，放而出之，排阳得针，邪气得泄。按而引针，是谓内温，血不得散，气不得出也。补曰随之，意若妄之，若行若按，如蚊虻止，如留如还，去如弦绝，令左属右。其气故止，外门已闭，中气乃实。必无留血，急取诛之。持针之道，坚者为宝，正指直刺，无针左右，神在秋毫。属意病者，审视血脉，刺之无殆。

夫气之在脉也，邪气在上，浊气在中，清气在下。故针陷脉则邪气出，针中脉则浊气出，针太深则邪气反沉。故曰：皮肉筋脉，各有所处，病各有所宜，各不同形，各以任其所宜。无实实无虚虚，损不足而益有余。

刺之而气不至，无问其数，刺之而气至，乃去之，勿复针。针各有所直，各不同形，各任其所为。刺之要，气至而有效，效之信，若风之吹云，明乎若见苍天。刺之道毕矣。

愿闻五藏六府所出之处。岐伯曰：五藏五腧，五五二十五腧；六腑六腧，六六三十六腧。经脉十二，络脉十五，凡二十七气以上下，所出为井，所溜为荥，所注为腧，所行为经，所入为合。二十七气所行，皆在五腧也。节之交，三百六十五会。知其要者，一言而终，不知其要，流散无穷。所言节者，神气之所游行出入也，非皮肉筋骨也。

凡将用针，必先诊脉，视气之剧易，乃可以治也。五藏之气已绝于内，而用针者反实其外，是谓重竭，重竭必死。其死也静。治之者，辄反其气，取腋与膺。五藏之气已绝于外，而用针者反实其内，治之者，反取四末，是谓逆厥，逆厥则必死。其死也躁。刺之害，中而不去，则精泄；中而去，则致气。精泄则病益甚，致气则生为痈疡。

五藏有六府，六府有十二原，十二原出于四关，四关主治五藏。五藏有疾，当取之十二原。十二原者，五藏之所以禀三百六十五节气味也。五藏有疾也，应出十二原，原各有所出。明知其原，睹其应，而知五藏之害矣。

阳中之太阴，肺也，其原出于太渊。阳中之太阳，心也，其原出于大陵。阳中之少阳，肝也，其原出于太冲。阴中之至阴，脾也，其原出于太白。阴中之太阴，肾也，其原出于太溪。膏之原，出于鸠尾。肓之原，出于脖胦（哑门下）。凡此十二原者，主治五藏六府之有疾者也。胀取三阳，巽泻取三阴。

今夫五藏之有疾也，譬犹刺也，犹污也，犹结也，犹闭也。刺虽久，犹可拔也；污虽久，犹可雪也；结虽久，犹可解也；闭虽久，犹可决也。或言久疾之不可取者，非其说也。

夫善用针者，取其疾也，犹拔刺也，犹雪污也，犹解结也，犹决闭也。疾虽久，犹可毕也。言不可治者，未得其术也。刺诸热者，如以手探汤，刺寒清者，如人不欲行。

所谓易陈者，易言也。难入者，难著于人也。粗守形者，守刺法也。上守神者，守人之血气有余不足，可补泻也。神客者，正邪共会也。神者，正气也。客者，邪气也。在门者，邪循正气之所出入也。未睹其疾者，先知邪正何经之疾也。恶知其原者，先知何经之病，所取之处也。

刺之微在数迟者，徐疾之意也。粗守关者，守四肢而不知血气正邪之往来也。上守机者，知守气也。机之动不离其空中者，知气之虚实，用针之徐疾也。空中之机，清净以微者，针以得气，密意守气勿失也。其来不可逢者，气盛不可补也。其往不可追者，气虚不可泻也。不可挂以发者，言气易失也。扣之不发者，言不知补泻之意也，血气已尽而气不下也。知其往来者，知气之逆顺盛虚也。要与之期者，知气之可取之时也。粗之暗者，冥冥不知气之微密也。妙哉！工独有之者，尽知针意也。

往者为逆者，言气之虚而小，小者逆也。来者为顺着，言形气之平，平者顺也。明知逆顺，正行无问者，言知所取之处也。

迎而夺之者，泻也。追而济之者，补也。所谓虚则实之者，气口虚而当补之也。满则泄之者，气口盛而当泻之也。

宛陈则除之者，去血脉也。邪胜则虚之者，言诸经有盛者，皆泻其邪也。徐而疾则实者，言徐内而疾出也。疾而徐则虚者，言疾内而徐出也。言实与虚，若有若无者，言实者有气，虚者无气也。察后与先，若亡若存者，言气之虚实，补泻之先后也。察其气之已下与常存也。为虚与实，若得若失者，言补者必然若有得也，泻则恍然若有失也。

第四章　数码医学和经络编程数码知识

凡刺之道，必通十二经络之所终始，络脉之所别处，五输之所留，六府之所与合，四时之所出入，五藏之所溜处。阔数之度，浅深之状，高下所至，皆有其解。

邪之中人，或中于阴，或中于阳，上下左右，无有恒常。阴之与阳也，异名同类。上下相会，经络之相贯，如环无端。

背部腧穴网络符号编排

胸中大腧在杼骨之端，肺俞在三焦之间，心俞在五焦之间，膈俞在七焦之间，肝俞在九焦之间，脾俞在十一焦之间，肾俞在十四焦之间。皆挟脊相去三寸所。

则欲得而验之，按其处，应在中而痛解，乃其腧也。

项部腧穴六经符号编排　6－1

缺盆之中，任脉也，名曰天突。一次任脉侧之动脉，足阳明也，名曰人迎。二次脉手阳明也，名曰扶突。三次脉手太阳也，名曰天窗。四次脉足少阳也，名日天容。五次脉手少阳也，名曰天牖。六次脉足太阳也，名曰天柱。七次脉颈中央之脉，督脉也，名曰风府。

颈部腧穴六经符号编排　1－6

足阳明一，挟喉之动脉也，其腧在膺中。手阳明二，次在其腧外，不至曲颊一寸。手太阳三，次当曲颊。足少阳四，次在耳下曲颊之后。手少阳五，次出耳后，上加完骨之上。足太阳六，次挟项大筋之中发际。

阴经腧穴符号编码　从四肢末端开始　木－火－土－金－水

肺出于少商，少商者，手大指端内侧也，为井木；溜于鱼际，鱼际者，手鱼也，为荥火；注于太渊，太渊，鱼后一寸陷者中也，为俞土；行于经，经渠，（寸口脉也，动而不居）为经金；入于尺泽，尺泽，肘中之动脉也，为合水。手太阴经也。

心出于中冲，中冲，手中指之端也，为井木；溜于劳宫，劳营，掌中中指本节之内间，为荥火；注于大陵，大陵，掌后两骨之间方下者也，为俞土；行于间使，间使，掌后两筋之间，三寸之中也，有过则至，无过则止，为经金；入于曲泽，曲泽，肘内廉下陷者之中也，屈而得之，为合水。手少阴也。

肝出于大敦，大敦者，足大指之端及三毛之中也，为井木；溜于行间，行间，足大指间也，为荥火；注于太冲，太冲，行间上二寸陷者之中也，为俞土；行于中封，中封，内踝之前一寸半，陷者之中，摇足而得之，为经金；人于曲泉，曲泉，辅骨之下，大筋之上也，屈膝而得之，为合水。足厥阴也。

脾出于隐白，隐白者，足大指之端内侧也，为井木；溜于大都，大都，本节之后，下陷者之中也，为荥火；注于太白，太白，腕骨之下也，为俞土；行于商丘，商丘，内踝之下，陷者之中也，为经金；入于阴陵泉，阴陵泉，辅骨之下，陷者之中也，伸而得之，为合水。足太阴也。

肾出于涌泉，涌泉者，足心也，为井木；溜于然谷，然谷，然骨之下者也，为荥火；注于太溪，太溪，内踝之后，跟骨之上，陷中者也，为俞土；行于复溜，复溜，上内踝二寸，动而不休，为经金；入于阴谷，阴谷，辅骨之后，大筋之下，小筋之上也，按之应手，屈膝而得之，为合水。足少阴经也。

阳经腧穴符号编码　从四肢末端开始　金－水－木－火－土

膀胱出于至阴，至阴者，足小指之端也，为井金；溜于通谷，通谷，本节之前外侧也，为荥水；注于束骨，束骨，本节之后，陷者中也；为俞木；过于京骨，京骨，足外侧大骨之下，为原；行于昆仑，昆仑，在外踝之后，跟骨之上，为经火；入于委中，委中，为合土，委而取之，足太阳也。

胆出于窍阴，窍阴者，足小指次指之端也，为井金；溜于侠溪，侠溪，足小指次指之间也，为荥水；注于临泣，临泣，上行一寸半陷者中也，为俞木；过于丘墟，丘墟，外踝之前，下陷者中也，为原；行于阳辅，阳辅，外踝之上，辅骨之前，及绝骨之端也，为经火；入于阳陵泉，阳陵泉，在膝外陷者中也，伸而得之，为合土。足少阳也。

胃出于厉兑，厉兑者，足大指内次指之端也，为井金；溜于内庭，内庭，次指外间也，为荥水；注于陷谷，陷谷者，上中指内间上行二寸陷者中也，为俞木；过于冲阳，冲阳，足跗上五寸陷者中也，摇足而得之，为原；行于解溪，解溪，上冲阳一寸半陷者中也，为经火；入于下陵，下陵，膝下三寸，行骨外三里也，为合土。复下三里三寸为巨虚上廉，复下上廉三寸为巨虚下廉也，大肠属上，小肠属下，足阳明胃脉也，大肠小肠，皆属于胃，是足阳明也。

三焦者，上合手少阳，出于关冲，关冲者，手小指次指之端也，为井金；溜于液门，液门，小指次指之间也，为荥水；注于中渚，中渚者，本节之后陷者中也，为俞木；过于阳池，阳池者，在腕上陷者之中也，为原；行于支沟，支沟，上腕三寸，两骨之间陷者中也，为经火；入于天井，天井，在肘外大骨之上陷者中也，屈肘乃得之，为合土。三焦下腧，在于足太阳之前，少阳之后，出于国中外廉，名曰委阳，是太阳络也。三焦者，足少阳太阳之所将，太阳之别也，上踝五寸，别入贯腓肠，出于委阳，并太阳之正，入络膀胱，约下焦，实则闭癃，虚则遗溺，遗溺则补之，闭癃则泻之。手少阳经也。

小肠者，上合手太阳，出于少泽，少泽，小指之端也，为井金；溜于前谷，前谷，在手外廉本节前陷者中也，为荥水；注于后溪，后溪者，在手外侧本节之后也，为俞木；过于腕骨，腕骨，在手外侧腕骨之前，为原；行于阳谷，阳谷，在锐骨之下陷者中也，为经火；入于小海，小海，在时内大骨之外，去端半寸陷者中也，伸臂而得之，为合土。手太阳经也。

大肠者，上合手阳明，出于商阳，商阳，大指次指之端也，为井金；溜于本节之前二间，为荥水；注于本节之后三间，为俞木；过于合谷，合谷，在大指岐骨之间，为原；行于阳溪，阳溪，在两筋间陷者中也，为经火；入于曲池，在肘外辅骨陷者中，屈臂而得之，为合土。手阳明也。

是谓五藏六府之腧五五二十五腧六六三十六腧也。六府皆出足之三阳，上合于手者也。

已有的文字记载表明，现有的经穴名称都是作为归纳病变部位的标志性符号，并非针灸施治必取的治疗部位，应当明白。

第五章　刺法原创理论集锦

所谓平人者，不病。不病者，脉口人迎应四时也，上下相应而俱往来也，六经之脉不结动也，本末之寒温之相守司也，形肉血气必相称也，是谓平人。

终始者，经脉为纪，持其脉口人迎，以知阴阳有余不足，平与不平。

阴阳俱不足，补阳则阴竭，泻阴则阳脱。如是者，可将以甘药。

凡刺之道，气调而止。补阴泻阳，音气益彰，耳目聪明。反此者血气不行。

所谓气至而有效者，泻则益虚，虚者脉大如其故而不坚也。坚如其故者，适虽言故，病未去也。补则益实，实者脉大如其故而益坚也。夫如其故而不坚者，适虽言快，病未去也。故补则实，泻则虚，痛虽不随针，病必衰去。故阴阳不相移，虚实不相倾，取之其经。

人始生，先成精，精成而脑髓生，骨为干，脉为营，筋为纲，肉为墙。皮肤坚而毛发长。谷入于胃，脉道以通，血气乃行。

必先通十二经脉之所生病，而后可得传于终始矣。

凡刺之法，必察其形气。躁厥者，必为缪刺之。散气可收，聚气可布。

凡刺之理，经脉为始。营其所行，制其度量。内次五藏，外别六府。

深居静处，占神往来，闭户塞牖。魂魄不散，专意一神，精气不分。毋闻人声，以收其精。必一其神，令志在针。浅而留之，微而浮之，以移其神，气至乃休。

人迎一盛，病在足少阳，一盛而躁，病在手少阳。人迎二盛，病在足太阳，二盛而躁，病在手太阳。人迎三盛，病在足阳明，三盛而躁，病在手阳明。人迎四盛，且大且数，名曰溢阳。

脉口一盛，病在足厥阴，一盛而躁，在手心主。脉口二盛，病在足少阴，二盛而躁，在手少阴。脉口三盛，病在足太阴，三盛而躁，在手太阴。脉口四盛，且大且数者，名曰溢阴。

人迎一盛，泻足少阳而补足厥阴，二泻一补，日一取之。必切而验之。踈取之上，气和乃止。

人迎二盛，泻足太阳，补足少阴，二泻一补，日一取之。必切而验之。疏取之上，气和乃止。

人迎三盛，泻足阳明而补足太阴，二泻一补，日二取之。必切而验之。疏取之上，气和乃止。

脉口一盛，泻足厥阴而补足少阳，二补一泻，日一取之。必切而验之。疏而取上，气和乃止。

脉口二盛，泻足少阴而补足太阳，二补一泻，二日一取之。必切而验之。疏取之上，气和乃止。

脉口三盛，泻足太阴而补足阳明，二补一泻，日二取之。必切而验之。疏取之上，气和乃止。

先得其道，浅而疏之，稍深以留，故能徐入之。大热在上，推而下之，从下上者，引而去之。视前痛者，当先取之。大寒在外，留而补之。入于中者，从合泻之。

针所不为，灸之所宜。上气不足，推而扬之，下气不足，积而从之。

阴阳皆虚，火自当之。厥而寒甚，骨廉陷下，寒过于膝。下陵三里，阴络所过，得之留止。寒入于中，推而行之。

经陷下者，火则当之。结络坚紧，火所治之。

不知所苦，两跷之下，男阴女阳，良工所禁。针论毕矣。

故曰：必知天忌，乃言针意。法于往古，验于来今，观于窈冥，通于无穷。粗之所不见，良工之所贵。

用针之服，必有法则，上视天光，下司八正。以辟奇邪，而观百姓。

审于虚实，无犯其邪。是得天之露，遇岁之虚，救而不胜，反受其殃。

莫如其形，若神仿佛。邪气之中人也，洒淅动形。正邪之中人也微，先见于色，不知于其身。若有若无，若亡若存，有形无形，莫知其情。

是故上工之取气；乃救其萌芽；下工守其已成，因败其形。

是故工之用针也，知气之所在，而守其门户。明于调气，补泻所在。徐疾之意，所取之处。

泻必用员，切而转之，其气乃行。疾而徐出，邪气乃出。伸而迎之，摇大其穴，气出乃疾。

补必用方，外引其皮，令当其门，左引其枢，右推其肤，微旋而徐推之。

必端以正，安以静，坚心无解。欲微以留，气下而疾出之。推其皮，盖其外门，真气乃存。

用针之要，无忘其神。

第六章　刺法禁忌

凡刺之禁：新内勿刺，新刺勿内。已醉勿刺，已刺勿醉。新怒勿刺，已刺勿怒。新劳勿刺，已刺勿劳。已饱勿刺，已刺勿饱。已饥勿刺，已刺勿饥。已渴勿刺，已刺勿渴。大惊大怒，必定其气，乃刺之。乘车来者，卧而休之，如食顷乃刺之。出行来者，坐而休之，如行十里顷乃刺之。

余闻气有逆顺，脉有盛衰，刺有大约。

刺之大约者，必明知病之可刺，与其未可刺，与其已不可刺也。

论曰：气之逆顺者，所以应天地、阴阳、四时、五行也；脉之盛衰者，所以候血气之虚实有余不足。

论曰：候之奈何？对曰：《兵法》曰：无迎逢逢之气，无击堂堂之阵。《刺法》曰：无刺熇熇之热，无刺漉漉之汗，无刺浑浑之脉，无刺病与脉相逆者。

论曰：候其可刺奈何？对曰：上工刺其未生者也，其次，刺其未盛者也，其次，刺其已衰者也；下工刺其方袭者也，与其形之盛者也，与其病之与脉相逆者也。

故曰：方其盛也，勿敢毁伤，刺其已衰，事必大昌。

故曰：上工治未病，不治已病。此之谓也。

形肉已夺，是一夺也；大夺血之后，是二夺也；大汗出之后，是三夺也；大泄之后，是四夺也；新产及大出血之后，是五夺也。此皆不可泻。

热病脉静，汗已出，脉盛躁，是一逆也；病泄，脉洪大，是二逆也；著痹不移，䐃肉破，身热，脉偏绝，是三逆也；淫而夺形，身热，色夭然白，及后下血，血块笃重，是谓四逆也；寒热夺形，脉坚博，是谓五逆也。

第七章 腧穴微型手术刺法

《黄帝内经》为什么整篇在向人们介绍穴位的知识，很重要的一个原因就是穴位治疗是中医一切治疗方法的基础和源头。所以“医”字最早写成“巫”字下边一个“酉”字这个形状，表示一个人在另一个人脊柱两旁以指切掐治病。医起源于穴位治疗，穴位治疗甚至可以包揽所有药物治疗，有 70% 以上的疾病穴位可以单独发挥作用或者配合药物收到更好更满意的疗效。

不同的疾病有不同的反应穴位，不同的反应穴位有不同的穴位外治方法。点穴、针刺、艾灸，各有所长，不可偏废。

“微型手术刺法”是以寻找体表经络穴位的电位点为主开展的一种穴位外治方法。用针针刺的特点，以最少的部位，最轻的手法，最快的速度，来达到“通其经脉，调其经气，营其逆顺出入之会”的目的。别人扎针，针越来越细，甚至有人越用越喜欢用长的针。长针似乎横贯全身肌表，玄妙无比。人身上有电位是遗传而来的，电位跟体形变化时刻关联着，并时刻保持着协调和统一。人体体表电位跟地球表面电位信息是息息相关的。微型手术刺法把握了一个电位，掌握了一个“气”场的容量和幅射度。“一针见血”、“针到病除”是技术高超的医生一针击中了电位点，像电脑有程序一样，击中某一电位点，无论多复杂的疾病会立刻收到满意疗效。

具体操作，应遵循以下法则进行。古语谓：

明于五输，徐疾所在，屈伸出入，皆有条理。言阴与阳，合于五行。五藏六府，亦有所藏，四时八风，尽有阴阳。各得其位，合于明堂。各处色部，五藏六府。察其所痛，左右上下。知其寒温，何经所在。

审皮肤之寒温滑涩，知其所苦。膈有上下，知其气所在。

用针之理，必知形气之所在，左右上下，阴阳表里，血气多少，行之逆顺，出入之合，谋伐有过。

知解结，知补虚泻实，知上下气门。明通于四海，审其所在，寒热淋露，以输异处。

审于调气，明于经隧，左右肢络，尽知其会。寒与热争，能合而调之。虚与实邻，知决而通之。左右不调，把而行之。明于逆顺，乃知可治。阴阳不奇，故知起时。

审于本末，察其寒热，得邪所在，万刺不殆。知官九针，刺道毕矣。

第八章　以药代针代灸的太乙阴阳丹压丹疗法

“灸法”被后世简单地理解为热疗、理疗之类，采用“艾卷灸”替代“灼艾灸”等，误解了“灸法”治大病所能发挥的重大作用和科学内涵。实践中发现，遇到癌症、严重糖尿病并发症等大的病症、严重的反应经络体征，单纯口服药不行，简单地针刺一下不行，只有找到强有力的反应点通过像“火烧”一般的高强度刺激，诱发机体细胞防御等产生一系列免疫反应和应激反应才会产生应有的治疗作用。所以古人说穴位治疗“须得脓出多而疾除”。

压丹疗法是开展中医查体医疗的产物。在各种慢性病治疗面前，比如癫痫、中风偏瘫，颈椎病、腰椎间盘脱出等，药物不能奏效，用灸（穴位用药），通过产生一系列免疫反应和应激反应，往往疗效十分显著，甚至可达到根治的效果。所以不断实践，作为一种独特的可以代针代灸的穴位制剂——“太乙阴阳丹”应运而生。在中西药物治疗的同时辅助穴位压贴太乙阴阳丹可起到更快更好的调节阴阳失调和内脏功能的作用。通过以上学习，更应当知道灸法治大病的深层原理。

在临床上太乙阴阳丹压贴相关反应点对急症救治，如“感冒发热，头痛，腹痛，腰痛，体育运动扭伤”等也特别有效。中医查体与太乙阴阳丹压丹疗法对初学者容易学习掌握，特别值得推广应用。

长期临床实践让我们感觉到，中医穴位治疗操作简单，见效快，既环保又无任何不良反应，全社会都应该重视中医穴位外治方法。在开展中医查体以来，笔者觉得医学应越发展越简化程序，如果能让中医人员个个懂查体，查体以后开药，点穴压丹，防治各种疑难病，不久的将来，中医市场一定会呈现出一个超出西方医学的欣欣向荣的新局面。

在流感等一些急症救治中是否可以考虑将“太乙阴阳丹”压丹疗法作为中医急症救治药品和代针代灸用品推广开来，这样可以增加一种中医急诊救治手段，弥补中医不能急症救治的缺陷。

糖尿病病人由多种微血管病变细胞膜病变，进一步发展影响到胰岛内分泌，导致心脑血管病变，经常出现肩背痛、腰痛等。由于情志不舒，饮食不节，肝失条达，肺失清肃，脾失健运，脾胃得不到心阳的温煦等，导致连环病变和五脏发病。

基于这一新的认识，我们开始从改善终端微循环进行研究，后来终于发现了用灸法治疗糖尿病的新途径新思路。糖尿病病人皮肤出现溃疡一向被视为是其严重的并发症，而在我们自己研究中发现，许多出现皮肤溃疡的患者，其临床症状反而有自行缓解的情况。当采用平脉查穴在有关腧穴上贴药治疗，有的反应溃破，出水、出毒，有的不会出现这种现象。经过长期反复实验，得出结论，糖尿病病人皮肤出现溃破，与其经络穴位免疫反应和应激反应的机能状态有关。因此我们采用自己研制的中药配方和经络疗法，“灸刺合药”、“三位一体”疗法，促使体表有关穴位上出现这种溃破，从而取得快速治愈糖尿病的神奇效果。

中医治病讲标本，糖尿病、血糖高是标，体表经络反应点电位失衡出现各类反应点体征是本。古人说“治病必于本”，“生之本，本于阴阳”，阴阳就是穴位，穴位就是根本。

糖尿病穴位贴药要按穴位反应体征来决定。穴位体征各有不同的象数体征，有寒热虚实数种，如寒与热的体征相对应，虚与实体征相对应，因此发明了太乙阴阳丹，寒的体征需热药压阳丹，热的体征需凉药压阴丹，阴阳丹可以互换互用。这样配合针刺，疗效一下提高了数倍，不用天天吃药。而且观察反应点反应情况可以帮助判断病情。

治疗中我们发现，糖尿病穴位压贴太乙阴阳丹已经和正在发挥重要辅助治疗作用。贴药后如果出现痛（即痛的释放）是寒邪阴毒出表的表现，如果出现痒（即痒的释放）是热邪阳毒出表的表现。实践证明，治疗中出现痒，说明体内热毒火邪已透发出肌表；不觉痒，说明寒邪仍未转化为热，还深伏在肌腠，应加大力度，延长按压时间。

中医理论中经常讲的所谓“痰、瘀、湿、毒”等病理产物，通过刺法和穴位贴药，通过这一实验，才让人对中医疗法的科学道理诚服，让人对阴阳的本质“看得见，摸得着”。经几十年如一日长期观察，我们发现，神灸压丹疗法和它作为人体第二种实验医学的腧穴反应，不但可以治愈糖尿病，甚至可以治愈恶性肿瘤等疑难症。

第九章 灸刺实际病例介绍

为了重点引导和重点推荐，我们选择了部分有代表性的糖尿病病例来加以介绍。在多年从事糖尿病临床研究中，我们发现了糖尿病腧穴反应的规律，创立了具有个人特色的一套独特的针刺手法。这就是应用“数码医学”理论查体医疗，将腧穴与脉象联系起来，查找穴位，针刺手法实施过程用脉象来监测，从而提高了治疗效果。

有一位糖尿病烂足、干性坏疽患者，通过精心治疗取得十分满意疗效。

张某，女，54岁，汉族，已婚，初诊日期2006年11月26日。

病史：该患者以“右脚小趾溃破坏死变黑”（面积2cm×3cm）前来就诊。1周前因脚趾溃疡住进怀柔县医院，后因出现坏死，怕截肢，要求来本诊所采用中医特诊医疗。主诉糖尿病、视物模糊、口干、乏力20年。因眼底出血做过手术治疗。打过胰岛素，服降糖药。乏力口干明显，喝水不多。既往有高血压、冠心病、视网膜病变、末梢神经病变等多种并发症。目前血糖空腹6.5mmol/L，餐后16.0~18.0mmol/L，尿糖阳性。

一般情况：体温：37℃；呼吸：18次/分；脉搏：85次/分；

血压：130/80mmHg。

中医查体：寸口脉左浮大缓甚。

反应经络穴位体征：左天柱热实，颈6～7椎间及夹脊，大椎及夹脊，风门及胸2～3椎间夹脊，双肺俞，左肝俞，左胆俞，左脾俞，右跗阳及光明上2寸，双交信，左上巨虚，左脚小趾溃破发黑、坏死（2cm×3cm）。

中医辨证：糖尿病烂足，属于干性坏疽，足太阳、少阴经出现寒的经络体征。

经络辨证：属寒证反应点体征。胆郁胃弱，肺肾俱虚，少阳真火衰微，足太阳、少阴经所生病。

治则治法：中药加外治，益气升阳，平调肺肾，改善微循环，恢复细胞膜功能。采用灸刺合药、三位一体疗法施治，隔两日1次。

中药处方：葛根30g，白术10g，白芍10g，木香10g，藿香10g，泽泻10g，枸杞子15g，熟地30g，山药20g，山萸肉10g，菊花10g，五味子10g，枳壳10g，陈皮15g，神曲15g，麦芽15g，丹皮10g，白茯苓15g，黄芩10g，干姜6g，当归10g，石膏10g，甘草6g。冷水煎服，每日3次。

医嘱：忌生冷油腻、海鲜饮食。告病重及知情同意本法治疗签字。

患者自行接受试治一次后，2006年11月29日签字，同意采用本法治疗。以后隔两天治疗1次，共治疗11次，达到临床基本治愈（有照片为证）。

12月2日第二次复诊检查右脚小趾坏死部位治疗后略有热感，有轻度渗出和轻微痛感。大便通畅了，不恶心。腿发胀，右脚有点痛，浑身没劲。脉象右细中小弦，左缓弱。

12月5日脚部溃疡微有痛感，有大部分好转，皮肤有点痒。

12月8日右脚趾溃疡略有愈合，逐渐转热，皮肤有活力，精神一天天好转，腿有力，眼睛看东西比以前清楚。吃饭有味，大小便较前通畅。脉象右略沉，左转柔和有力。

12月14日脚趾已有小肉芽出现，行走不痛，精神状况也有进一步好转。大小便正常，休息比以前明显好转。感觉一次比一次效果明显。

12月20日右脚趾坏死溃疡又有很大改善，乏力症状明显改善，二便通畅，在房间活动时间延长，睡觉休息好，脸色转红润。脉象右缓转大，左细弦柔和有力。

12月28日脚趾溃破基本愈合（拍片示愈合情况十分满意），体质大有改善，能吃能睡，活动感觉有力。脉象右缓微显沉。治疗效果十分满意。

以下病例的中医查体和体征诊断治疗因篇幅所限仅提供一些比较特殊的脉象和反应穴位体征，供临床参考。

1. 糖尿病合并银屑病（胆胃郁热夹瘀夹湿）

病例：徐某，女，50岁。

主诉：糖尿病3年，空腹血糖8.7mmol/L。

中医查体：脉弦略大左甚。

反应体征：哑门下，双风门（左实），至阳、右膈俞，右胆俞，双胃俞（左虚右实），右委中，左跗阳，右交信，中脘，左悬钟，左阳辅，光明，双上巨虚（俱实）。

诊断：2型糖尿病，合并银屑病。

中医诊断：胆胃郁热夹瘀夹湿

灸刺取穴：哑门、风门（左实），至阳、右膈俞，右胆俞，双胃俞（左虚右实），右委中，左跗阳，右交信，中脘，左悬钟，左阳辅，光明，双上巨虚（俱实）。

复诊：脉左关略弦促紧，右缓和，针左风门（出血），右膈俞（出血），双胃俞（左甚）出血，右肾俞，中脘，双上巨虚（左盛右虚），刺左跗阳，左光明，阳辅（出血），右委中，右三阴交等。

复诊：反应经络穴位体征：左肺俞，右胃俞，左跗阳，左光明，右三阴交。

2. 糖尿病消瘦、乏力、口干（脾肾两虚）

病例：梁某，女，63 岁，汉族。

主诉：糖尿病 7 年，血糖空腹 20mmol/L，肾功正常，消瘦明显，乏力，口干，不欲饮，口黏。

中医查体：左脉弦略大，右弦缓小紧。

反应体征：哑门，右天柱，双肺俞，右肝俞，双胃俞（左虚），至阳，双委中，双跗阳，双交信，阳辅（左），双上巨虚。

诊断：2 型糖尿病（脾肾两虚）

灸刺取穴：哑门，右天柱，双肺俞，右肝俞，双胃俞（左虚），至阳，双委中，双跗阳，双交信，阳辅（左），双上巨虚。

3. 2 型糖尿病（气阴两虚）

病例：袁某，男，52 岁，汉族。

主证：口干，饥饿感，乏力 5 年，空腹血糖 22mmol/L。

反应体征：右天柱，哑门下，右肺俞，右膈俞，右肝俞，右胆俞，右胃俞，右委中，右跗阳，左三阴交，右郄门，双上巨虚（左虚右实），左合谷。

诊断：2 型糖尿病（痰湿气郁，气阴两虚）

灸刺取穴：右天柱，哑门下，右肺俞，右膈俞，右肝俞，右胆俞，右胃俞，右委中，右跗阳，左三阴交，右郄门，双上巨虚（左虚右实），左合谷。

4. 2 型糖尿病（肝脾两虚，肺气不宣）

病例：曹某，男，63 岁，汉族。

主诉：视力下降，出汗多，乏力，牙痛，口干，夜尿多，糖尿病 2 年。

中医查体：右脉缓大，脉弦滑大。

反应体征：左天柱，风府，右天柱，哑门，左肺俞，右肝俞，左胃俞，双委中（右甚），右跗阳，右三阴交，右上巨虚。

诊断：2型糖尿病（肝脾两虚，肺气不宣）。

灸刺取穴：左天柱，风府，右天柱，哑门，左肺俞，右肝俞，左胃俞，双委中（右甚），右跗阳，右三阴交，右上巨虚。

5. 2型糖尿病（肝热脾湿）

病例：寇某，女，55岁。

主证：2型糖尿病10年，注射胰岛素16U，耳鸣，失眠，视力模糊，乏力，口干，饮水不多，尿偏多，双足针刺样痛，口苦嗅，足手烧感。血压170/84mmHg。

中医查体：脉濡缓。

反应体征：右天柱，右大椎夹脊，双肺俞（右甚），双膈俞（左盛右实），右脾俞，双委中，双跗阳（左实右虚），双交信，右合谷，双上巨虚（右实）。

诊断：2型糖尿病（肝热脾湿）

灸刺取穴：右天柱，右大椎夹脊，双肺俞（右甚），双膈俞（左盛右实），右脾俞，双委中，双跗阳（左实右虚），双交信，右合谷，双上巨虚（右实）。

6. 糖尿病、冠心病、胃病（气阴两虚）

病例：文某，男，61岁，汉族。

主诉：口干，乏力，空腹血糖9.4mmol/L，有时肢体麻木，消瘦，糖尿病6年，冠心病，胃病。

中医查体：右关大弦浮，右脉缓大，左脉大。

反应体征：左天柱，哑门，双肺俞（左甚），双膈俞，左肝俞，双胃俞，双委中（右甚），右跗阳，右三阴交，双上巨虚（右甚）。

诊断：2型糖尿病，冠心病，胃病（气阴两虚）。

灸刺穴位：左天柱，哑门，双肺俞（左甚），双膈俞，左肝俞，双胃俞，双委中（右甚），右跗阳，右三阴交，双上巨虚（右甚）。

7. 胃痛患者，周某，男，53 岁，就诊日期：2003 年 3 月 26 日

主诉：胃痛 1 个月，既往有胰腺炎史，有时呕恶清水，吃饭后痛加重，腹部发胀。

中医查体：寸口脉细弦小紧数、右甚。

反应体征：哑门，双肺俞，右膈俞，右脾俞，右委中，双复溜，左跗阳，左上巨虚，右梁门。

诊断：胃痛（有恶变特征）。

中医辨证：肺胃两虚。

处置：灸刺哑门，肺俞，右膈俞，右脾俞，右委中，复溜，左跗阳，左上巨虚，右梁门等。

8. 乳房肿块，患者，程某，女，23 岁，

主诉：乳房肿块疼痛 3 个月。

中医查体：左脉弦略数。

反应体征：肝俞，脾俞，三阴交，肩井。

诊断：乳房肿块（肝气郁结）。

灸刺及压丹取穴：肝俞，脾俞，三阴交，肩井等。

中药处方：川芎 15g，当归 10g，白芍 10g，熟地 30g，柴胡 10g，白茯苓 15g，白术 10g，枳壳 10g，生姜 6g，丹皮 10g，桂枝 6g，大枣 2 枚。

9. 卵巢癌患者，张某，女，42 岁，就诊日期：2003 年 5 月 11 日。

主诉：腹胀，便秘，后来发现腹水。B 超诊为右侧卵巢癌。久坐腰痛。手术后进行化疗中。

中医查体：左缓滑热，右关细短促。

反应体征：哑门（肿满实略急），左大杼，右膈俞，双脾

俞，左小肠俞，腰俞，双委中（右甚），左金门，右殷门，右跗阳，右太溪，左少海，左期门，石门（脐下两指处）。

诊断：右侧卵巢癌

处置：灸刺哑门，左大杼，右膈俞，脾俞，左小肠俞，腰俞，委中，左金门，右殷门，右跗阳，右太溪，左少海，左期门，石门等。

10. 胃胀，患者，孟某，女，60岁，就诊日期：2003年1月3日。

主诉：胃胀，嘈杂，食后上腹不适1周。

中医查体：右弦大浮。

反应体征：颈椎6、7椎夹脊穴（左甚），右肺俞，右肝俞，左肾俞，双委中（右甚），双上巨虚（左甚），双期门，双复溜（左）。

中医辨证：太阳寒邪闭郁，脾肾两虚，气滞兼瘀。

灸刺取穴：颈椎6、7椎夹脊穴，右肺俞，右肝俞，左肾俞，委中，上巨虚，期门，复溜等。

中药处方：丹参20g，砂仁10g，枳壳10g，桃仁10g，木香10g，草蔻10g，赤芍10g，防风15g，桂枝10g，厚朴10g，干姜10g，白茯苓15g，元胡10g，吴萸3g，黄连3g，白术10g，炙草9g。

11. 胃溃疡，患者，王某，男，50岁，

主诉：胃脘部胀痛，食后加重。曾因胃溃疡病做过手术。术后经常出现食后上腹发胀。

中医查体：左关脉沉缓弱。

反应体征：哑门，右肺俞，双膈俞（左甚），右胃俞，右委中，右三阴交（左），双跗阳（左），右少海（较甚）。

诊断：胃溃疡（手术治疗后）

灸刺及压丹取穴：哑门，右肺俞，膈俞，右胃俞，右委中，右三阴交，跗阳，右少海等。

第六编　创新点穴按摩技术

自古脉诊跟穴位检查是一起的，合起来就叫中医查体。中医查体医疗的概念，就是在中医诊断学基础中，将阴阳五行理论联系到具体的经络穴位反应点上，在脉诊的提示下，平脉辨经，依据检查发现的体表反应经络穴位体征进行诊断和辨证施治。史书上记载的神医扁鹊的治病诀窍就是凭借寸口脉象寻找体表反应经络穴位，依据经络反应体征分经用药。

脉诊查穴是中医治病的诀窍，历代医家不传之秘，通过全经络脉诊查穴，寻找体表反应经络穴位体征开方治病，能做到“几种病痛一起治、多种疾病一齐包揽”。避免了开方不对症、针灸点穴不见效等。在医学多元化的今天，在医疗技术收费提高、药物和检查费调低的新形势下，面向现代化，将“扁鹊医术”这一高超的古老的中医诊断治疗技术应用于现代临床，从而大大提高了诊断和辨证施治的准确率。对于初学中医者而言，该技术易学易懂，直观、客观、科学。

点穴推拿按摩是替代针灸治病的一种以指代针技术，又称点穴点化技术。由于“颈腰椎病变”等常因病变起因不同、反应穴位部位不同，死记硬背前人的穴位处方很难做到立竿见影、应手取效。在替代“针刺技术”点穴按摩技巧方面将全新讲解几种有代表性的点穴手法，讲解在古为今用中如何将古代“巫医”点穴技术应用于现代危重疾病快速急救的临床范例和历史渊源。点穴按摩不只是应用于头颈腰背四肢关节之类疼痛，而是要广泛推广应用于糖尿病、高血压、冠心病等疾病的康复医疗。也包括女子“减肥美容祛痘”等在整形美容方面代替外科手术的成就和领先技术。

“点穴”属于中医外治法之一种，以“点按”穴位治病而得名。“按摩”顾名思义就是通过按和摩为主治病的一种方法，推拿则不然，只提到推、拿，推拿按摩跟点穴的思路还有一定距离。如果将这几种方法的来源刨根问底，它们都是替代针灸穴位治疗的方法，它们的起源都与穴位治疗简便有关，都与穴位反应有关。如果一个病人身上没有穴位反应点，再好的技术也显示不出他高超的技艺。

历史流传下来的按摩书籍很多，人们熟知的点穴按摩推拿手法很也多，门派不少。创新点穴按摩技术，强调脉诊和穴位检查，目的是想从替代针刺、替代艾灸这一方面吸收各家之长完善这一疗法。

中医药点穴按摩外治技术是从事医学工作的每一个人不能忽略的科学技术，更是值得每一位医学工作者掌握的一门家庭医疗技术。它本身比较人性化、比较个性化，对各种内外妇儿科疑难疾病，中青年减肥、美容，中老年人长寿养生保健非常之有效，且让人感到比较舒服，不会出现意外。遇到病痛应当首先选择针刺艾灸以及点穴按摩这些常盛不衰的技术。正因为如此，近几年来针刺、艾灸及点穴按摩在社会上发展势头迅猛，深受广大群众喜爱。在人们的生活越来越富裕的情况下，不是遇到什么病都始终挂吊瓶打点滴，而是遵照古人教诲，对经络外治“不可不通”。

大家知道，治病基本上就是内治：口服中药、西药，包括输液打针。外治：针刺、艾灸、贴膏药，刮痧、拔火罐，各种声光电磁热疗、理疗，人工手法点穴按摩推拿等。由于现代医疗分工、分支越来越多，所以让广大医生和患者遇到病痛时往往无所适从。

作为一名医生，回过头来再看一看《黄帝内经》是怎么解释医学、解释医疗原则的。学习点穴按摩推拿也需要明确一下学习目标。

人类发展到21世纪，与人类生活密切关联的各项科学技术得到空前的迅猛发展，医学怎么样呢？大家知道，真正遇上严重的感冒当今医学甚至都没有理想的治疗方法。而五千年前的中医怎么样？只要认真阅读一下《黄帝内经》《难经》《神农本草经》这些古典医学著作，就可以明白当时的医疗水平已经非常高超！

《黄帝内经》的内容跟《难经》一样，整个内容包括了三大块知识。一个是穴位治疗中的针与灸的事，一个是中药分经用药治疗配方的事，最后一个就是人类面临各种时行疾病、传染性疾病如何预防治疗的事。现在大学教育读《黄帝内经》的时间已经不多，因为大量的西医课程压得学生没时间读《黄帝内经》。《黄帝内经》像古埃及的金字塔一样，医学思想境界已经高不可攀，已经无法用现代人的眼光去看待和理解了。也就是说，不会相信古代会出现如此高超的技术，如此高深的见解，如此超前的医学发展模式。

学习点穴按摩需要的时间大概要比针刺还会更多一些。因为它是替代针刺的技术，它是在整个中医阴阳五行理论指导下的学习，在掌握了全部针刺技术、艾灸技术，甚至中药治病技术后才可能成为一名医术全面的医生，成为一代点穴神医！因为点穴是所有中医治法中最神秘、最让人神往的治病方法。望而知之是谓神，通过一定的技巧治病，妙手回春，应手取效，一点也不夸张！

作为专科，在学习了中医基础理论以后，要对经络的许多细节应该更熟悉，要对脉象诊断基本掌握。所以，本篇创新点穴按摩技术主要安排了三方面内容：其一，脏腑经络知识；其二，脉诊知识；其三，点穴按摩操作技巧。

第一章　脏腑经络知识

什么叫“阴阳五行”？就是应用“穴位反应”基本原理诊病治病的一套公式定理。很早以前中医在人体也开展了大量科学实验。可以想象，在当年“经络反应”的腧穴经络系统被发现以前和以后，推广应用此项技术社会上曾掀起多大的高潮。首先有一批大师级水平的人要为此项工作开展总结一套完整的理论体系。比如将各种常见的疾病的各种临床表现进一步加以联系和归纳，终于发现各种疾病、各种病人在上千次上万次的观察总结之后，大概可以确定下的“腧穴”即“疾病反应部位”都有一定规律。在经过不断实践观察总结出了十二条经络，再经过实践观察发现大体上有规律的反应腧穴大约有360多个。后来将这些常见部位的“腧穴”属性再归纳再总结，最后发现这“十二条”基本的线路大约都与体内各脏气都有联系。这就是后来人们所觉得特别神秘的“经络”。由此说明穴位经络概念的形成必然是先有实践后有理论。完全建立在科学实验基础之上。

讲到中医各科的“八纲辨证”，同样是以“腧穴反应”为基础。其“反应”的特征基本上可以归纳为“寒热虚实”四种类型。如果反应经络出现的是寒的体征就称之寒证；如果反应经络出现的是热的体征就称之热证；如果反应经络出现的是实的体征就称之实证；如果反应经络出现的是虚的体征就称之虚证。加上“腧穴反应”的表里位置，加上人体体表“腧穴反应”之在“阳经”与“阴经”，总体就称为“八纲辨证”。反应穴位反应于体表的“阴阳”与“表里”关系是天经地义的，是宇宙间的普遍规律。所以古人语重心长地讲解了这样一个大道理：阴阳者（腧穴反应），天地之道也，万物之纲纪，变化之父母，生杀之本始，神明之府也（生命诞生的源泉和影响生命存在的关键性部位）。

六经指“太阳、阳明、少阳、太阴、厥阴、少阴”，它们反应了人体可以归纳为六类证候规律的六大反应系统。在六经辨证中，每个病人的反应腧穴，都可以归纳为“阳类”体征和“阴类”体征两类体征。在阳类体征中，又涉及到“阳”的多少的不同属性；在阴类体征中，也有“阴”的多少的不同属性。浮浅的、阳多的部位叫太阳，深层的、阳盛的部位叫阳明，界于阳浅、阳深的过度部位叫少阳。同样，阴浅、阴少的部位叫少阴，阴深、阴多的部位叫太阴，界于阴深、阴浅的过度部位叫厥阴。古代流传下来的“六经辨证”过程及其概念也都符合科学理论的基本特征。

第二章　循扪切按等详细的经络体征检查

点穴按摩的取穴方法也就是针刺的取穴方法。《黄帝内经》奠定了中医学的基础，《难经》为了后人能更深刻地领会《黄帝内经》的思想精髓重新设问答之词作了深入浅出的解释。特别是对针刺方面的解释内容更多。其精湛程度可以说是至精至深，达到炉火纯青的地步。

点穴按摩以体表敏感反应点为目标对象，注重循扪切按等详细的经络反应体征检查，判断和寻找点穴部位，从寸口脉象中去分析，操作手法完全依照反应点部位性质的寒热虚实等确定相应的手法。在方法论上具有现代科学研究的特色，容易学习掌握和推广应用。

按流注取穴就是平脉辨经通过寸口脉象诊察判断体表敏感反应点及其病变的经络部位。操作前根据各人的脉象变化、查找有关病证反应点。因为脉象随四时气候和十二经气血变化而流注变化，平脉辨经取穴即按流注取穴，而无须固陋就俗去查找流注取穴表，故称作“平脉辨经、按流注取穴”。

平脉辨经取穴是《黄帝内经》所要求的一项所有外治法的基本技能和程序，所谓“凡将用针，必先诊脉，视气之剧易乃可以用之”。《素问·阴阳应象大论》谓：“善诊者，察色按脉，先别阴阳。”这个阴阳，即指病变的阴阳经络部位。《灵枢》“终始”、“经脉”等作为中医辨证施治和证候学专著，就曾多处记载有“人迎、气口”诊法判断病变经络部位的方法。

比如经谓：“人迎一盛，泻足少阳而补足厥阴，二泻一补，日一取之，必切而验之，疏取之上，气和乃止。”这段话的大意是，人迎脉大于脉口脉一倍时，应判断其病变部位在足少阳经，一倍有余，更兼盛躁体势，应判断其病位在手少阳经。脉口脉大于人迎脉一倍时，应判断其病变部位在足厥阴经；一倍有余，更兼盛躁体势，应判断其病位在手心主经。必切而验之的意思是每一个病人，每次点穴按摩都应当事先点切实验以下，加以确认。任何病人反应穴位都有虚实寒热的区别，治疗时阳盛必阴虚，阳盛必泻，阴虚必补，泻有余而补不足。但必须认真验证反应经穴是否准确。这种通过脉诊判断病变部位的方法，现代已很少有人采用这种方法。

循扪切按是在“必切而验之”的操作常规中详细进行经络体征检查的方法，视应动部位就是始终要随时观察脉象穴位变化。

循扪切按作为点穴按摩前的常规操作方法，古人曾反复作过强调。《素问·刺节真邪》谓“用针者，必先察其经络之实虚，切而循之，按而弹之，视其应动者乃取之”。《素问·三部九候论》也强调，“必审问其所始病，与今之所方病，而后各切循其脉，视其经络浮沉；以上下逆从循之。”是说点穴或者针刺前必须详细地进行经络体征检查，采用爪切、指循、推摩等认真查找有关反应点体征，然后针对反应点体征的寒热虚实等采用相应的调节手法。

古人认为，无论是凭经验取穴，还是通过脉诊等判断体表敏感反应点，都必须详细认真地进行经络体征检查而加以验证，只要找准了反应点，以指点按就会有立竿见影的效果。

由于病变的复杂性，其反应于体表的敏感点因人、因时、因病变发展过程不同，在部位、数量、反应体征方面各不相同。如果仅凭主观经验，不进行全面系统的体征检查，治疗的效果必然要受到影响。如按某一经验治疗牙痛点按合谷、偏历或牙痛穴，但如果反应体征检查时没有寻找到敏感压痛或异常酸麻重胀感等反应部位，则疗效较差，甚至无效。

别外，平时需要注意的就是以指代针的补泻手法。如果对其反应穴位的具体体征寒热虚实了解不够，不能针对性地按照反应点体征的属性采用相应的调节方法，疗效同样会受到影响。

关于循扪切按的方法，循指用手掌或手指触摸经穴部位上下，以测知其温度、湿度及滑涩变化等。扪指轻轻按压，以发现浅表的经络体征。切即切掐以验穴，并标记穴位。按是用力按压以发现比较深在的经络反应体征。如明显的敏感压痛和异常酸麻重胀感，以及局部组织的松弛、隆起、陷下、络脉充盈怒张，皮肤色素改变，出现点状或片状瘀斑，皮下出现条索形或圆形结节，按压局部全身有快感，或沿某一方向向病所或其他肢体部位传导放射等敏感反应体征。

观察发现，疾病中的反应穴位经常会有隐藏的情况。循扪切按的第二种作用，就是用以发现那些不易暴露的“反应点”。在作经络体征检查中发现，有的反应点容易暴露，有的反应点通过一定的按摩手法始能发现，所以需要采用循扪切按压等手法进行激发。如在经络穴位上进行几遭推、按、弹、叩后经络穴位被激惹，其反应点体征就会自然暴露出来。

实践表明，《黄帝内经》时代总结的许多外治法取穴经验，是具有客观化的特点的，也非常珍贵。

点穴按摩跟针灸一样，同样强调手法补泻。补泻作为发挥一切外治法疗效的关键，古人曾多次反复告诫，“补泻反则病益笃。”临床所见，同一病人应用同一组穴位处方，由于操作手法上的差异，往往出现不同的效果，甚至用错了手法，当补用泻，当泻用补，起了相反的作用而使病情加重。

如外感发热中，大椎、风门、印堂等穴位往往出现热的体征，予以推摩和点按，体温就会立刻下降。但若是长时间反复操作同一手法，渐渐的体温又会再度上升，引起患者躁动不安。对一个体征偏实的牙痛患者，开始点切合谷可能立即止痛，但若掐按过久，又会引起疼痛，甚会使疼痛较前加剧。

从《黄帝内经》以及《难经》等古籍记载看，补泻手法最基本的操作要领，主要是在于对其深浅层次的区别上。《难经》作为一部注释《黄帝内经》的通俗读本，就补泻手法曾作过这样的解释：“当补之时，从卫置气，当泻之时，从营置气。”这个“营卫”的概念，具体体现在浅深的层次上。经言：“调气之方，必在阴阳，知其内外表里，随其阴阳而调之。”古人发现，五脏之气在体表的输注部位本有浅深阴阳之不同，所谓“肺主皮毛，心主血脉，脾主肌肉，肝主筋，肾主骨”等。实践表明，心肺病变手法宜浅，肝肾病变手法宜深，否则就会影响疗效。

点穴按摩手法治疗可以从阳调阴，也可以从阴调阳。如果中西医在对经络体征的研究上取得共识，取得一致的看法，在整个经络穴位的阴阳调节中，能从经络气血阴阳和营卫理论中进一步加深理解，对临床各科诊断和治疗技术的提高将会产生很大影响。

第三章 中医基础理论学习与临床应用

理论从来都是为了指导临床，中医理论中的每一句话都没有不重要的。天以六为节，地以五为制，六和五，以及九和十二，都是编程方面需要牢记的很重要的数码医学概念。

古人对人体的研究非常超常，先把人体看作一个宇宙太空，满布群星。所以先立经络（古语称端络经脉），再定群星位置，所以才有了现在我们所能看到的经络穴位系统和经穴图。经络纵行的、直行的叫经，横行的、满布的叫络。纵行的计算方法采用“方的”五行的方法。地球从早到晚自转的五步运行法，所以产生了“早起木　中午火　午后土　下午金　夜半水”的运营推算公式。以五中间的三角呼应的相生关系：木能生火，火能生土，土能生金，金能生水。相克关系：火克金，金克木，木克土，土克水，水克火。横行的计算方法采用“圆的”阴阳六经的方法。无数天体绕着宇宙运行的六经运行法。有关数码定位已在针灸篇介绍过了，不予赘述。六经要以众星座为依托，五脏要以众经络为依托。五脏和六腑的概念分别是：

肝、心、脾、肺、肾五脏属阴，胆、胃、大肠、小肠、膀胱、三焦六腑属阳。

脏腑配属经络是一种相互表里关系，脏在内，象在外，故称藏象。在叙述方面，故曰某某脏某经络。

脏腑经络配属歌诀：手经太阳属小肠，膀胱经属足太阳；肝足厥阴手包络，胃属阳明手大肠；胆属少阳侧身寻，三焦手经少阳临；脾居太阴手经肺，肾经心经称少阴。

学习藏象医学必须掌握的相关知识：

肝之经：足厥阴，风，乙木。肝脉本部在于筋。其经旺于春，乃万物之始生也。其气软而弱。

（其脉弦长曰平，反此曰病。脉实而弦，此为太过，病在外；虚而微，则为不及，病在内）

胆之经：足少阳，风，甲木。胆之经足少阳，经曰：胆者，中正之腑也。与肝为表里，足少阳是其经也。

（脉在左关上，浮而得之者是其部也。又左关上脉阳微者，胆虚，阳数者，胆实。阳虚者，胆绝也）

心之经：手少阴，丁火也，君主之官。心脉本部在于血脉。经曰：心者，五脏之尊也，号帝王之称也。与小肠为表里，又主于血，属火，旺于夏，手少阴是其经也。

（夏脉钩，来盛去衰，故曰钩，反此者病。来盛去亦盛，为太过，病在外，来衰去亦衰，为不足，病在内）

小肠经：手太阳，丙火。经曰：小肠者，受盛之腑也，与心为表里，手太阳是其经也。（小肠实则伤热，虚则伤寒）

脾之经：足太阴，湿，己土。脾脉本部在肌肉。经曰：脾者，谏议之官，主意与智，旺于四季，正主长夏，与胃为表里；足太阴是其经也。

（其脉来似流水，曰太过，病在外也。脾脉来缓而和柔者平，来实而满稍数，曰病）

胃之经：足阳明，湿，戊土。胃者，脾之腑也，又名水谷之海，与脾为表里。胃者，人之根本，胃气壮则五脏六腑皆壮也。足阳明是其经也。

（胃脉搏坚而长，其色赤黄者，当病折髀。其脉弱而散者，病食。右关上浮而大者，虚也，浮而短涩者，实也；浮而微滑者，亦实也。浮而迟者，寒也；浮而数者，热也。此胃腑虚实寒热，生死逆顺脉证之法也）。

心包络：手厥阴，为阴血之母。

三焦：手少阳，为阳气之父。三焦者，号曰中清之腑，总领五脏六腑，荣卫经络，内外左右上下之气也。三焦通则上下内外左右皆通也。

肺之经：手太阴，燥，辛金，本部在于毛皮。经曰：肺者，魄之舍也，号为相傅，乃五脏之华盖也。外养皮毛，内荣肠胃，与大肠为表里。

大肠经：手阳明，燥，庚金。经曰：大肠者，传道之司，号监仓之官。肺病久，则传入大肠。

肾之经：足少阴，寒，癸水。经曰：肾者，精神之舍，性命之根，外通于耳，男子以藏精，女子以系胞，与膀胱为表里。

膀胱经：足太阳，寒，壬水。经曰：膀胱者，津液之府也，与肾为表里。

第四章　经络概论

经络是藏象医学的理论框架

经络是经脉和络脉的总称。它们是对现代医学解剖概念的神经、动脉、静脉等的调节、控制系统，是和心血管系统功能相互联系的具有相互制约、相互依存，相为表里的关系。

经脉泛指神经系统的功能，络脉泛指血管系统的功能。

又经脉代表动脉的形体结构和功能表现，络脉代表静脉血管的形体结构和功能表现。在某种意义上，经脉具有路径的含义，是经络系统的总行干线。络，有网络的含义，是经络系统的分支和网络部分。经络在人体作为一种超级的平衡系统，是运行全身气血，联络脏腑支节、沟通上下内外、调节体内各部分的调节平衡系统。通过经络遍布全身，有规律地循行和错综复杂的联络交会，把人体的五脏六腑、四肢百骸、五官九窍、皮肉筋脉等组织器官联结成一个有机的统一整体。

经络学说是中医藏象医学理论的基础，是象医学研究人体生理、病理变化及其与脏腑相互关系的学说。在临床治疗学中，不仅是针灸学的基础理论，而且对指导中医临床各科均有重要的意义。所以前人强调“经脉者，所以决死生，处百病，调虚实，不可不通”。

经络调控系统理论上的主要组成部件

经络由经脉和络脉组成的。其中经脉分为正经和奇经两大类，为经络系统的主要部分。

正经有十二，即手足三阴经，手足三阳经，合称“十二经脉”。

奇经有八，即督、任、冲、带、阴跷、阳跷、阴维、阳维，合称“奇经八脉”。

络脉有别络、浮络、孙络之别。别络较大，共有十五。

其中十二经脉与任，督二脉各有一支别络，再加上脾之大络，合为“十五别络”。

别络有本经别走邻往之意。其功能是加强表里阴阳两经联系与调节作用。络脉之浮脉于浅表部位的称为“浮络”。络脉最细小的分支为“孙络”。

此外，还有十二经别，十二经筋和十二皮部。

十二经别是十二经脉别出的正经，也属于经脉范围。它的作用，除了加强表里两经联系之外，并能通达某些正经未能行经的器官与形体部位，以补正经之不足。

十二经筋是十二经筋在体表一定皮肤部位的反应区。

由于十二经筋与十二皮部的分区，基本上和十二经脉在体表的循行部位一致，因此它们都是按照十二经脉命名的。

1. 经络理论方面的阴阳配属

经脉为阴，络脉为阳，经脉常不可见，其常见者为络脉，经脉十二，络脉十五。

十二经脉中又有阴经、阳经的区别。

阴经属脏络腑，多循行于四肢内侧及胸腹部位，其行于上肢内侧面的为手三阴经，行抵于下肢内侧面的为足三阴经。

阳经属脏络腑，多循行于四肢外侧及脊背头面等部位，其行于上肢外侧面的为手三阳经，行于下肢外侧面的为足三阳经。

它们分布于头身（四肢所处的前后位置一般是：手足三阳经是阳明在前，少阳在中侧，太阳在后；手足三阴经是太阴在前，厥阴在中，少阴在后）。

十二经脉不仅各自有其一定的循行道路，而且经与经之间也有着密切的联系。

其联系的途经主要有：

①阴经与阳经相互交接，即阴经与阳经在四肢部的衔接。如手太阴自腕后与手阳明经交接，手少阴在小指与手太阳交接，手厥阴自掌中与手少阳交接，足阳明从跗上与足太阳交接，足太阳从足小跗斜趋足心与足少阴交接，足少阳从跗上与足厥阴交接。

②阳经与阳经交接，即同名的手足阳经，在头面相接。如手足阳明都通于鼻旁，手足太阳均通于目内眦，手足少阴皆通于目外眦。

③阴经与阴经交接，即三阴经交接。如足太阴与手少阴交接于心中，足少阴与手厥阴交接于胸中，足厥阴与手太阴交接于肺中等。

奇经八脉与十二经脉的配属和奇正关系

奇经八脉是督、任、冲、带、阴维、阳维、阴跷、阳跷八脉的总称。

其循行各有一定的通路，其中除督、任、带三脉外，其余都分布于人体左右两侧。它们与十二经脉不同，不直接配属于十二脏腑，但与奇恒之腑有密切关系，故称为“奇经”。

督脉行于背脊，总督一身之阳经，为阳脉之海；任脉行于胸腹，总任周身之阴经，为阴脉之海。

冲脉与足少阴并行，为十二经之海。带脉在季胁之下，绕身一周，状如束带，以总束阴阳诸经。阳跷起于足跟外侧，伴足太阳而上行。阴跷起于足跟内侧，随足少阴而上行，共司下肢运动并主痦寐。阳维起于足跟，出外踝并足少阳等经上行以维系诸阳经。阳经起于小腿内侧，随足太阳等经上行，以维系诸阴经。

奇经八脉相互之间，是密切联系的。例如：冲、任、督三脉都同源于胞中，同出于会阴；任督二脉均接于唇内；冲任二脉皆会于脐下；阴阳跷同会于目；阳维会督于项；阴维会任于颈。

在十二正经之间，它们不但纵横交错的运行气血，而且更主要的是在生理上，能对正经的气血运行，起着调节、溢蓄作用。

奇经与正经在循行方面，则联系之处甚多。冲、带、跷、维六脉之穴，都留在正经；冲脉之穴输会于足少阴；带脉之穴输会于足少阳；阳跷之穴输会于足三阳、手太阳、手阳明；阴跷之穴输会于足三阴；阳维之穴输会于足少阳、足太阳；阴维之穴输会于足三阴；唯任督二脉，除与正经联系外，各有本经直属的输穴，所以合称十四经。

十五络脉与原穴的概念

《黄帝内经》记载：十四经脉别出一络穴，加脾之大络，共称十五络。别有深意。

其中手太阴别络出于列缺，手少阴别络出于通里，手厥阴别络出于内关，手太阳别络出于支正，手阳明别络出于偏历，手少阳别络出于外关，都起于手腕之上。

足太阳别络出于飞扬，足少阳别络出于光明，足阳明别络出于丰隆，都起于外踝之上。

足太阴别络出于公孙，足少阴别络出于大钟，足厥阴别络出于蠡沟，都起于内踝上下。

任脉络出于鸠尾，督脉络出于长强，脾之大络出于大包，都起于躯干部。

其主要功能是着重于经与经和经与络之间在体表的联系。例如：手太阴络别走阳明，手阳明络别走手太阴……加强了十二经脉在四肢的循环传注。

原穴：“原”即本原、本源的意思。有无原气即有无经络之气。脏腑的病变，往往反应于十二原穴。原穴分布在腕踝关节附近。《灵枢·九针十二原》篇说：“凡此十二原者，主治五藏六府之有疾者也。”

“原气”与三焦有密切关系，三焦是“原气”的别使，导源于肾间动气，而输于全身，调和于内外，宜导于上下。关系着人体的气化功能，所以原穴治疗内脏病，在临床上有着重要意义。

阴经没有原穴，临床运用时，以输穴代之。

第五章 全经络脉诊查穴的技术

一、点穴按摩之前全经络脉诊查穴技术

中医查体医疗有一个规定的程序和操作步骤。第一步平脉，是最重要的一步。目的主要是为了在不受其他人语言干扰的情况下，能独立地心平气和地记录下患者当时就诊的坐姿或者卧位（平躺姿势下）的脉象。平脉有原则，平脉有方法，平脉有一定技巧，平脉完毕，医生就要很快回忆起所诊察的脉象，画出一定符号，绘制在特制的脉图曲线图中。目前仅作为示意图初步说明脉动部位（画脉图需要循序渐进，经过一定训练，每个人都能画出比较符合当时脉象搏动体势的示意图）。

第二步，问诊。按十问顺序逐项询问，按系统逐项询问病史。询问完毕，再回过头来阅读一下以往患者的检查报告单，了

解一下以往的病情和诊断情况，深思熟虑之后（复核复查有关检查项目之后），从西医认知的角度，要作出一个初步诊断结论，属于西医的什么病，属于中医的什么病。有没有并发症，是否生命指征中存在潜在危险，是否是比较严重的病变。自己又该怎么去处置。

第三步，反应经络体征检查。在“平脉”和依脉象为导向进行的经络穴位检查中，有几个常常需要重复的动作，一手摸脉，一手“点按”穴位测试。这叫“脉、穴”对照检查。

具体地说，先定出一个穴位“电位点”的体表位置。如大椎穴，在平脉过程中，一手摸着所发现的“脉动点”部位的脉象，一手点按一下大椎穴上这个“电位点”。如果大椎穴“电位点”能干扰到“脉动点”的脉象，比如先大后小，先强后弱，先数后见缓，说明这个病的形成原因，与大椎穴的穴性分不开。这些都是重要的信息资料。如果遇到更危重的病例，比如糖尿病肾病、尿毒症，脉象已细数急促，当大椎等相关腧穴能很快纠正这个脉象，则相关反应腧穴就是非常重要的反应部位。

关于反应腧穴“阴阳”判断的问题，首先应当区分穴位体征是寒是热，是虚是实。这就叫“察色按脉，先别阴阳”。“别阴阳”是开展中医查体的首要任务，寒的体征是穴位局部皮肤温度低或者与周围以及对应部位相比，出现明显温度差异；热的体征是穴位局部皮肤温度高，或者与周围以及对应部位相比，出现明显温度差异。虚的体征与实的体征顾名思义，就是与周围以及对应部位相比，出现实硬或虚软的特异性改变，实硬的就是“实”，虚软的就是“虚”。

脉象在随时变化，穴位在随时变化，整个治疗过程监控病情都要随时观察脉象穴位变化。这说明学习掌握中医查体医疗方法的重要。

二、点穴按摩中检查反应体征的原创脉诊方法

“原创脉法”，就是上古时期脉学理论体系形成前那段时期所创建的一套脉诊方法。为了与现时现行脉诊方法区别，我们故且称它“全科脉诊”方法。

按照脉诊的“始于一，终于九”的“放大法”和“遍诊法”原理，需要进行全身性的全经络脉诊穴位检查。“阴阳脉法”也就是说按照阴阳比率10∶9的比例，将寸口脉放大到全身去检查。

“阴阳脉法”被《脉经》认为是扁鹊脉法，也是临床上最常用的平脉辨经方法。除了按部位“上下、浮沉”分别阴阳，归纳脉动部位外，还分化出了“浅深层次法，一脉为十变判断法，五脏脉形归纳法”等。需要从学习穴位检查中一步步领会掌握。

比如“五脏脉论法”最简明、容易掌握。按病态脉象“肺浮肝弦，肾沉心缓”的判断，古人总结出了“心脉浮大而散，肺脉浮涩而短”等正常情况下与异常情况下的脉象。

根据“四末为阳气之本”、“治病必求于本”和“本于阴阳”等，分布在有关经络上的反应穴位，就是疾病的源头。从一个现实生活中很朴实的有关“治山治水”的概念中可以理解其深刻含义。从穴位反应这个源头上治理，从根本上治理，才能达到“治病必求于本”的目的。

单一的“寸口”脉诊，只是代表了一部分极少数高超的医生、高超的脉诊技术所能达到的地步。

而“独取寸口”只能是后世医生不断的追求的目标，而不是普及的事，大众化的事。

三、点穴按摩中的脉图诊断

脉图诊断是可以通过两位以上医生共同参与、共同评判和认

可的脉象“形态示意图”技术。虽然这种“脉图”还缺乏应用现代手段、各种仪器设备来客观化记录，仍然停留在“示意图”阶段，但仍然从中可以体现出中医“脉诊”的科学。

有了脉图，脉诊技术才会由多学科、高层次的初始化阶段进入到“扫描技术”的阶段。如果有更多的先进技术手段进入中医查体医疗，就会给中医现代化插上翅膀。

有一点需要说明的是，《脉经》之后的一大批脉学专著是相互传抄流传下来的一种属于经验方面的脉象主病的专业记录。而原创脉诊方法以查找体表经络穴位反应点为目的的“动态的、宏观的”的脉诊查体理论和方法才称得上“人体脉象学”。

“脉象”的概念作为一种穴位反应综合能力的表现，还包含了穴位反应的各种特征。如“隆起肿满、发热、盛实、虚滑、紧缓”等。

“寸口”脉象是全身穴位反应的集中体现，是受中枢神经控制的。脉象包括脉象体态、体状改变，综合了血管壁的弹性，血流传递速度与血管壁的冲激力大小等。

脉图诊断是脉诊通过“脉象形态”绘制成“脉图”判断“脉动”部位的重要环节，是中医查体医疗脉诊过程中一种作为“流程”作业，规范操作、规范医生行为的重要环节。“脉象诊断示意图”技术推动下的中医查体医疗，代表了中医学向着更高层次发展的方向。

第六章　点穴按摩中循脉入证的脉诊查体方法

古典的脉法查体医疗方法基本失传，现重新整理规范操作方法如下：

查体的体位是：平躺、俯卧位。先让接受检查者去掉外衣，平躺，面向下，平躺在床上。额头抵住枕头，不要压着鼻子，以免影响呼吸，全身舒展放松，静心躺卧。

查体的基本要领和顺序是：建立全息观念，整体观察全身穴位变化。以大椎为中心测量点，以项后和颈椎部位为起点，以背部脊柱及两侧膀胱经为重点。医者站立床头，手指微屈，以食、中、无名指三指并拢，边摸脉边查穴。

第一步，从大椎处轻轻往上推摸测试，以便发现肿硬、气结和有热、凉，实硬，气机阻滞的地方。如果在某一个节段发现，就要点记、切掐和做按压试验，摸摸“寸口”脉的变化，反复进行验证以发现比较重要的反应点。

第二步，到脖子两侧，足太阳旁线上。同样触摸推摩测试，出现同样感觉时，也一并点记测试。

第三步，再回到脖子中间，后项部风府、哑门一带。注意是否有比较重的或者比较明显的反应点，并加十字切掐标记。

到背部，先查督脉一线，再查膀胱经第一、第二线。

一般说督脉上有反应点，病情重，第二线反应病情较久，较难治愈。因为五脏六腑各脏器病变，包括脑、内分泌，免疫系统病变，多在背部集中反应，古人讲“七节之旁，中有小心”，就是说肩胛骨内缘一带很重要。过去的劳伤，心脏病，肺痨、结核等，都可能在这里反应。所以有个古典说法，说二竖子病邪藏在“膈之上、膏肓之下”。还流传有“病入膏肓”的故事。在背七节、九节一带出毛病的太多，是好发部位，一般人有病别处见不见，九椎旁准有反应点。

第一线的反应较多，最多出现的热性病多在第一、第二、第三胸椎旁大杼、风门、肺俞诸穴上，肠胃病、肝胆等病多在第九、第十、第十一胸椎旁，肝、胆俞，脾胃俞上。

查背部的时候，要两手臂尽量前伸，胸部贴紧床面，下肢放直，两脚跟基本上要并拢。第七椎、第九椎旁反应点较多。

腰肾有病和骨盆、下肢有病变可以从第十四、第十六椎到下肢后侧外侧查到。结肠、肝、脾、肾、内脏、脑神经病变，在骶部可以查到反应点。

背部查完后到下肢后侧、外侧，包括内侧，都要看一看，查一查，摸一摸，按一按，甚至掐一掐。

大凡在反应点部位上，用手指推一推有阻滞感，用手指点一点有肿硬感，用手指压一压有明显的特异的酸胀感。有病的经络其络脉反应也很明显，色青，色紫，色赤，浮露表面，络脉粗壮，横直大而长等。皮肤松软陷下，坚实肿硬，肿满。

穴区和穴点部位跟正常组织不同。如果在两个对应点上切掐有病的一侧指纹深，色重，认真切掐，好像切在皮革上一样，有重浊的感觉，有实硬的感觉，皮色肿满，容易辨认。在查到四末部位时，特别是肘膝以下部位，有比较重要的一些反应点隐藏着的病证反应点，等待着医生去查找。有关反应点是人体生物电磁场联络全身、应激反应的基本电位点的观点，要在以后详细讲。

下肢查完以后，再让病人翻过来躺下，面向上，上肢展开，先查上肢，再查下肢。检查者再从结喉部位沿任脉一线查，再查胸、腹、两胁各部位。

查胸、腹、胁部时，因每一个人的身体胖瘦不同，体形差异很大，要按解剖定位，画几条线，比如腋前线、腋后线、胸正中线等腹部也要采用折量法，标记有关经络走行部位。

胸部的查体，西医暂时超过了中医（因为背部、头顶、四肢查体，实际上是中医查体很早就走在西医前边了）。过去中医讲诊“虚里”脉即诊察心脏心尖区搏动，不够清楚。西医讲得更清楚，还有听诊、心电图等现代检查手段。当然中医查体是查体表经络变化，这要说比内脏检查更直观而重要。

“明堂望诊”自古为中医诊法之重点。中医查体最后到头面部结束。因为“头为诸阳之会”，“三百六十五络皆上注于面”。面部望诊较尺肤诊、脐部腹诊、背俞诊、五输穴诊更重要。

第七章 点穴按摩中查体验穴的基本程序

1. 查体验穴的基本要领

（1）查体的体位是：伏身平躺，面部向下，额抵枕缘，两臂前伸，全身充分放松。

（2）查体的顺序是：先摸脉，确定出一个脉动部位以及脉象特征，并及时作一记录。（还可以画出相应的脉象分布示意图）

查体时，先从项部开始，再到背部，到腰部，到下肢后侧，再到胸部（包括腹诊、心肺肝脾触诊）。还有其他一些必要的检查。再到下肢前、内、外侧，上肢屈、伸侧（包括络脉望诊，十二经五输穴检查和尺肤诊察的有关内容），最后面部（包括望色、五脏色部观察，耳诊，舌诊，眼部望诊等）。

查体时，要一边查穴位，一边摸脉测试，随时注意发现看那些穴位对“寸口”脉干扰最大，干扰大的穴位，就是所要确定的反应体征。如果找到了这些部位，处方用药就有了把握了。

在问诊与切诊先后上，应先摸脉再按压穴位，且别先问病情，以防加入自己的主观意念，猜测脉象等。“寸口”脉象记录好后再问病情，按十问歌，或西医病历书写中有关病史采访顺序和相关的内容，详细了解和询问患者有关情况。

2. 阳性反应体征的记录

古代的“三部九候”诊法即是以“寸口”脉为线索，按“同步放大”的方法，引申到全身各经络部位去进行检查。

中医查体是包括四诊在内和心肺肝脾触诊、听诊在内的，更加详细的证候诊断和判断的过程。查穴诊断是脉诊内容不可缺少的一部分，而且较其他方法更重要，更具客观性，更适合现代临床。查体过程要以经络走向和有关经络理论为指导，以特技感触脉诊手法测试腧穴局部寒、热、虚、实、润、燥，血络分布，气机阻滞情况，以及对皮肤、皮下、肌肉深层的包块、条索状反应物的切、掐、推、摩、寻、按等。

要系统、全面、时刻注意对应点两侧比较，将检查结果逐项填写。检查要有西医查体（物理诊断）的有关内容。比如，某一局部隆起、肿满，热、冷、汗出，皮疹，疖，肿，斑痣，异常搏动，左右对比情况等。

举例：一个糖尿病合并脑梗死、脑萎缩患者的反应经络穴位体征

“寸口”脉诊：左尺虚濡无力。

反应经络穴位体征：哑门（坚实紧涩甚），右大杼（肿满），右肝俞（隆起肿满略甚），右胃俞（肿满略盛），左委中（略实），左跗阳（肿满略实），右上巨虚（实）。

结合有关脏腑经络理论和阴阳五行推算原则，最后按以上穴位反应情况，循脉入证，分经用药配合点穴治疗。

3. 点穴按摩中判断经络反应点体征的标准

腧穴反应体征多种多样，但一般归纳为“寒、热、虚、实”四种。按照临床观察发现，腧穴有分布在阳经、阴经，性质有属阴属阳，部位有在表在里等。所以腧穴反应体征就有表里阴阳之分，表热实为阳，里虚寒为阴，阴的体征如陷下、寒凉、空虚、松弛，颜色浅淡，络脉瘀滞等。阳的体征如隆起、肿满，热实、肿硬，条索、包块、颜色红润、络脉粗壮等。

穴位反应体征的基本判断标准：

（1）热的体征：腧穴局部发热、温度升高，或与对应部位

比较出现特异性或非特异性对比差异。

(2) 寒的体征：腧穴局部寒凉、温度较低，或与对应部位比较出现特异性或非特异性对比差异。

(3) 虚的体征：腧穴局部松弛、濡软、弹性差，或与对应部位比较出现特异性或非特异性对比差异。

(4) 实的体征：腧穴局部隆起、肿满、实硬、按之坚紧，或与对应部位比较出现特异性或非特异性对比差异。

腧穴反应体征检查是中医脉诊的主要内容，按照上述诊断标准，经过不断练习，可以很快查找到各种疾病的相关反应体征。

第八章　点穴、按摩、推拿知识

一、点穴、按摩、推拿技术

1. 点穴疗法的基本概念

在掌握了反应腧穴的前提下，采用指切、指按等方法即能立刻改善寸口脉象的异常，缓解患者临床症状的技术，称之点穴疗法。

点穴不是通过用力大小取得疗效的简单做法，主要是利用穴位反应点应激过程的极其敏感性和迫切需要而产生治疗作用的一种方法。社会上经常有许多群众迷信点穴的神奇作用，在戏剧小品文学作品中很有可能造成误会，这是需要明确的。

2. 点穴的主要方法技巧（十八法）

切：以指尖爪甲接触穴位皮肤，轻轻地按压其上，并作“十”字形切口，反复切按，以局部青紫爪痕明显为止。

掐：以指尖爪甲接触穴位皮肤，使劲切掐，不能松手，直至达到应该松手的时候为止。掐的位置正好在转筋的筋上最好。

循：以手掌或者手指轻轻地触摸穴位皮肤，并上下持续来回寻摸反应部位反应点，以找到理想脉动和反应部位为止。

扪：以指尖接触穴位皮肤，甚至使劲按压，探寻有效反应点，或者上下来回寻摸，以找到理想脉动和反应部位为止。

按：以指尖或手掌接触穴位皮肤，持续按压，按压的位置恰好在转筋的筋上或者反应点上最好。

推：以手掌或者手指接触穴位皮肤，单向持续推摩，推摩的位置正好在转筋的筋上或者反应点上最好。

摩：以手掌或者手指轻轻接触穴位皮肤，来回上下或者旋转或者单向持续推摩穴位皮肤，推摩的位置正好在转筋的筋上或者反应点上最好。

提：以两手指相对提拿穴位，深到皮肤甚至肌肉以下到筋上，要用力和使劲，直至达到应该松手的时候为止。提的位置正好在转筋的筋上最好。

拿：以两手指相对提拿穴位皮肤，甚至到肌肉、筋上，放松一下，提拿一下，要用力和使劲，直至达到应该松手的时候为止。拿的位置正好在反应部位的筋上最好。

叩：以单手指或者四个手指并拢由轻到重循序渐进叩打穴位皮肤，固定一点或者上下来回叩打，叩打的位置正好在反应点上最好。

触：以单手指或者四个手指并拢，甩手触叩穴位皮肤皮毛之部，固定一点或者上下来回触叩，触叩的位置正好在反应点上最好。

打：握拳或者四指并拢由轻到重循序渐进用力叩打穴位皮肤，固定一点或者上下来回叩打，叩打的位置应当稍宽泛一点。

敲：以单手指或者四个手指并拢，轻轻叩打穴位皮肤，固定一点或者上下来回叩打，叩打的力量应当适中。

捶：握拳由轻到重用力叩打穴位周围，固定一点或者上下来回捶击，捶击的位置应当稍宽泛一点。

捏：以两手指相对捏住穴位皮肤肌肉，要用力和使劲，直至达到应该松手的时候为止。

刮：以单个或者四个手指甲固定一点或者广泛一点上下来回刮磨穴位皮肤皮毛之部，刮磨的位置正好在反应点皮肤上最好。

运：单手或者双手手掌固定一点或者广泛一点，轻轻飘浮于穴位反应点皮肤之上，顺时针或者逆时针旋转，以穴位下感觉气机顺畅为止。

旋：单手或者双手手掌，轻轻飘浮于穴位反应点皮肤之上，适当广泛一点，顺时针或者逆时针旋转，并不断收缩范围，最后要集中于一点，以收敛弥散的邪气。

二、点穴按摩医疗保健配合太乙阴阳丹压贴的技术

让全体民众都能享受到应用人体自身设置的调控程序这一医学范畴的医疗保健、属于自然疗法的医疗保健。太乙阴阳丹能治糖尿病，能治高血压、冠心病、各种癌症肿瘤，还有颈椎病、腰椎间盘突出，风湿、类风湿，中风偏瘫，肠胃病，妇科病，前列腺炎等。一点也没有夸张。

自从人类开始走向文明就有众多从事医学科学研究的高级医学专家向国家一些上层人士推崇穴位艾灸治病的保健方法。中国唐宋以前都是如此。穴位灸刺后来被传到中东、印度等世界各国。"太乙阴阳丹"就是革新以后的通过经络穴位诊病和治病的方法，是中国全民医学保健的较好形式。

这种太乙阴阳丹压丹疗法，它不是服食什么保健品、吃什么滋补药，而是纯天然的、无不良反应的自然疗法，是较简便的按照人体自身设置的调控程序开展的治病和保健方法。

在中国全民医学保健的背后，曾有过几次震惊中外的故事。过去几年，最让人记忆犹新的，就是"505"神功元气袋，"哈磁五行针"之类。它们轰动一时，但后来都冷却下去了。看到太

乙阴阳丹的效果，有专家预测，如果说21世纪是一个揭示人体科学奥秘的新世纪，将会有一个保健医学的高潮到来，那就是“太乙阴阳丹”全民医学保健！

亲眼看到“太乙阴阳丹”治病方法和亲身接受经络查病的人都会感觉到人体本身自有一个自我保健的“机关”，本身能自我监测和控制各种疾病，不必一定要吃什么补品、营养品。有病时，身上就能查出反应穴位；没病时，就没有反应穴位。采用这种方法，只要简单地接受几次培训，手把手地操作过一两次，就会从点点滴滴中领会到其中奥秘。培养穴位保健医生很容易，只要会把“太乙阴阳丹”压贴到有关穴位上，几乎所有的人都能学会，所有的疾病都能压贴太乙阴阳丹。

使用“太乙阴阳丹”，一法在手，有病治病，无病健身，终生受益。希望普及推广以后每一位中国人都能享受到这种穴位治疗的超级医疗保健。

三、点穴按摩结合太乙阴阳丹压丹治疗

举糖尿病为例，糖尿病反应体征有严重的、有轻浅的，顽固的患者须首先考虑穴位外治比如压贴太乙阴阳丹治疗比较理想。

“太乙阴阳丹”又称“通脉太乙贴”，是一种以药代针代灸的专用制剂。1991年通过技术鉴定，并申请了国家发明专利。糖尿病并发症的本质是微血管病变的病位比较深，病情也更加复杂。按古书上讲，“灸法”能治比针刺更重的病。“太乙阴阳丹”的发明就主要是针对“刺灸法”中比较重的穴位反应体征而研制的一种代针代灸专用制剂。该制剂的应用对于糖尿病并发症这一严重的微血管病变的治疗具有重要意义。

糖尿病穴位贴药（使用通脉太乙贴）应注意治疗前对其病变中的穴位反应体征进行认真检查，有针对性使用。热的体征适用阴丹，寒的体征适用阳丹，虚的体征适用阴丹，实的体征适用

阳丹。反应点体征较轻的使用后反应较轻，反应点体征较重的使用后反应较重，甚至有“出水、出脓”等较严重的穴位反应。一般出现这种穴位反应者疗效最佳，需坚持使用。对反应轻浅的采用阴、阳丹交替使用，或者多用阴丹少用阳丹。对反应较重者可采用类似“脱敏法”的方法间歇使用，或者暂停使用待休息几日穴位反应消失后继续使用，直到反应点消失为止。

腧穴反应有其特殊的规律性，如果肝郁脾虚型常反应在肝肺的经穴部位上，肝郁为虚，肺气必实，故肺经反应腧穴较重；脾虚胃实，故胃经经穴反应多较重。

治疗中，也可先采用刺法疏通经络后外贴太乙阴阳丹。压贴后有的穴位先破，有的后破，有的先收口，有的收口较慢，要经过半个月甚至更长时间。

其规律是热的反应体征反应较快，寒的体征反应较慢；热的体征收口较快，寒的体征收口较慢。有湿的病因，出水较多，有火的病因，燥气较重，皮肤多会出现干痂。

穴位反应在疾病转归中有许多神奇的现象。穴位体征消失了，病状必然得到彻底治愈。

压丹疗法是通过药物的通经走窜作用，直接压贴在反应穴位上，通过其拔毒消炎、祛寒利湿作用等，将反应到体表经络穴位上的湿毒、痰瘀统统透发出来，才能达到根治的目的。临床上常见到相当多的糖尿病患者病情较重，治疗中穴位反应以后出毒现象也较重。说明糖尿病这种顽固疾病毒邪较重，特别适合采用穴位贴药方法治疗。

在穴位反应之后，一个相当长的时间内，局部可能出现发痒等。按照五日更换一次药丹的方法使用，比较适合普通轻型患者，对急性、重症患者可以根据出毒、出水的情况随时更换药丹，隔日或每日更换一次药丹。通脉太乙贴有阴、阳两种药丹，阴丹性凉偏补，阳丹性热偏泻，放置胶布块上直接压贴在穴位上即可。一般是先泻后补（先用阳丹后用阴丹），阴阳丹交替使用。

使用通脉太乙贴需要说明的一点，压丹贴穴破皮者多说明病情严重，出现治疗反应时先是感觉局部发痒，经气极虚时有的数天后出现溃破，但数小时或者一两天内马上愈合，不会发生感染。临床发现湿重者反应后出水较多，瘀重者反应后出现脓点。这时患者的各种自觉症状明显得到改善。由于穴位反应中具有很强的免疫功能，虽然穴位应激反应出水、出脓重，可一旦去掉药丹、数日甚至数小时破溃处即能愈合，愈后不留任何瘢痕。

关于太乙阴阳丹的代针代灸作用会不会遗留“瘢痕”的问题，并不会像古书上说的那样，会出现“化脓灸”瘢痕。书上所说的遗留“瘢痕”的事，是由于灸灼时并未找到正确的反应腧穴部位。所以采用通脉太乙贴“太乙阴阳丹”压穴疗法治疗糖尿病前必须先进行详细的中医查体、平脉辨经查穴，按照反应经络穴位体征施行相关的治疗，不会有任何不良反应。

第九章　点穴、按摩、推拿诊断治疗病例介绍

一、病例介绍

学习掌握“阴阳反应体征”是各科临床诊断治疗的基本功，也是点穴、按摩、推拿诊断治疗必须遵循的规律。针对每一个反应部位反应穴位“寒热虚实”体征古人总结的处置原则是：“为此诸病，盛则泻之，虚则补之，热则疾之，寒则留之。不盛不虚，以经取之。”遇到内外妇儿各科疾病，按照各科病的常见体征去辨证施治，前述十八种手法可以灵活掌握。下边十几种病例

各有不同体征和脉象特征，作为临床医生应当视为珍贵资料，认真记忆，熟练掌握，然后自己再在自己临床上灵活运用。

1. 腰椎间盘脱出症，患者，马某，男，40岁。

主症：腰腿疼，腰椎间盘突出。

反应体征：哑门，大椎双夹脊，右肺俞，右膈俞，双胃俞，双委中，右阳陵泉，右上巨虚。

诊断：腰椎间盘脱出症。

点穴：哑门，大椎夹脊，右肺俞，右膈俞，胃俞，委中，右阳陵泉，右上巨虚等。

2. 颈椎病，患者，李某，男，68岁。

主症：颈椎病，咳喘，右股外发麻，头痛，后背痛，无力。

中医查体：脉弦紧。

反应体征：哑门下1寸，左天柱，颈4、5椎左夹脊，双肺俞（右甚），右肝俞，左胃俞，右委中，左上巨虚。

诊断：颈椎病。

点穴：哑门下1寸，左天柱，颈4、5左夹脊，肺俞，右肝俞，左胃俞，右委中，左上巨虚等。

3. 糖尿病，乏力、消瘦、口干，患者，何某，女，57岁，汉族。

主诉：消瘦，口干，大便稀，空腹血糖12.7mmol/L，乏力。

中医查体：右缓弱。

反应体征：右魄户，双肝俞（右甚），右胃俞，右委中，右三阴交。

诊断：2型糖尿病（脾胃气虚型）。

中医诊断：脾胃气虚（虚寒证）。

点穴：右魄户，肝俞，右胃俞，右委中，右三阴交。

4. 面神经麻痹，患者，王某，男，50岁，就诊日期：2003年5月18日。

主证：嘴歪有10个月。右侧耳旁长出小包已有4个月。

病史：左面瘫10个月，右耳前包块5个月。

中医查体：右脉浮大弦。

反应体征：哑门，右天柱，右大杼，右肝俞，右脾俞，左胃俞，右跗阳，左少海，左合谷（凉），左阳白穴，左曲宾，左太阳，左翳风。

诊断：①面神经麻痹；②慢性腮腺炎。

点穴：哑门，右天柱，右大杼，右肝俞，右脾俞，左胃俞，右跗阳，左少海，左合谷，左阳白，左曲宾，左太阳，左翳风。

5. 三叉神经痛，患者，王某，男，50岁，北京市丰台区。

主证：右侧面部刺痛10多年，下齿咬合时为甚。封闭、吃中药效差。

中医查体：左关浮略实。

反应体征：左风池，哑门下，左风门，左膈俞，左肝俞，左脾俞，右复溜，右上巨虚，右下关，右太阳，右颌厌。

诊断：三叉神经痛（下颌支）。

点穴：左风池，哑门下，左风门，左膈俞，左肝俞，左脾俞，右复溜，右上巨虚，右下关，右太阳，右颌厌等。

6. 荨麻疹，患者，张某，女，36岁，就诊日期：2002年11月8日。

主诉：湿疹奇痒，溃破出水，出血后见轻。秋季重，春季轻。

中医查体：左脉细弱。

反应体征：哑门下，右肺俞，厥阴俞，膈俞，脾俞，颈部、肩部热，推摩后出现瘀斑，足太阳、少阳、阳明经所过有瘀热皮色发暗。

诊断：湿疹，急性荨麻疹。

中医辨证：瘀热兼湿，风邪乘脾，病出于肾。

点穴：哑门下，右肺俞，厥阴俞，膈俞，脾俞等。

7. 荨麻疹，患者，雷某，男，11 岁，初诊：2002 年 7 月 13 日。

主诉：早起突然出现全身广泛性皮疹，发红、奇痒，成不规则斑块状。去年曾有类似发作。曾注射抗过敏针，近日又复发。

中医查体：左脉紧。

反应体征：风府，右风门，双膈俞，左胃俞，右合谷，右委中。

诊断：急性荨麻疹。

点穴：风府，右风门，膈俞，左胃俞，右合谷，右委中。

8. 神经性耳聋，患者，张某，男，66 岁，就诊日期：2002 年 5 月 24 日。

主证：耳聋 1 年，耳鸣如蝉鸣。曾因中耳炎多处就诊。

中医查体：左尺浮濡，右关弦略大。

反应体征：风府，哑门下，颈 3、4 椎右夹脊，右魄户，右膈俞，双肾俞（热滑右甚），双委中，右阳陵，右上巨虚，左神封，左少海，左郄门，左中诸，右养老，左天枢，神阙。

诊断：神经性耳聋（耳鸣）。

中医辨证：肝郁脾湿，肺肾不足（手太阳小肠经是动病、三焦经所生病）。

点穴：风府，哑门下，颈 3、4 椎右夹脊，右魄户，右膈俞，肾俞，委中，右阳陵，右上巨虚，左神封，左少海，左郄门，左中诸，右养老，左天枢，神阙等。

9. 脱发，患者，刘某，女，30 岁，就诊日期：2003 年 10 月 20 日。

主症：脱发，手足怕冷，难入睡半年。

中医查体：左关脉濡缓。

反应体征：哑门，左肝俞，左大杼及其夹脊，右脾俞夹脊，左委阳，双复溜，左筑宾，双通里（左甚），右上巨虚。

诊断：①神经衰弱；②脱发。

点穴：哑门，左肝俞，左大杼及夹脊，右脾俞及夹脊，左委阳，复溜，左筑宾，通里，右上巨虚等。

10. 失眠病例：王某，女，58岁，汉族。

主诉：素有糖尿病，乏力，内火盛，小便多，失眠10年，近来加重。

中医查体：脉弦大实，右实大甚，有形。

反应体征：右肺俞，右肝俞（左虚陷右实），右脾俞，双胃俞（左虚右实），右三阴交，双上巨虚（左实略急右虚）。

中医诊断：2型糖尿病，气虚型（脾实胃虚）。

点穴：右肺俞，肝俞，右脾俞，胃俞，右三阴交，上巨虚等。

11. 肥胖、高血压，高血脂，病例：宋某，男，49岁，总参。

主证：血压高（150/105mmHg），眼干涩，面部发紧，心悸，心慌。吃药控制，体重190kg。

中医查体：右尺脉沉。

反应体征：颈2～3椎下，双肺俞，胸5～8椎夹脊，双跗阳，双筑宾，脐周，大横，水分，阴交。

诊断：肥胖，高血压，高血脂。

点穴：颈2～3椎下，肺俞，胸5～8椎夹脊，跗阳，筑宾，脐周，大横，水分，阴交等。

12. 子宫肌瘤、肥胖，患者，宋某，女，47岁。

主症：口渴，喜热饮，曾因子宫肌瘤子宫全切，餐后血糖略高。早起腹泻，下肢浮肿，体重180kg，身高1.7m。

中医查体：脉沉濡。

反应体征：大椎夹脊，右肺俞，右胆俞，双阳陵泉，悬钟，右少海。

诊断：①肥胖症；②消渴。

点穴：大椎夹脊，右肺俞，右胆俞，阳陵泉，悬钟，右少海等。

13. 风湿性关节炎，患者，王某，女，38 岁。

中医查体：脉浮大，右脉沉取滑实。

反应体征：右颈 3、4 椎夹脊，双肺俞（右甚），双膈俞（左甚），右委中，双光明（右实），右跗阳，右昆仑，右太溪，右三阴交，右阴陵泉，左曲池，双阳谷，双阳溪，右曲池，四缝，左大陵。

诊断：风湿性关节炎。

点穴：右颈3、4 椎夹脊，肺俞，膈俞，右委中，光明，右跗阳，右昆仑，右太溪，右三阴交，右阴陵泉，左曲池，阳谷，阳溪，右曲池，四缝，左大陵等。

14. 痛风性关节炎，患者，张某，女，46 岁。

主诉：双足拇指关节肿痛 2 年，夜间较甚。化验检查诊断为“痛风性关节炎”。平时有头痛。

中医查体：右关脉沉缓略大。

反应体征：右天柱，右颈 4、5 椎夹脊，右肺俞，右肝俞（膈俞），右胃俞，右委中，双跗阳，双阴陵泉（左实右虚甚），右漏谷，双上巨虚（左甚），左少海，左交信，上脘，双太白，太冲。

诊断：痛风性关节炎（双足拇指关节）。

中医辨证：火虚水燥，脾热胃寒（足太阴所生病）。

点穴：右天柱，右颈4、5 椎夹脊，右肺俞，右肝俞，右胃俞，右委中，跗阳，阴陵泉，右漏谷，上巨虚，左少海，左交信，上脘，双太白，太冲等。

15. 不育症患者，邵某，女，31 岁。

主症：月经3年未来，腰痛。既往有偏头疼史。

中医查体：左尺脉缓大，右脉虚弦。

反应体征：颈椎左2、3夹脊，膈俞（左寒右缓），右胆俞，右胃俞，双委中，左地机。

诊断：不育症（闭经）。

点穴：颈椎左2、3夹脊，膈俞，右胆俞，右胃俞，双委中，左地机等。

16. 面部粉刺，肖某，女，23岁。

主证：面部粉刺样丘斑疹，色暗，高出皮肤1年。无过敏史，月经不调，时间不准，初潮15岁。

中医查体：左尺略沉缓，右关虚小弱。

反应体征：颈3、4椎左夹脊，右肺俞，左三焦俞，左复溜，右三阴交，右上巨虚。

诊断：内分泌失调（阳虚、湿胜、木郁兼风）。

点穴：颈3、4椎左夹脊，右肺俞，左三焦俞，左复溜，右三阴交，右上巨虚等。

17. 血管神经性头痛，王某，男，22岁，丰台区。

主症：头痛10多年，左边憋胀，眼眶痛，下午为甚，经常犯痛。CT拍片未见异常，中日友好医院诊断左血管血流慢。

中医查体：左脉沉细弱。

反应体征：大椎上1寸，左膈俞，左心俞，右膈俞，双肾俞，双委中（左实硬甚），印堂，左风池。

诊断：血管神经性头痛（瘀血头痛）。

点穴：大椎，左膈俞，左心俞，右膈俞，双肾俞，双委中，印堂，左风池等。

18. 神经性头痛病例：杨某，女，66岁，住朱雀大街80号。

主症：眩晕，头胀，心慌，头痛，颈项不适。

中医查体：脉右缓浮大。

反应体征：风府，右魄户，左胃俞，委中，双跗阳，双上巨虚。

诊断：①神经性头痛；②高血压；③颈椎病。

点穴：风府，右魄户，左胃俞，委中，双跗阳，双上巨虚等。

复诊：脉右缓大不浮，症状减轻。右跗阳反应较重。

19. 神经性头痛、神经衰弱，侯某，女，68 岁。

主症：乏力，两肩背痛，尿频，尿急，不能控制，尿混浊。

中医查体：弦滑大右甚。

反应体征：哑门，右肺俞，右膈俞，右脾俞，左委中，双阳陵泉，左太渊，双上巨虚。

诊断：①神经性头痛；②神经衰弱（痰湿阻络）；③膀胱炎。

点穴：哑门，右肺俞，右膈俞，右脾俞，左委中，双阳陵泉，左太渊，双上巨虚等。

20. 癫痫，孔某，男，28 岁。

主症：间歇发作性肢体抽动 15 年，口吐白沫，眼珠翻动，因生气后加重。

中医查体：脉左弦右缓。

反应体征：右天柱下 1 寸，左照海，右申脉，左交信（略实），委中（左略盛），右阴陵下 1 寸（略实），左胆俞（略实），左肺俞，肝俞（左略实），左胃俞，中冲（左略寒实），鸠尾，中脘（实）。

诊断：原发性癫痫（肾燥型）。

点穴：右天柱，左照海，右申脉，左交信，委中，右阴陵，左胆俞，左肺俞，肝俞，左胃俞，鸠尾，中脘等。

二、女子减肥美容指导

女子动人的美丽在于文静高雅，仪态大方，声音清脆，含情脉脉，充满真挚。而男人们喜欢女人诱人的感觉和美的享受则在于健康和内在的美与体表美的相统一。

时常发现有许多女孩子爱去美容院，爱在脸上涂抹，可始终看不出她变美的地方。腿还是那样粗，脸还是那样胖，腰臀还是那样不好看。甚至脸上还搞出了许多痘痘，皮肤皱褶，干涩粗糙，肠胃常因辛香刺激没了胃口，月经不调，习惯性便秘等等，真不知如何是好。

前天小刘见我就嚷着要我给她减肥。我说你不胖减啥，她苦丧着脸说，常不想吃饭，整天没劲，跑那些美容院减肥美容也不管用。我摸摸她原脉，发现她左手尺脉沉而涩，是有问题，应该查一查。我让她俯卧在床上，通过查体验穴，观察了她的经络反应体征，发现她体内阴阳失调，当即用点穴手法给她作了调理，效果明显，昨天又给她作了治疗，她觉得轻松有劲了，第一次尝到了经络调理的甜头。

小陈刚刚十九岁，小小年纪就常喊腰痛，关节怕冷。脸上也长出许多痘痘，或是这一块那一块的小疹子，吃药不见效，实在不舒服。摸脉发现她右手脉缓大，查体发现不少阳性体征，是颈椎的毛病、膝关节的毛病，以及胃肠不好、腰腿风湿引起脸上不好看。

女人天性爱美，但爹妈生下你是啥样是不易改变的。能变的倒是后天的保养，保持健康的身体。根据中医传统的阴阳五行理论，只要把自身的精气神补充得足足的，男人看你就会咋看咋好看，咋看咋喜欢。人生在世，父母给了躯体，大自然给了营养。同姐妹，同兄弟，同居住，同生活，身体需求，生活需求，脾气好坏，兴趣爱好，各有不同，千差万别。就说性感吧，发自体形感觉：胖的喜欢瘦的，矮的喜欢高的，黑皮肤的男人爱上白皮肤的女孩，中医说，这叫金水相生，天分有缘；白皮肤的男人爱上红皮肤的女孩，这是金刚需要烈火，是自然现象；黄皮肤的男人爱上白皮肤的女孩，是土来生金，同气相求。命运相生相克虽说是老掉牙的理论，但男人跟女人好，色中一点，是前世的缘分，却是不改的定律。

穴位在人体很重要，在古书里被高度评价为：阴阳者（指穴位），天地之道也（与自然规律相一致），变化之父母（人体许多重大生理病变都从这里开始），生杀之本始（生命存在的关键所在），神明之府也（一切生命活动现象都与它相关）。古人强调，“生之本，本于阴阳，”包括人的健康美丽都穴位阴阳有关。“治病必求于本”，保持健康必须时刻注意从穴位保健开始。

女人爱男人不单是生活的照料，按穴位阴阳这一原理来说，男女结合是生理上的需要。大屁股、丰满的乳房是虚的征象，这是从医学原理上对雌性胸脯膨隆的认识，所以需要男子的雄壮。人体分阴阳：背为阳，腹为阴。大腹属太阴，小腹属少阴，胸脯属厥阴。厥者，寒凉之意，厥阴，亦寒亦有热。凉者喜温暖，温暖是男人给予女人恩爱。女人的温柔，男人的温暖，两者不是两相情愿吗？男人爱女人也不是单是生活上照料，更重要的是性器官的需要。男的性器官不甘寂寞，好动不好静，恰好女人性器官好静，月经每到月满当空时，有红经阴道流淌出来，阴盼着阳，阳恋着阴，阳盛当施泄，阴虚当补充，正好天缘相会，男女交合，生息不断。

女人美容减肥，首先是阴阳调和、阴平阳秘基础上的美体。只有掌握了阴阳平衡的原则，对男女的理解，从男女阴阳中找出道理来，才会正确理解真正的美和阴平阳秘的含义。在实际生活中，女人总是怕自己不美，实际上无论男和女，只要健康就美，只要健康，漂亮就会从肌肤之内浮出肌表，光彩照人。身体好，气色就好，就色泽鲜艳，就美丽动人，何必还要涂脂抹粉，虚张声势呢?

要保持健康，排毒是关键，穴位是根本。穴位本身是至关重要的保健部位，面部出小痘痘，出黄褐斑等，都是人体自身免疫反应。但免疫太过或出现在人体表面特别是面部青春痘之类，有失美观。因此，要人为地让毒从穴位上排出来。这样的保健，这样的排毒针对根本，可以起到事半功倍的效果。最好的办法就是点穴。点穴以后，穴位处变紫或发暗，或发痒，或溃破、蜕皮，这是人体的自我调节过程，是保持美丽，保持身体健康的关键。人体有大穴位、小穴位，大穴位生来就有。女人阴常有余，阳常不足，天生的有个排毒的地方。女孩子每月必须来月经一次，否则就难受，每个月经周期，子宫内膜脱落一次，如蝉蜕皮一样，这种生理代谢才能保证女性的健康，才能保持女性天生的美丽。

女子美容是当今社会一大追求的时尚，但切记千万莫要乱投医药，要针对个体差异，针对失调的阴阳部位，针对根本，去有的放矢，点穴、按摩，有百益而无一害。这应当成为千百万人在古典与现代比较中的最佳选择。

希望每一个女孩子漂亮起来，希望每一位女孩子都能爱上彼此相爱的如意郎君。无论男女，各有所美，各有所爱，男人还是喜欢女人的健康的美丽。请去掉那些不必要的浮饰打扮。美没有标准，爱没有界限，只要心理想通、生理相通，就会各有所爱，各有所通。健康是美容美体的关键，健康从养性开始，从调理阴阳开始。这就是健康减肥美容的理论指导和准则。

后　记

（一）中医查体医疗病案举例

病例一　冠心病患者，田某，女，66岁，2008年3月7日初诊。

主要病状和病史：心慌，乏力，气短，走不了路，左手经常有点颤抖。大便不畅，腰痛，后脊梁困重痛，肩胛骨痛。从1972年开始检查发现糖尿病，服药控制，接着就心脏不好，1991年放了支架，2003年换第二个。检查还有胰腺囊肿，经常胁下疼痛。血糖空腹7～8mmol/L，餐后两小时10～13mmol/L。

多次犯病在北京某医院住院。近来病情加重，反复发作控制不了，不想再去住院，来本科门诊治疗。

中医全经络脉诊查体：寸口脉左关尺洪盛大，过于本位。

反应经络穴位体征检查发现：哑门、风府穴处虚胀明显，左督俞隆起肿满面积7cm×10cm。双肩井穴处左偏实、右偏虚，双脾俞、双胃俞穴处实，左偏盛大。右郄门穴上三寸处肿大，右天井上二寸处盛实敏感甚，左少海实，左条口、左下巨虚，左丰隆、右上巨虚均显实硬。双日月实、右甚。

中医诊断（辨证）分析：该患者首先要按照临床表现、血糖指标，西医检查、诊断报告，确立2型糖尿病合并心脏微血管疾病、冠心病的诊断，有心性哮喘。其次是胰腺囊肿、肩周炎、肩背肌肉劳损、腰肌劳损的诊断。可能肠胃不好。下来才是中医诊断、证候分析的时候。最后确定证候的诊断。提出治疗原则、基本的治疗方案。

脉象分析：左关尺洪盛大，左关为肝的部位，左尺为肾的部位，洪为心邪，盛为肺邪乘心。肝部洪盛大说明肺邪乘肝肾不足有凌心之象。尺部浮洪盛大也说明肝肾、肺肾俱不足，有合邪凌心之象。总之，反映肺邪猖獗，肝肾心及心包手足厥阴、手足少阴表里阴阳俱不足，病情严重。“脉动点”确定在左关、左尺。治疗中左关尺脉象变小、变柔和为病情好转，左关尺脉象若是再变为弦滑实大或细弦数为病情加重。

反应经络穴位体征分析：哑门、风府穴处虚胀明显，按五行推位，风府为水穴，哑门为火穴，正好说明心肾俱不足。水火不容。左督俞隆起肿满，主心包络出了毛病。肿满面积约 7cm × 10cm，说明病情严重。双肩井穴处左偏实、右偏虚，双肩井穴位居肺尖之上，胆经经脉所过，少阳生生之气不足，胆木遭肺金克伐。左实右虚，肝实、肺虚。双脾俞、双胃俞穴处实，左偏盛大。左为阴，右为阳，脾胃表里俱病，脾阴胃阴亏乏，气虚脾胃功能受损。右郄门穴上三寸处肿大，右郄门穴为右手厥阴心包经郄穴，说明心包经所过的心脏某一冠状动脉微血管不畅，导致心脏供血不足。右天井上二寸处盛实敏感甚，右天井为右手少阳三焦经合穴受阻，三焦主诸气，该患者还合并有比较严重的气机不畅，再加上三焦经气运行不畅。左少海实，少海心经合穴，属水穴，说明火这条经缺水这个元素。左条口、左下巨虚、左丰隆均属足阳明胃经，胃的经络中木与火特别是火严重不足、非常虚。已经火不能生土，丰隆又为胃络，其分支直接络于心，关乎心的供血。右上巨虚显实硬，胃土严重不足之象。双日月实、右甚，双日月为胆募穴，说明胆府气血不和。

最后诊断：按照“辨病与辨证相结合”和“医学第二程序”的思维模式，应当西医解剖医学的诊断在先，中医藏象医学的诊断在后，这样有利开展中西医结合。

所以最后诊断是：①2 型糖尿病合并心脏微血管病变、冠心病；②冠心病放置支架术后综合征；③慢性心性哮喘、胰腺囊肿、肩周炎、肩背肌肉劳损、腰肌劳损。肝肾、肺肾不足，心气、心阳两虚，肺肾合邪，乘肝凌心。

患者同意本法治疗签字：（其丈夫代签字）杜长有 2008 年 3 月 8 日。

治疗（处置）原则：在患者病情比较危重的情况下，征求患者同意签字后首先是解决当务之急心慌气短等心功能不全症状。应用中医中药方法抢救救治。第一步点穴有关反应穴位，调理失调的脏腑功能。

分别对哑门、风府，左督俞，肩井脾俞、胃俞，右郄门，右天井，左少海，左条口、左下巨虚、左丰隆、右上巨虚等盛实敏感处进行平衡调节。随时观察寸口脉象变化。

约调理 40 分钟脉象转平缓，左脉变小柔和，患者自觉症状大大改善。后于相关穴位反应较重的穴位上压贴太乙阴阳丹，胶布固定，继续观察患者病情变化。

复诊：2008 年 3 月 11 日

检查：寸口脉象左关尺脉形见小，盛大之象锐减。反应穴位治疗后出现不同反应。

患者叙述治疗后病情有了改善，行走有劲，心慌气短明显改善。同意按照原治疗穴位、治疗方法继续治疗。

基本确定的治疗（处置）方法：哑门继续推摩去火，双肩井再去火毒，左膈俞点按大补其气，左胆俞、胃俞及右胆俞点按至胁前中缝。右天井上平摩其湿郁及寒火，点按补右郄门上、左阳陵泉及期门、左丰隆、右上巨虚等敏感反应处。压穴反应部位继续压贴太乙阴阳丹。

中药处方配伍及组成：以咸补心，以辛补肝泻肺，以甘补脾，以酸收苦降肺气之逆。兼顾肺肾、肝脾相互制约关系，勿使其再相倾移造成失调。

处方组成：生龙牡各 30g，桂枝 10g，赤芍 10g，丹参 15g，檀香10g，姜黄10g，制南星10g，制半夏10g，厚朴10g，枳壳10g，全瓜蒌15g，黄芪20g，党参15g，当归10g，川芎10g，白茯苓15g，黄芩10g，五味6g，生地20g，生姜6g，甘草10g。五剂。

冷水1500ml浸泡，文武火煎取500ml，每日早中晚分3次口服。

医嘱：注意最好卧床休息，忌生冷、油腻、海鲜、牛羊肉。

复诊：2008年3月13日

患者自述：服药后感觉病情又有好转，早起喝牛奶后稍有点恶心，其他都比较正常。

脉诊：左缓略大浮，右缓中小弦紧。

反应穴位点穴压丹后多数正在陆续反应，病邪部分开始由里出表、出毒出水。

处置：中药遵前方剂，外治按照前两次治疗方法方案继续。

复诊：2008年3月21日

患者叙述，后背还有一点躬的感觉，能走一些路，感觉有了力，说话有了力，大便不够痛快。

检查：寸口脉象右小弦浮。穴位反应又有点变化。

外治方法同前，中药处方在前方基础上加桃仁10g。

复诊：2008年3月31日

患者叙述，自觉心脏改善较大，心痛治后再没有痛过，只难受过一次。原来右手脉自己找不到现能找到，精神好多了，吃饭还控制着，大便正常了，不像以前那么干，拉时难受。小便正常，休息好。现从腰到右腿有大的变化，还痛，以前痛的不可忍受。

检查：寸口脉左关弦有力，右缓略显有力

处置：继续原方案不变。

复诊：2008年4月7日

患者叙述，昨日太激动，没休息好，走路多了，过于累了点，感觉右心有点痛。吃甘薯觉胀，消化不良，大便行不下去。

检查：寸口脉左关缓大略盛实。穴位反应有点停滞。

重新调整治疗方案，经纠正有些穴位反应后病情立即得到改善，左脉又重新恢复平静。

中药处方不变，继续坚持服用。

复诊：2008 年 5 月 3 日

患者叙述，自从 4 月 7 日病情略有反复经调整后一直健康发展，一天天得到恢复。除中药治疗外，坚持配合外治，精神一天天好转。基本恢复到正常范围。

检查：寸口脉右手转大，左脉细小弦柔和有力，两手基本对等。

反应穴位体征：哑门、左肩井、左膈俞、左胆俞、左胃俞。右天井、右郄门上、左阳陵泉、期门、左丰隆、右上巨虚等反应部位出毒出水现象基本消失，仍有部分穴处实硬和色泽暗滞需要一段时间巩固治疗。

处置：中药遵前方剂继续调理，每日一剂。体表个别穴位瘀滞较重处手法点按后继续压贴太乙阴阳丹彻底清除瘀滞，直到脉和、穴位体征彻底消失为止。

注：这是一例应用纯中药、中医疗法治疗危重心脏疾病的案例。多数临床上由于糖尿病合并症病机复杂，单一的手术、西药降糖法都会造成后遗症。本案治疗中由于突出中医特色原创脉诊查体医疗、全经络脉诊查穴诊治，内外治结合，所以取得十分满意疗效。本案提示人们要正确使用中医脉诊查穴诊断方法，推崇原创脉法。

病例二　脉象与腧穴联合辨经诊治糖尿病 500 例

1. 临床病例和观察指标

病例选择按 1999 年 WHO 公布糖尿病诊断标准进行，在本院住院和门诊病例中550例按患者本人志愿，随机分为治疗组500例，对照组50例，进行临床观察。入院与门诊治疗前化验糖系列，肾系列，肝功，血脂系列。两组病例年龄、性别、病程、并发症等比较差异无显著性意义，具有可比性。其中治疗组500例，男320例，女180例，其中70例为1型糖尿病患者，430例为2型糖尿病患者，年龄19~82岁，平均年龄48岁。观察指标为：临床症状，脉象图变化，反应经络穴位体征变化，空腹及餐后2小时血糖，血脂，血流变，肝肾功能，心电图，血常规等。

2. 治疗和观察方法

用针刺、外用药、内服中药“三位一体”疗法，脉象与腧穴联合辨经诊治。观察采用西医诊断、中医辨证的方法进行。提出“医学第二程序”的思路。现代解剖医学是医学的第一程序。首先采用西医检测手段确定糖尿病的诊断（按WHO公布的标准），然后进入第二程序，采用中医的“象医学”诊断方法，提出“象”诊断的客观依据（脉象与腧穴反应体征）。平脉辨经查穴，通过详细的体征检查（称之中医查体）。找出病变过程的有关反应点体征。依据反应点体征的“寒热虚实”以及经络表里阴阳部位（统称八纲）进行辨经施治（即辨证施治）。并依据经络体征处方用药。

外治法：在这些反应点体征上进行针刺疏通和采用特技经络体征针法清除经络腧穴反应物等痰瘀和毒液邪气，以局部鼓起或出血为度。而后在腧穴部位用配制的丹药贴敷。5日复诊1次。连续针刺3~5次，毒液等将尽时，令其自带丹药由病房护理人员或自己家属连续丹药贴敷。“出水”或“出脓点”发痒等为有效标志。破皮出脓者是反应体征痰瘀积蓄过久或毒液邪气较盛所致。检查结束开始治疗前事先向患者送达和与患者签写“知情同意书”。治疗中不允许采用任何方法去消“毒”或贴敷其他外用药。破毒处多在三两个小时内（长不过1天）修复。不留瘢痕，无1例发生感染。

内治法：先以归经图中“归经药物”为引经药，依据检查中发现的反应点体征所在的经络部位及其性质“寒热虚实”等进行辨经分治。选择引经药加代表方剂（见中医内科学辨证施治纲要）组方辨证施治。

观察方法：依据整个诊疗过程反应点体征的“寒热虚实”变化进行验穴诊断和诊疗前后对照：采用“点温，点击”测量技术，穿刺力度（局麻下进行）和简便易行的手法“点、按、切、掐”等测量技术，加“血常规、腧穴局灶生化指标检测”等进行客观科学评价。采用中医经络体征等客观诊断标准进行观察。如果治疗前的反应体征治疗后变小或消失为显效或治愈，如果治疗前经过“脉、穴”平衡验证确定的反应点部位，治疗后“脉平、穴位消失”为治愈，治疗后“左右脉”仍不平衡，穴位体征未全消失或未消失，为显效或无效。采用中医西医双重疗效评价和疗效观察标准。

按照1999年卫生部制订的《中药新药治疗消渴病（糖尿病）的临床研究指导原则》制定的疗效评价标准进行疗效评价：显效：治疗后症状基本消失，空腹血糖<7.2mmol/L，餐后2小时血糖<8.3mmol/L，24小时尿糖测定量<10g，或血糖及尿糖定量较治疗前降低30%以上：有效：治疗后症状明显改善，空腹血糖<8.3mmol/L，餐后2小时血糖<10mmol/L，24h尿糖定量<25g，或血糖尿糖定量较治疗前下降10%以上。无效：治疗后症状无明显改善，血尿糖下降未达上述指标。

3. 治疗结果

治疗3个月为1个疗程，治疗两个疗程后，基本治愈250例，脉象左右平衡，反应点体征消失，超出显效标准，自觉临床症状消失，各项指标恢复正常，空腹血糖<6.2mmol/L，餐后2小时血糖<7.2mmol/L。其中包括10例1型糖尿病患者（疗程多

超过3个疗程)。显效150例，脉象基本左右平衡，反应点体征明显减小，各项指标基本恢复正常，有效98例，脉象基本柔和，反应点体征有所改善，自觉症状明显改善，血糖尿糖定量较治疗前下降10%，因治疗中断，无效2例，脉象仍不柔和左右不平衡，反应点体征无大的改变，后仍可见到以前表现者，血尿糖下降未达上述指标。基本治愈率达50%。对照组单纯用内治法中的引经药加代表方剂（必要时加西药达美康等）内服中药。也按脉象与腧穴联合辨经诊法诊断和分经用药。结果显效31例，有效8例，无效5例，无治愈病例。

4. 典型病例

（1）患者邓某，女，62岁，西安闫良飞机制造厂，初诊于2002年3月18日。患2型糖尿病5年，合并高血压、冠心病、心绞痛。长期使用消渴丸、达美康、心得安、北京降压0号等降糖药和降压药，总不能控制病情。平时一直不能离开降糖药、降压药和治心脏病的药。由于糖尿病的并发症，脚趾麻木，并伴有刺痛。省内外中西专家都看过，总不见好，经常犯病。后前往糖尿病治疗中心就诊。采用针刺、外用药、内服中药“三位一体”疗法，脉象与腧穴联合辨经诊治。5天后就出现明显效果，自觉症状改善。经过一个月治疗，空腹血糖降至正常。心绞痛再未出现，血压也趋于平稳。坚持治疗两个疗程（六个月），一切恢复正常。超出卫生部评价标准，达到基本治愈标准。随访至今未见反复。

（2）患者王某，女，20岁，西安交大思源大学一年级在校学生。住址：甘肃省天水市北道区马泉路54号。初诊于2002年5月16日。2001年10月1日被西安医科大学第一附属医院、第四军医大学西京医院等确诊为1型糖尿病，空腹血糖为22.0 mmol/L，住院治疗2个月一直注射胰岛素，口渴、口干、乏力、精神极度衰弱。口服二甲双胍等多种降糖药维持。1天不用胰岛素，马上口干不能忍受。后经同学和老师介绍，前来糖尿病治疗中心求治。治疗1个星期，症状就明显减轻。治疗1个月，多数自觉症状基本消失，不再口干，全身无力明显改善。治疗2个月后就停止了注射胰岛素。连续治疗2个疗程（6个月），取得显著疗效。工作学习都能正常进行。后坚持3个疗程（9个月），血糖、尿糖指标达到正常（空腹血糖6.8mmol/L），达到基本治愈标准。治疗出院后又多次来院复查，一切未见反复。

5. 讨论

糖尿病是一种由多个遗传因素及环境因素相互作用且共同参与发病的多因子疾病。对遗传易感者如体力消耗，摄食过多，过度紧张等，都会导致糖尿病的发生与发展。在糖尿病的发病中，近年来基因研究表明，当某一遗传因素、生活因素、环境因素、免疫因素导致胰岛基因的变异和损伤，使胰岛基因编码的蛋白质DNA的“碱基配对错误和扭毁”，胰岛素分泌、排泄、转变，受体结合发生障碍，最终导致糖尿病的发生。目前国际上对1型糖尿病的认识，主要认为与胰岛素基因、胰岛素受体基因、葡萄糖激酶基因和线粒体基因的损伤和缺失有关。现行方法（主要指本中心疗法）按照古典医籍中的综合征理论，即脉象与腧穴联合辨经诊治，走出了新路子，攻克了这一难关。我们在糖尿病病因诊断治疗方面，主要是基于糖尿病糖代谢的终端环节异常，微血管病变、微循环障碍和细胞膜功能异常、气机不畅，某一经络穴位的阴阳失调，反射性地引起胰岛细胞病变。所以本疗法抓住糖尿病难以治愈这一根本性原因，针对病因和发病机理，突破传统理论，采用古典医学方法与现代高科技手段结合的方法，针对经络阴阳失调、终端微循环障碍、经络传变发病等。采用古典医籍记载的先秦时期医疗方法，采用中医、西医双重疗效评价标准，开展中医查体，依据经络体征施行针刺补泻和分经用药等，所以取得满意疗效。

病例三　糖尿病、肝硬化腹水患者

沙某，性别：男 年龄 56 岁 。初诊于 2005 年 3 月 30 日。

2005 年 4 月 1 日，第二次治疗，检查体表反应点较第一次增多，精神上感觉良好。

2005 年 4 月 3 日，穴位反应点主要出现在项部和背部，下肢大部分穴位反应很好，自己感觉乏力症状有了较大改善。走路比较轻松，食欲较好。

2005 年 4 月 5 日，颈部、后背穴位的部分穴位出水，本人感觉到“嘴以上，眼以下”皮肤出现光泽，体重增加到 81. 5kg。

2005 年 4 月 7 日，精神状态很好，每天 2 ~ 3 次上下六楼，并做轻微活动，感觉腿部力量增强。

2005 年 4 月 9 日，就诊后去宾馆去看望一同志，比往日多走了一些路，但没有疲劳感觉。大小便正常。

2005 年 4 月 13 日，就诊以前由肝硬化引起的身上皮肤灰暗、粗糙，并有皮屑，经一段治疗后，发现这些都有了很大改善。皮肤色泽好像变浅、变光滑，部分皮屑开始脱落。

2005 年 4 月 17 日，已经过一段治疗，医院建议患者做有关肝功能检验，以便根据病情变化调整治疗方案。

2005 年 4 月 19 日，患者在北京医院做了 B 超及肝功能全项检查。B 超提示：肝硬化、胆囊壁厚，脾大，有腹水，均有明显改善。

2005 年 4 月 21 日，肝功能及血免疫、生化等指标检验结果出来，发现比 302 医院出院时均有好转，转氨酶指标也明显下降。

2005 年 4 月 23 日，又发现体表穴位反应点增多，颈部、背部、腿部一些穴位均有炎症性反应。特别是颈部和背部，出水较多。而且明显感到，这次针刺、点按穴位处，有的反应点特别疼痛，类似针扎火烤。据分析这是治疗所起的作用。大约 12 小时后，又觉奇痒，表明病邪再度反应出来。

2005 年 4 月 25 日，患者劳累并且吃饭休息不好，自感后背有点凉，前胸发热，说明是新的病邪入侵，出现的阴阳反应在患者身上的表现。出现小的病情反复。

2005 年 4 月 27 日，吃了 3 天利尿药（每天 1 片速尿片，3 片安体舒通），腹水消失很多，小便增加，自感治疗后比较轻松。体重下降至 78kg，有时还是感觉乏力。

2005 年 4 月 29 日，五一劳动节前最后一次治疗，又是一次比较强烈的穴位反应。颈部及后背大部分穴位在几小时内出水，腿部大部分穴位也有类似反应。前胸三个穴位基本没有反应。

评注：这是完全按照患者口述的临床表现所作的记录。患者叙述近两个月来体倦、乏力、小便量少色黄，食欲不振，腹泻、腹胀明显，午后为甚。治疗前血糖高，空腹 10.5 ~ 11.0mmol/L，餐后 18.00mmol/L，血压 210/150mmHg，血糖空腹 8.6mmol/L，餐后 12.00mmol/L，血糖 + + +，糖化血红蛋白 4.5mmol/L，B 超肝硬化肿大，出现肝功异常，转氨酶高。以前主要靠服降糖药等控制。采用经络疏通，穴位贴药“三位一体”疗法，穴位局部出现溃破、出毒、出水，以及一系列反应经过。穴位体征出现随病情改变而改变，从无到有，从轻到重、到消失，病情得到缓解，最后以至治愈。这是中医完全依赖穴位反应体征分析病情，观察病情变化的范例。所以治疗一次后，患者就感到病情有改善，小便量增多，有精神。第一次治疗时，因为体质很虚，所以往往患者感到针刺时很疼，以后就再不会很痛。大致查找到的三十几个穴位，只有颈部及背部有几个穴位有反应。以前全身皮肤异常干燥，由肝硬化引起的身上皮肤灰暗、粗糙，并有皮屑，经一段治疗后，发现这些都有了很大改善。皮肤色泽好像变浅、变光滑，部分皮屑开始脱落。治疗后首先患者感觉到精神一天天变好，有劲了，大小便转正常了，脉象左右手趋于平衡。化验肝功，转氨酶，脾大、肝硬化等均有很大改变。在短时间内即收到明显效果。

（二）调查报告

中国医学发展和繁荣之路

前言：中医查体医疗的实验中医学方法属于“中国制造、中国发明”的全新医学模式。既不同于现行西医，又不同于现行中医，能从根本上解决人类健康和疑难疾病问题，成为建立具有中国特色的新医学新药学的希望。国家正在开展建国以来的第一次中医现状调查，这给中医发展带来了千载难逢的机遇。本文作者从自己解密古典医籍的真知灼见中审视了中西医发展的现状，提出了中国医学发展和繁荣之路。长期以来，影响国医发展的因素很多，比如说多年来存在的教学、教材方面，科研、临床方面的诸多原因。没有样板的作用，没有充足的临床实践锻炼机会是影响中医高端人才成长的重要原因。

医学科学发达关系到民生和全体民众的健康，也是国力增强的体现。第一次中医现状调查了解我国医学结构的真实情况，作为政府决策、国家投资、医改和国民经济计划制定都有重要参考价值。在中国，现在实际上有三种医生，一种是纯西医，一种是纯中医，另一种是不中不西。这种纯中医在全国范围内已经微乎其微。在中医方面不少中医院仿照西医医院过多地检查，过细地分科，出现漠视脉诊等传统诊病治病方法的现象，对于中医的实验研究都很陌生。他们中不少人不热爱自己的专业，大部分精力投入到学习西医西药上去了，使中医中药水平逐年下降。

郭朝印等研究发现，中医起源是从研究人体皮肤器官和编程为经络数码的人体气象医学理论开始的，以疾病过程中的反应腧穴为“解剖”对象，以反应腧穴“阴阳五行”规律为理论基础。他由此创立的中医查体医疗方法既不同于现行西医，又不同于现行中医，具有诸多优势。中医查体医疗方法能从根本上解决人类健康和疑难疾病问题，成为建立具有中国特色的新医学新药学的希望。大力推广这一“原创”中医，让它走进主流医学更好地服务于社会显得十分迫切，或许这一医学模式将引领中国医学发展的方向。

1. 已经形成垄断之势的西方解剖医学

（1）对中医西医发展各自优势的见解　为了帮助更多的人对目前医学的状况有一个大概的了解，对中医西医发展各自优势我们有一个形象的比喻和解释：“西医操作的好比是电脑的硬件，中医操作的好比是电脑的软件。如果生命是由于硬件、由于生命活动的源泉枯竭，西医在手术、输血、给氧几方面有更多优势，则生命不会因源泉枯竭而丧生。如果生命是由于软件、由于生命活动的调控程序上发生了障碍，气机紊乱，阴阳失调，则中医调节内脏功能，疏通经络阴阳失调部位有诸多优势，则生命不会因调控程序上的故障而完结。”

目前全世界都是西医治病模式，大家理解中医可能已经过时，将来会被西医替代，所以有病普遍地轻视了去选择中医。包括医改政策制定也只不过是照顾和考虑了中医偶然还会有的治病效果。其实用药如用兵，不同的医学模式和治病策略会有不同的结果。关于中医，长期以来给人们留下“不科学”的不好印象的是已经失掉特色的“西医牌”中医。它并不代表盛行几千年的传统中医。反过来说，关于西医，大多数人们选择了西医这种“解剖医学”的“科学”，其实“解剖医学”也有不符合生命规律的解释。医学生命科学是很复杂的一门科学，以生命为研究对象，是研究人的“生与死”的科学，是“活着”的生命，简单的解剖知识不可能应对万变的疾病。

据考证，在中国“中古”时期中国医学已经有了人体医学和生命科学的萌芽，在“气象医学”思维的指导下医疗水平突飞猛进已经很高。相比之下，20 世纪中期随着 DNA 双螺旋结构的破译，生命科学进入分子生物学时代，将细胞生物学推向分子生物学时代后开始了克隆技术的应用，动辄手术换脏器，看似医学已经攀登了科学高峰，可是就医疗水平而言，经常会听到一个个莫名其妙的病人在顶级医院住院或手术后突然不治身亡。说明还有学习借鉴传统医学的必要。

（2）中国古代的解剖医学研究水平　西方人不了解中国的历史，几乎完全不了解中医。可以说在秦以前那个时期，单就医药文化来讲比现在的西方医学还要成熟和先进。有文字记载，远古时期当中国人的祖先发明了火、有了生产工具之后，一步步认识了疾病与健康的规律，了解了生命的一般规律。大概在轩辕黄帝时期中国医学已在总结了解剖医学的简单肤浅之后，快速进入了气象医学的快车道。跨越式的发展解决了疾病治疗、养生、长寿诸多解剖医学无法解决的难题。

对于“活的”生命来说，如果将人体比作一台电脑，硬件、软件都重要，许多盲目的手术、急切换脏器，如果从电脑程序上发生故障这一方面去解释，倒不如重新启动一下电脑，或者给它“格式化”一次，说不定这台电脑还仍然是好的，不至于被抛弃。

在现存《黄帝内经》的许多篇幅中，记载了许多有关人体解剖的知识，甚至出现许多让人难以置信的科研成果。古人已经对人体解剖有一个比较详细的了解，如胃肠的长短、直径、横径、容量大小等详细数据，其正确程度已经接近现在人们的认识。举例来说，“小肠大二寸半，径八分分之少半，长三丈二尺，受谷二斗四升，水六升三合合之大半。回肠大四寸，径一寸寸之少半，长二丈一尺，受谷一斗，水七升半，广肠大八寸，径二寸寸之大半，长二尺八寸，受谷九升三合八分合之一。肠胃之长，凡五丈八尺四寸，受水谷九斗二升一合合之大半。”因篇幅所限，不能尽述。

中国古代的解剖医学研究水平，近似于十七八世纪欧洲文明时期医学发展的水平，与当前的西医解剖医学相比，其医学理论深处包含着气象医学的特色，仍然有它的许多先进性和西医不可替代的作用。这是中国医学后来由“解剖医学”为主逐步发展为以“藏象医学”为主的工作基础。

（3）目前医学前沿仍期待解决的问题　医学的内容很多以疾病的治疗为目的。在疾病的治疗方面，目前对许多常见的疾病，如心脑血管病、多发性关节炎，乃至普通的感冒，仍然没有一种理想的治疗方法。就脑血管病来说，它是一种最常见和严重威胁人类生命和健康的疾病，至今没有理想的治疗方法。英国一位脑血管病专家马歇尔说过，“就目前掌握的知识来说，处理急性脑血管意外是相当困难的。尽管对脑血流调节比过去了解得多了，但在脑血管意外发生以后的混乱类型和旨在改进脑血流措施的效果，在目前还无法预料，以致不允许制定一个治疗方案”。他还说，“表面上看来似乎有理由的假想，而在深思熟虑以后，常常被认为确实是没有远见的。”

手术治疗解决了许多一向被视为不治的疑难问题，脏器可以替换，组织可以移植，但在术后合并症、术后感染和术后判断几方面许多情况下仍然令人费解。术前一切生命指征正常，但术后严重感染。在占位性病变的手术治疗中认为死者生、生者死，后果往往难以预料。

在生命科学研究方面，中医认为人是一个小天地，一切生命活动均与自然界的变化息息相关。但医学前沿的研究至今未能深入到与体内外环境息息相关的“气穴”研究中去。

回首医学前沿的工作，超微结构研究推动着目前医学的发展。从发展趋势看，宏观的认识和宏观的调节是第一位的，微观研究应当建立在宏观指导之下。超微结构这个水平层次的活动总是要折射到生命整体活动这个层次。虽然当今医学与生命科学已进入一个崭新的时期，特别是检测技术的不断更新和发展，医学科学在许多领域跨入了现代技术的行列，医学的面貌发生了巨大的改变。但回首过去，站在医学前沿去思考，也有许多期待解决的问题。

2. 已经脱离了实验轨道的中国藏象医学

（1）理论概念抽象和僵化的中医　据考证，古典的中医辨治原则，对每一疾病总是先要考虑在整体平衡调节中"腧穴反应点"的位置在哪一条经络、哪些穴位上。病变的反应点反应到阳经即为表证、反应到阴经即为里证。反应点局部所测试出的是寒的体征即为寒证，是热的体征即为热证，是虚濡的体征即为虚证，是盛实的体征即为实证。然后产生总体的概念，表热实为阳证，里虚寒为阴证。这就是所谓的"八纲辨证"。脏腑辨证是通过以表测里的方法，依据体表经络穴位反应点所反应的各种经络体征，结合经络证候学（经络是动、所生病）、症状鉴别诊断学（病机十九条等），通过望闻问切四诊合参，对病变的病位和病性所作出的脏腑归纳和判断。所谓藏象医学，即通过体表经络反应点体征的分析判断，在联系解剖概念的脏腑及其功能的前提下从事医学生命科学研究的一门科学。

古典中医在对生命科学的研究上提出了"生之本，本于阴阳"和"阴平阳秘，精神乃治"的见解。在病因学上提出了"气血逆乱，阴阳失调"导致一切病变发生的论点。在疾病的治疗上提出了超前的"必伏其所主，而先其所因"的论治思想。

《易经》的成就是借鉴了古典医学而发展起来的。"易学"是春秋战国前期形成的一种重要的哲学思想。其最早的文字记载只有"河图"一幅。据有关文字考证，古代的太极八卦图实质上是一幅早期人体平面设计图。有资料表明，古代"阴阳八卦"理论的产生，是在人体上发现的反应规律总结出来的。如《周易·系辞传》古人"近取诸身，远取诸物，于是始作八卦，以通神明之德，以类万物之情”。《周易·序》“六十四卦，三百八十四爻，皆所以顺性命之理，尽变化之道也”。“六十四卦为其体，三百八十四爻互为其用，远在六合之外，近在一身之中”。又据《素问·气交变大论》“善言天者，必验于人，善言古者，必验于今”。

现在我们所看到的中医是在古代的“脉诊查体医疗”基础上逐步演变形成的，它的本质是一种理论概念比较抽象的一种医学和临床模式。其工作重点以传承“方剂”加减的治病经验和规律为主。区别于古典中医的“中医查体医疗”和“实验医学”模式。所以从学科本身来说已经脱离了实验医学的模式。

据考证，这种中医的形成大概起始于两千多年前的秦汉之际，以张仲景《伤寒杂病论》传世为其时间划分界限。隋唐到宋元明清在传承中医过程中虽然经过不断改进，有不同观念的各家学说和著述出现，不可一概而论，但明确提出“中医查体医疗”，提出诊断学基础以反应腧穴为“解剖”对象，以反应腧穴“阴阳五行”规律为理论基础的基本没有。以药物治疗为代表，“循脉入证、查体医疗、分经用药”的辨证论治原则在后世临床上很少形成主流。

（2）“独取寸口”忽弃“其本”的严重后果　“脉诊”包括所有的经络穴位检查，以寸口脉的记录为代表。“寸口”脉诊只是脉诊其中的一小部分的内容，是形成和传承中医理论基础的轴心。只注意传承前人的治病经验，忽视寸口脉诊和全面系统的中医查体是导致中医倒退的主要原因。秦汉以后的后世医家片面理解了古人“独取寸口”一词的含义，忽弃了“诊脉”必须“三部九候”和“色脉互参”的教诲。在不重视科学技术研究的封建社会，脱衣解带似乎不够文明。还有某些权贵人士自以为是，一些资格较老的医生为了炫耀自己的医技高超种种原因，脉诊由“全科”、由系统检查全身经络穴位逐渐演变成只查“寸口脉象”的简单做法。有多种综合因素导致了中医的衰败和退化。

比如针灸疗法，是中医各科临床中都必须随时准备配合的一种外治手段，不能单独为科。后世针灸医生变成“针工”或“匠”后，临床上真正像华佗、秦越人扁鹊那样详细检查病人各个经络穴位，仔细摸脉，已经基本没有了。经络阴阳反应体征的概念离中医临床越来越远。偶然出一个大腕，像唐孙思邈、甄权以及宋元明清时期的大部分名医，技术好一点都有一定经络穴位诊断功底。相反的，后世有一大批名医，文字功底好一点，便有一些著述流传于世。也并没有政府或某一个人要求他们写书一定要写出像现代西方医学重视实验研究那样的教材。留给后世的弊端，便以他们为榜样，看病基本不深究原理，不学《黄帝内经》，大家照着抄前人的方子看病就会成为名医。

目前中医的整体水平下降，要跟历史上一些发达时期相比相差就更远。临床上不用西药真正按照中医四诊八纲辨证施治的寥寥无几。算一算，大学毕业以后，就一直就不离开临床的，一百个中占不到三分之一。学了中医以后，并不感兴趣，毕业以后搞行政的和改行的不少，行医的不多。至于搞中医的，一辈子下来能背几百个方子看好一些病人，群众就会高呼“神医”。如果能比较熟练地抄出对症的张仲景书上的方子就是最好的医生。

（3）教材和教师队伍严重制约着中医发展　考古工作发现，中华文化到殷商时期就基本接近完善了。记载医药文化的经典《黄帝内经》大概出自这一时期。当时的中医不叫中医，统称医学。只是有了西方医学的入侵便有了中医的称呼。单就中医生存与发展来说，西医进入中国对中医起了不好的影响，导致了中医的进一步衰败。沿用至今的中医教材就是在中医水平最差的这一时期和背景之下产生的。当时组织了国内一大批最有名的中医成立了教材编写小组。第1～2版直到第7版，越编越乱。编写教材的人自己先没有了主见。可能其中始终没有人真正读懂过《黄帝内经》。导致中医诊断学基础的编写没有围绕“阴阳五行”这个基础编写。甚至中间有人还提出取消“五行”这些概念。只保留“阴阳”这个概念。认为古人总结的这些“阴阳五行”规律含有迷信色彩。所以现在我们所能看到的中医高等教材基本上只是把历代传承下来的师傅教徒弟的浅显易懂的临床经验写了进去。

有两个岔道让第1版中医教材的编写走错了道。本来《黄帝内经》《难经》就是当年编写的中医教材，可是当时参加编写的工作人员中却没有几个人能搞明白这些。所以就有人在新文化运动的精神鼓动之下，完全抛开古典医著本意，按照某些所谓专家的意图和个别人对中医理解和认识的程度编写了第1版中医教材。随后，第2版、第3版，一个接一个改动。跟盖房子打墙一样，墙的基础没搞好，偏了歪了，以后要再搞正就很难。教材和教师队伍严重制约着中医的发展。

（4）中医已被岁月流逝演变成一种文化　现在的中医已被两千多年的岁月描画成一种文化，是一种特殊医疗技术和遍及全球的大众化的文化。中医教材上写的，老师教的，脱离了临床，脱离了疾病本身。临床上若遇到较难一点的病照着老师教的方法去应对，往往没有效果。有许多人因此不相信中医。连学生自己也看不起中医。凡是上了中医大学的人思想被禁锢了，上临床无法排除西医思想的干扰。

翻开历史，从《黄帝内经》一书中的大量文字记载看，中医起源一开始也是解剖医学，对人体的构造了如指掌。但由于逐渐发现直接研究人体内脏的解剖知识不能解决疾病的本质问题，于是乎大胆地超乎想象的开始从“天体日月星辰、昼夜气候变化”等体表“气象”方面，从“皮肤器官”与大地磁场感应方面，开始了新一轮的医学观察和研究。一个开创“气象医学”新纪元的中国“藏象医学”模式在华夏文明走向成熟的年代也一并走向成熟。“命运、属相、星象”学说从医学生命科学研究中脱离出来，变成了闻名中外的华夏文化。

现在的中医是西医思想影响下的中医，沦为一种文化，不像西医也不像古典中医。辨证施治纲要基本脱离了古人所说的在“阴阳五行”规律指导下的经络反应体征检查等基础理论。特别是里面没有讲明白“阴阳五行”的本质，没有讲明白中医治病的科学道理。所以后来就有人借此反对中医说中医不科学。

3. 已经实现中西医完美结合和实验中医学的典型

（1）中西医结合找到一个理想的结合点　人得疾病千奇百怪，仅凭目前掌握的那些解剖知识和中医方剂加减变化很难应对复杂多变的疾病。解放后老一辈领导人都把人类健康的希望寄托在中医跟西医的优势相互补充的中西医结合上。可是一百多年来虽然经过几代人不少的努力，人们对中西医结合仍然没有找到一个理想的结合点。郭朝印在其著作《扁鹊医道》一书中用“医学的第二程序”的观点圆满解决了这个难题。郭朝印认为，中医西医同属医学的范畴，是同一机体不同角度医学观察的两种形式。“基因、细胞、组织、器官”的微观研究，是第一实验医学方面的研究。“原点、腧穴、经络、反应点体征”的微观研究，是第二实验医学方面的研究。体表经络“反应点”就是中西医结合的基本点。在临床诊疗中，以解剖医学理论为主的辨病治疗，是医学的第一程序；以藏象医学理论为主的辨证治疗，是医学的第二程序。

郭朝印在几十年从事古典医籍学习与实践中，破解了神秘几千年的“扁鹊医术”。通过全经络脉诊查穴，寻找体表反应经络穴位体征开方治病，能做到“几种病痛一起治”。他用自己的反复实践到认识破译了神秘的像天书一样的《黄帝内经》。他的诊断治疗过程才真正体现了中医整体治疗、辨证施治的特点。他是提出新理论和第一个修复古典脉诊方法实现中西医完美结合的人。

郭朝印长期从事古代医家扁鹊医术的发掘整理工作，创立了“太乙特诊医疗”方法。撰写医学论文一百多篇，主要论著：《扁鹊医道》《高位降糖法治疗糖尿病》《郭朝印教您学内经》《难经心典》《中国医学导引——点穴龟蛇练》等。开展中医查体，脉象与腧穴联合辨经诊法，腧穴微型手术刺法等临床研究，在脉诊、分经用药方面有较高造诣。擅长糖尿病、冠心病、高血压、各种心脑血管疾病的治疗。创立“高位降糖法”治疗糖尿病，对糖尿病并发症的治愈率达到50%以上。

（2）人体有两路调控系统和两种实验医学方法　根据郭朝印多年临床和业内考察证实，古代医学家发现了人体“生命活动原点”，发现了隐藏于皮表之内的又一“腧穴”反应调控系统。因此人体医学便有了既属于“内脏”方面的解剖医学，也有属于“外象”方面的藏象医学。有了表、里两路调控系统和两种实验医学方法。

他的诊断方法，在明确西医诊断的基础上，重新开始医学第二程序的检查。先摸脉，再查找反应穴位，通过每一个病人的反应经络体征进入中医的辨证论治。特别是绘制脉图，作治疗前后对照观察，依据病人的反应经络穴位体征辨证分经用药。

他解释古人“天人合一”的思想内涵，是说天体跟人体同样都是一个客体，人体与天体的电磁场通过体表穴位常常发生着感应。用现代语言描述，就是说寸口脉诊的原理，腧穴隐藏人体命脉原气，人体免疫功能的产生，即细胞免疫功能的产生，都是基于这一原理。他解释人体暴病就如同地震，大多数疾病都由能量释放造成。主动地定期释放有害的部分能量会带来永久性健康。中药四气五味即是能量，中药治病开始全然是为了配合和替代穴位治疗。

他认为自古脉诊跟穴位检查是一起的，合起来就叫中医查体。在古代的中医诊断学基础中，将阴阳五行理论联系到具体的经络穴位反应点上，在脉诊的提示下，平脉辨经，依据检查发现的体表反应经络穴位体征进行诊断和辨证施治。

郭朝印通过对我国中医药学发展历史和现状的长期研究，提出了以下三点建议：

（1）对中医药发展战略提出的建议　健康大于天，没有了健康一切无从谈起。郭朝印研究发现，中医最早是从研究人体皮肤器官和编程为经络数码的人体气象医学理论开始的，以疾病过程中的反应腧穴为“解剖”对象，以反应腧穴阴阳五行规律为理论基础。他的这一认识表明，中医、西医同属医学的范畴，是不同角度医学观察的两种形式。医学的概念就应该既包括侧重于解剖医学研究方面的西医，也包括侧重于藏象医学研究方面的中医。“基因、细胞、组织、器官”等微观研究，大概属于医学第一实验研究。“原点、腧穴、经络反应点体征”等微观研究，大概属于医学第二实验研究。在临床诊疗中，以解剖医学理论为主的辨病治疗，大多属于医学第一程序的工作；以藏象医学理论为主的辨证治疗，大多属于医学第二程序的工作。在大多数情况下医学第一程序基本上只能解决疾病诊断方面的一些问题。比如感冒、高血压、冠心病、糖尿病、恶性肿瘤等，真正要达到根治效果的还是要靠藏象医学第二程序医学的内外治结合方法。在民族复兴和建设现代化中国的重要战略机遇期，中国医学发展应当有两种并举的医学模式，就是要把中国解剖医学与中国藏象医学放在同等重要的位置发展。

（2）中医学是深入研究皮肤器官功能最伟大的自然科学　任何事物都要去研究它的科学性、先进性。郭朝印的研究认为，中医治病的深层原理是利用人体自带的调控系统治病。他认为，中医学是深入研究皮肤器官功能最伟大的自然科学，其所阐述的观点并不完全在解说简单地医疗手段，而是全面解释人类如何尽早开发皮肤器官“三焦”这些“臣使之官”的功能。也就是经络调控系统代替内脏等神经–体液调节系统功能的超前认识。从上古到当今，能预测疾病死生，能真正完整解释疾病、揭示疾病规律的不是西医而是中国中医。

中华民族文化源远流长，追溯到五千年前，仍能看到古代先祖在对待生与死的研究上创造的让千古不解的经络“阴阳五行”之谜的踪迹。比如十二生肖图进入每一个家庭，其最早的构思就是借鉴了当时的人体用药“归经图”，归经用药借鉴于“五输穴”等“本输”理论，《神农本草经》的“本草”借鉴于“五输穴”的“本输”。“周易八卦”推算借鉴于经络理论中“五输穴”和“寸口脉”立体层面的“九宫八卦”特征。

中国历史上的许多文明进步和许多珍贵的文化遗产很早都是借鉴了当时的医学和生命科学的成就。医学与整个生物世界生命科学的不断进步促进了人类文明的进步。挖掘最经典的特别是中国古代少有的几部医学经典对促进人类现代文明、促进中医现代化和中西医结合至关重要。

（3）加快加大生命再生技术推广和科研扶持力度　医学必定要在疾病治疗和预防方面展现她的魅力。中医就是因为长期以来面对挑战在遇到西医确实还没有确切疗效的病例治疗中，让国际国内不少人信服了。疾病和死亡对每一个人和家庭都会造成莫大的伤害，可是当我们带着疾病费尽周折却不能找到最好的医学方法，甚至不能找到最好的医学技术。中医之学起源于腧穴的研究，除了治病方法简捷高效外，具有数码医学的特征，容易学、容易用。只要把握住了反应穴位这个“根本”，不管多疑难的疾病，都会迎刃而解。

中医讲辨证，需要首先明确病变脏腑部位，要明确病变脏腑部位，必须首先明确当时所反应的经络。要了解所反应的经络，必须首先明确所反应的腧穴。而要明确所反应的腧穴，必须先从寸口脉象上去平衡观察。

“原点”是集中反应于“腧穴”反应点上的疾病信息集合部位，是人体生物电磁场具有高能物理性能的集合电位点，是唯一存在于体表的可测量的属于中医“藏象”系统的物质形态结构。人类要从根本上解决疾病的困扰，最有潜力的可能就是中国人的祖先在思维最发达的年代创造的气象医学模式。然而只有通过对于古典医籍的学习，才会更加深入地了解中医之学，了解医学的最高追求，了解人体的潜质和魅力，才会为人类的生存和健康，为中国乃至全世界的医学进步提供更多的医学资源和思路！

中医振兴需要样板的作用。中医查体医疗的实验中医学方法既不同于现行西医，又不同于现行中医，属于“中国制造、中国发明”的全新医学模式，能从根本上解决人类健康和疑难疾病问题，成为建立具有中国特色的新医学新药学的希望。“千年铸就一剑”，郭朝印长期为中医治病的科学原理而探索，医技和理论水平达到很高水平，是新时期中医创新的一面旗帜和典型。他所开创的这一实验中医学医疗模式也许就是中国医学发展和繁荣之路！

郭朝印事迹介绍：

郭朝印，男，1947 年 11 月生。人称“太乙中医”。自学成才，1979 年经全国选拔一万名中医药师被选拔录用。1987 年晋升为主治医师，1992 年经过副主任医师晋升的考试。数十年来多次被有关单位聘为教授、研究员。现任北京郭朝印糖尿病医学研究院院长、北京太乙中医诊所首席专家。擅长糖尿病，冠心病，高血压，各种癌症、心脑血管疾病的治疗。创立高位降糖法治疗糖尿病，对糖尿病并发症的治愈率达到 50% 以上。

郭教授长期从事古代医家扁鹊医术的发掘整理工作，创立了“太乙特诊医疗”方法。撰写医学论文一百多篇，主要论著：《扁鹊医道》《高位降糖法治疗糖尿病》《郭朝印教您学内经》《难经心典》《中国医学导引——点穴龟蛇练》等。开展中医查体、脉象与腧穴联合辨经诊法、腧穴微型手术刺法等临床研究，在脉诊、分经用药方面有较高造诣。经过几十年潜心钻研，破解了神秘几千年的“扁鹊医术”，总结出一套通过脉诊查体实现中医现代化和中西医完美结合的方案。学习掌握了该项技术，初学针灸，无须记诵穴位处方，凭借脉象寻找体表反应经络穴位可以替代古书记载的穴位治病效果；初学中医者，依据穴位反应阴阳体征配伍组方可以替代各家传承的经方的治病效果。

作者通讯地址：北京东城区交道口北三条 56 号

北京郭朝印糖尿病医学研究院 邮编：100007

联系电话：84027331 84025093（传真）

网址：www. guotaiyi. com

邮箱：13051637357@163. com